DIE KONSERVIERUNG VON KNOCHENGEWEBE FÜR TRANSPLANTATIONEN

VON

HANS ROTH

OBERARZT DER CHIRURGISCHEN UNIVERSITÄTSKLINIK BASEL

MIT 147 TEXTABBILDUNGEN (233 EINZELBILDERN)

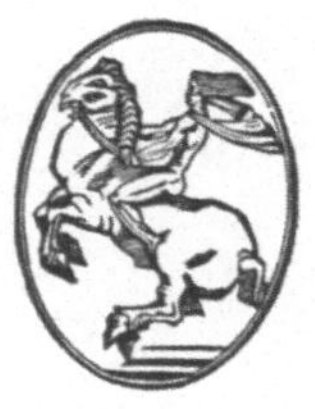

WIEN

SPRINGER-VERLAG

1952

ISBN-13: 978-3-7091-7810-2   e-ISBN-13: 978-3-7091-7809-6

DOI: 10.1007/978-3-7091-7809-6

Vorwort.

Die vorliegende Arbeit stammt aus der Chirurgischen Universitätsklinik Basel. Sie stellt den Versuch dar, die theoretischen und praktischen Fragen der Knochenkonservierung kurz zusammenzufassen. Alle uns zugänglichen wichtigen Publikationen der letzten Jahre wurden verwertet und zum Teil auszugsweise wiedergegeben. Daneben berichten wir über die Resultate eigener Untersuchungen sowie über eigene klinische Erfahrungen mit der Knochenkonservierung. Die Transplantation konservierter Späne ist noch keine Standardmethode. Sie befindet sich im Stadium des Versuches. Die vorliegende Schrift kann deshalb nichts Endgültiges vermitteln. Sie dient dem Zwecke, in Form eines Querschnittes den heutigen Stand unseres Wissens aufzuzeigen und möchte zur Mitarbeit an den zahlreichen offenen Fragen anregen.

Meinem verstorbenen Lehrer, Prof. Dr. O. M. S c h ü r c h, bin ich zu großem Dank verpflichtet. Er unterstützte meine Arbeit in jeder Beziehung. Wertvolle Ratschläge und Unterstützung erhielt ich von Prof. Dr. E. U e h l i n g e r (Direktor des Pathologisch-Anatomischen Institutes St. Gallen) und Professor Dr. A. W e r t h e m a n n (Direktor des Pathologisch-Anatomischen Institutes Basel). Die zahlreichen Röntgenbilder verdanke ich Prof. Dr. M. L ü d i n (Vorsteher des Universitäts-Röntgeninstitutes Basel). Die bakteriologischen Untersuchungen wurden im Hygiene-Institut der Universität Basel durchgeführt, wofür ich Prof. Dr. J. T o m c s i k danke. Zu danken habe ich ferner dem Leiter unseres chemischen Laboratoriums, Dr. H. S ü l l m a n n, und dem Leiter unseres Gewebezüchtungs-Laboratoriums, Dr. M. A l l g ö w e r.

Die Mikro-Photographien machte W. F i e t z, St. Gallen. Alle übrigen Photographien stammen von unserem Klinik-Photographen K. A. S c h m i d l i n. Die Skizzen und Zeichnungen wurden von Universitäts-Zeichner R. M u s p a c h ausgeführt. Ihnen allen sei auch an dieser Stelle herzlich gedankt.

Mein besonderer Dank gilt auch dem Springer-Verlag in Wien, der zahlreiche Schwierigkeiten zu überwinden hatte, um eine rasche Drucklegung zu ermöglichen.

Hans Roth.

B a s e l, im März 1952.

Inhaltsverzeichnis.

Einleitung.

Die Verpflanzung von Knochengewebe ist ein Teilgebiet aus dem großen, biologisch außerordentlich interessanten Kapitel der Transplantation. Durch die grundlegenden Arbeiten von O l l i e r, B a r t h, M a r c h a n d, L e x e r u. a. ist die Knochentransplantation Allgemeingut der Chirurgie geworden. Sie ist neben der Verpflanzung von Haut — sofern wir von der Bluttransfusion absehen — die praktisch weitaus wichtigste und gebräuchlichste Art der Gewebsverpflanzung. Trotz jahrzehntelangen intensivsten Bemühungen — die Zahl der experimentellen und klinischen Arbeiten ist unübersehbar groß geworden — sind grundlegende Probleme der Knochentransplantation noch ungelöst. So wissen wir zwar, daß beim lebenden Einbau (L e x e r) der Span allmählich durch neues Knochengewebe ersetzt wird. Die große Streitfrage aber, ob einzelne Zellen des Transplantates überleben und am schleichenden Ersatz aktiv mitbeteiligt sind, oder ob der Ersatz ausschließlich vom Transplantatbett ausgeht, ist bis heute noch nicht verstummt. Auch über die letzten Ursachen der Osteogenese und damit auch des Transplantateinbaues wissen wir noch sehr wenig. Trotz dieses noch mangelhaften theoretischen Wissens hat sich die Methode der autoplastischen Transplantation von frischem Knochengewebe in der Praxis bewährt. Allerdings zeigt die Praxis auch immer wieder, daß die Methode entscheidende Nachteile hat und deshalb niemals die Ideallösung des operativen Knochenersatzes darstellen kann. Der größte Nachteil der autoplastischen Transplantation besteht darin, daß durch die Spanentnahme beim Patienten selbst an einer andern Stelle ein Knochendefekt gesetzt wird. Die Spanentnahme bedeutet einen zusätzlichen Eingriff und oft eine Verlängerung des Krankenlagers. In gewissen Fällen ist die autoplastische Methode überhaupt nicht durchführbar, weil sie zu wenig oder qualitativ schlechtes Material gibt (Kinder, große Transplantate, generalisierte Skeletterkrankungen). Es wäre am naheliegendsten, den Eigenspan in solchen Fällen durch den Span eines andern Individuums (Homoplastik) zu ersetzen. Eine Schwierigkeit der Homoplastik besteht jedoch darin, daß nicht immer gerade dann Knochenmaterial zur Verfügung steht, wenn es benötigt wird. Diese Schwierigkeit wird durch die Knochenkonservierung beseitigt, indem sie es ermöglicht, operativ oder postmortal entnommene Knochenspäne bis zur Verwendung aufzubewahren. Die ersten Anregungen in dieser Richtung gingen von C a r r e l aus (1912). Seit 1942 wird die Methode in Amerika vereinzelt (I n c l a n) und seit 1947 in größerem Maßstab verwendet. In Europa sind, angeregt durch die Erfolge der Amerikaner, vor allem einige französische Autoren zur Verwendung konservierter Knochenspäne übergegangen.

Verschiedene unkritische Publikationen der letzten Zeit erwecken den Eindruck, als ob die Konservierung von Knochengewebe bereits eine bewährte Standardmethode sei. Dies ist jedoch nicht der Fall. Die Methode steht in den ersten Anfängen und bedarf noch dringend einer weiteren kritischen Prüfung. Die vorliegende Arbeit soll ein Beitrag in dieser Richtung sein.

Die Probleme der Knochenkonservierung können nur richtig verstanden werden, wenn man von den neueren Anschauungen der Osteogenese ausgeht. Diese Anschauungen haben in den letzten Jahren eine entscheidende Wandlung durchgemacht. An die Stelle der klassischen Lehre von den präexistierenden Osteoblasten ist die Metaplasielehre getreten. Wir hielten es deshalb für zweckmäßig, in einem ersten Teil unserer Arbeit auf einige allgemeine Fragen der Knochentransplantation einzutreten. Wir taten dies nur so weit, als es uns für das Verständnis der Knochenkonservierung notwendig erschien. Im zweiten Teil unserer Arbeit geben wir eine kurze Übersicht der bisherigen Veröffentlichungen über die Knochenkonservierung, um dann unsere eigenen experimentellen und klinischen Erfahrungen mitzuteilen.

Die Transplantation von Knochengewebe.

1. Allgemeines.

Wenn man sich etwas eingehender mit Transplantationsfragen beschäftigt, so fällt einem vor allem einmal die große Diskrepanz zwischen dem unübersehbar groß gewordenen Schrifttum und den wenigen, wirklich feststehenden Erkenntnissen auf. Je tiefer man in das Gebiet eindringt, desto besser erkennt man, wieviele Probleme und Fragen noch unbeantwortet sind. Die Gründe dafür sind verschiedener Art. Einmal liegt es daran, daß die Vorgänge und damit die Probleme bei der Transplantation wesentlich komplizierter und verwickelter sind, als man auf den ersten Blick annehmen könnte. Dann war die Forschung auf diesem Gebiet jahrelang unsystematisch, ja geradezu plan- und ziellos. Als um die Mitte des vorigen Jahrhunderts die operative Chirurgie, dank den Errungenschaften der Asepsis und Narkose, rasche Fortschritte machte, wurde der Weg frei zu einem neuen und interessanten Gebiet, zur Gewebs- und Organtransplantation. Transplantationsversuche wurden große Mode. Dabei fehlte jedoch meist eine klare Zielsetzung und Fragestellung. Die einzige Frage, die jeweils gestellt wurde, lautete lediglich, ob das Transplantat einheile oder nicht. Aber gerade die Beantwortung dieser scheinbar einfachsten Frage nach dem Transplantationserfolg stößt oft auf große Schwierigkeiten. Vom theoretischen, pathologisch-anatomischen und biologischen Standpunkt aus können wir von einem vollen Transplantationserfolg nur dann sprechen, wenn die Zellen des Transplantates am Leben bleiben und durch eigene Lebenstätigkeit (Wachstum, Regeneration) mit ihrer neuen Umgebung in organische Verbindung treten. Vom klinischen, praktischen Standpunkt aus hingegen kann die Transplantation auch dann erfolgreich erscheinen, wenn das Transplantat nur passiv einheilt wie ein Fremdkörper oder wenn die Zellen des Transplantates allmählich absterben und sukzessive aus dem Transplantatbett ersetzt werden. Solange die Beurteilung der Einheilung nur klinisch oder makroskopisch erfolgte, blieben diese Unterschiede weitgehend unerkannt. Auch heute noch rühren viele Meinungsverschiedenheiten im Schrifttum daher, daß nicht klar genug festgelegt wird, was unter erfolgreicher Einheilung verstanden werden soll. Eine weitere Schwierigkeit der Transplantationsforschung besteht darin, daß die Resultate von Tierexperimenten nur mit größten Vorbehalten auf den Menschen übertragen werden dürfen. Wir wissen, daß die Transplantationserfolge um so besser sind, je tiefer das betreffende Tier in stammesgeschichtlicher Entwicklung steht und je weniger hoch differenziert das zu verpflanzende Gewebe selbst ist. Die Transplantationsmöglichkeit nimmt mit dem phylo- und ontogenetischen Fortschritt gradatim ab (Borst). Ein weiterer Grund für die jahrelange Stagnation in der Transplantationsforschung liegt auch in der einseitigen Untersuchungsmethodik. Jahrzehntelang beschränkte man sich auf rein morphologisch-histologische Untersuchungen. Nun gibt zwar der leblose Schnitt ein bis in zahlreiche Details genaues momentanes Zustandsbild. Es ist aber nach dem histologischen Bild meist unmöglich, über die Herkunft bestimmter Zellen oder Strukturen etwas Sicheres zu sagen. Beim Knochen gilt dies in besonderem

Maße für die Transplantationen in ein knöchernes Bett. Die histologische Untersuchung kann hier in der Regel nicht entscheiden, ob neu gebildetes, junges Knochengewebe aus dem Transplantat oder aus dem Transplantatbett stammt. Die verschiedene Interpretation histologischer Schnitte führte zu dem jahrzehntelangen Streit über die Quelle des Transplantatersatzes. Wenn man das Schrifttum etwas genauer verfolgt, erkennt man immer wieder, daß die Beobachtungen der verschiedenen Autoren oft auffallend gut übereinstimmen. Der Streit dreht sich nicht um die Befunde, sondern in erster Linie um ihre Auslegung. Andere Untersuchungsmethoden, insbesondere die Gewebezüchtung, sind vielleicht imstande, zahlreiche Fragen zu beantworten, die bisher noch offen blieben. Endlose und unfruchtbare Diskussionen sind auch dadurch entstanden, daß man erst spät die Bedeutung des Transplantatbettes erkannt und gewürdigt hat. Gerade bei der Knochentransplantation sind die Bedingungen im knöchernen Lager und im Weichteillager so grundverschieden, daß man nicht eindrücklich genug darauf hinweisen kann. Es ist deshalb von wesentlicher Bedeutung, ob eine bestimmte Beobachtung an einem transplantierten Knochenspan im knöchernen Bett oder im Weichteillager gemacht wurde.

Die ganze Transplantationsforschung dreht sich letzten Endes immer wieder um die Einheilungsvorgänge und um die Einheilungsbedingungen oder -voraussetzungen. Das letzte Ziel, die vollkommene Beherrschung — theoretisch und praktisch — der Knochentransplantation, haben wir dann erreicht, wenn wir alle Einbauvorgänge kennen und zudem alle Faktoren, die diesen Einbau beeinflussen, ebenfalls kennen und beherrschen. Von diesem Endziel sind wir jedoch vorläufig noch weit entfernt.

Es würde den Rahmen unserer Arbeit weit überschreiten, wenn wir alle noch offenen Probleme der Knochentransplantation zur Diskussion stellen wollten. Für die Knochenkonservierung sind vor allem zwei Fragenkomplexe von Bedeutung: die Frage nach der Quelle des Transplantatersatzes und die Frage der Einheilungsunterschiede bei der Auto-, Homo- und Heteroplastik. In den folgenden Kapiteln werden wir deshalb in erster Linie diese Frage behandeln. Daneben werden wir kurz die Vorgänge beim normalen Transplantateinbau sowie die hauptsächlichsten Störungen der Transplantateinheilung besprechen.

2. Die Quelle des Transplantatersatzes.

(Osteoblastenlehre — Metaplasietheorie.)

Wenn z. B. eine Lücke der Schädelkalotte durch autoplastische Verpflanzung eines Tibiaspanes gedeckt wird, so heilt der Span im Idealfall so ein, daß wir — nach Jahren — an Stelle des Tibiaknochens ein Stück einer normalen Schädelkalotte finden. Diese Tatsache läßt zwei verschiedene Interpretationen zu. Einmal können wir annehmen, daß der lebendig eingeheilte Span sich im Laufe der Zeit in Anpassung an die neue Funktion vollständig umgebaut habe. Dies wäre pathologisch-anatomisch und klinisch ein hundertprozentiger Transplantationserfolg. Wir können aber auch annehmen, der implantierte Tibiaspan sei abgestorben und — ohne eigenes Dazutun — allmählich durch Knochengewebe aus der Umgebung ersetzt worden. Unter diesen Umständen wäre die Transplantation, trotz des klinisch-funktionellen Erfolges, vom pathologisch-anatomischen Standpunkt aus mißlungen. Die Pathologen sprechen nur von einer erfolgreichen Transplantation, wenn die verpflanzten Zellen am Leben bleiben und aktiv am Einbau mitwirken. Jahrzehntelang bildete diese Alternative die Hauptstreitfrage der Transplantationsforschung. Schon zwischen O l l i e r einerseits, B a r t h und M a r c h a n d anderseits herrschte in dieser Frage Meinungsverschiedenheit. O l l i e r glaubte an das Überleben der transplantierten Zellen und sah in ihnen die Hauptquelle des Transplantatersatzes. B a r t h und M a rc h a n d waren der Meinung, daß alle transplantierten Zellen absterben und der Ersatz lediglich aus dem Gewebe der Implantationsstelle stamme. A x h a u s e n nahm eine Zwischenstellung ein. Er stellte zwar auch fest, daß ein beträchtlicher Teil der implantierten Zellen absterbe; es bleiben aber nach seiner Meinung genügend Zellen erhalten, um bei der folgenden Substitution die Hauptrolle zu spielen. Die ungezählten Autoren, die sich später immer wieder mit dieser Frage beschäftigten, kamen zu den verschiedensten Schlüssen. Die Frage ist nicht nur von großem wissenschaftlichem Interesse, sondern von unmittelbar praktischer Bedeutung, gerade im Hinblick auf die Knochenkonservierung. Wenn nämlich die Zellen des Transplantates absterben und aus der Umgebung durch lebendes Knochengewebe ersetzt werden, so sind wir berechtigt, an Stelle des lebenden Frischtransplantates einen toten (konservierten) Knochen zu verwenden. Dabei ist es natürlich außerordentlich wichtig, zu wissen, ob der Ersatz nur in einem knöchernen Lager oder auch in einem Weichteillager erfolgt.

Die Einheilung eines verpflanzten Knochenspanes stellt einen Spezialfall der Frakturheilung und damit der Knochenregeneration überhaupt dar. Die Frage nach der Quelle der Knochenregeneration stellt sich überall, wo neuer Knochen entsteht: bei der Frakturheilung, beim Transplantateinbau und bei der heterotopen Knochenneubildung (z. B. Myositis ossificans). Die angeschnittene Frage ist also eine Frage der Osteogenese überhaupt. Letzten Endes lautet sie: Kann neues Knochengewebe nur aus Elementen des Knochens (Osteozyten, Periost, Endost, Mark) entstehen oder auch aus anderen mesenchymalen Elementen? Diese Frage scheint heute im Sinne der zweiten Möglichkeit entschieden zu sein: *Neuer Knochen kann unter bestimmten Voraussetzungen unabhängig vom Knochengewebe durch Metaplasie eines indifferenten mesenchymalen Keimgewebes entstehen.*

Diese Auffassung widerspricht der klassischen Osteoblastenlehre, nach der neues Knochengewebe nur aus Elementen des Knochens, und zwar aus präexistierenden knochenbildenden Zellen, den Osteoblasten, entsteht. Diese Osteoblastenlehre hat trotz zahlreicher Widersprüche jahrzehntelang das Feld behauptet. Sie ist heute noch vielfach die offizielle Lehrbuchmeinung und ist auch zum praktisch unangefochtenen Allgemeingut der Chirurgie geworden. Die Osteoblastenlehre verdankt diese starke Stellung in der Chirurgie vor allem ihrem eifrigsten Verfechter L e x e r. Eine Folge dieser Lehre ist die Überschätzung der Bedeutung des Periostes. Nach L e x e r und seiner Schule nimmt das Periost in bezug auf die Osteogenese praktisch eine Monopolstellung ein. Wenn wir auf Grund eines eingehenden Literaturstudiums und eigener Versuche zur gegenteiligen Auffassung gelangt sind, so müssen wir dies im folgenden begründen.

Die Lehre von den präexistierenden Osteoblasten.

Maßgebend für diese Lehre war die Beobachtung, daß ein in Weichteile transplantiertes Knochenstück neuen Knochen bilden kann. Es war naheliegend, für diese Knochenneubildung die zelligen Elemente des eingepflanzten Knochens verantwortlich zu machen. Nach B o n o m e, M a c e w e n, M c E w e n und M c W i l l i a m s sind es die Osteozyten selbst, die sich vermehren und neuen Knochen bilden. Diese Auffassung ist aber offenbar unrichtig. Sie läßt sich dadurch widerlegen, daß in histologischen Schnitten nie Mitosen von Osteozyten gefunden werden. Die histologische Untersuchung von Transplantaten zeigt zudem immer wieder, daß mindestens ein großer Teil der Osteozyten kurz nach der Verpflanzung abstirbt (A x h a u s e n, B a r t h, M a r c h a n d, P h e m i s t e r, R a d z i m o w s k y, S u l t a n u. a.). O l l i e r verlegte die osteogenetische Fähigkeit, in Anlehnung an die Auffassung von D u h a m e l, in erster Linie auf die inneren Schichten des Periostes (Kambium). Diese Auffassung basiert auf seinen klassischen Versuchen über die Periosttransplantation. Er glaubte, sowohl bei freier als auch bei gestielter Periostverpflanzung Knochenneubildung durch Zellen dieses Periostes nachweisen zu können. O l l i e r untersuchte allerdings sein Material nur makroskopisch. Von L e x e r und seiner Schule, die sich die Auffassung O l l i e r s zu eigen machte, wurde immer wieder auf die Überlegenheit des periostbedeckten Transplantates gegenüber dem periostlosen Span hingewiesen. Zahlreiche Experimente schienen auch diese Periosttheorie zu bestätigen. H a m und viele andere Untersucher konnten im Periost frakturierter Knochen schon nach wenigen Tagen zahlreiche Mitosen feststellen. P o c h h a m m e r stellte fest, daß das Periost Zellen im Osteoblastenvorstadium enthält, die nach traumatischer Reizung proliferieren und zu spezifischen knochenbildenden Zellen (Osteoblasten) werden. Auf Grund von histologischen Studien kamen noch zahlreiche andere Autoren zum Schluß, daß das Periost sowie das sogenannte Endost die Quelle des Frakturkallus sei (A s a d a s, B a s t, B u l l, G e i s t, H a l d e m a n, K a r t a s c h e w, K o c h, M a y, R h o d e und S u l l i v a n). Die letzte Konsequenz der Periosttheorie bestand in Versuchen, verzögert heilende Frakturen oder Pseudarthrosen durch Injektion von Periostbrei oder Periostemulsion zu beeinflussen (D i l g e r, J o k o i, N a k a h a r a u. a.). Die Resultate waren allerdings im ganzen negativ.

Neben den Osteozyten und dem Periost wurde schließlich auch das Mark und das Markendost als Quelle der Knochenregeneration angesehen. Verschiedene Autoren glaubten durch Verpflanzung von Knochenmark in Weichteillager Knochenneubildung erzeugen zu können. (B a i k o w, B r u n s, B u l l, C h i a r i, M i y a u c h i, P f e i f f e r und zahlreiche andere). B i e r und M a r t i n messen dem Mark bei der Frakturheilung ebenfalls große Bedeutung zu. B i e r glaubt, daß ein „Knochenmarkshormon" bei der Frakturheilung eine wichtige Rolle spiele.

Kritik an der Osteoblastentheorie — die Metaplasietheorie.

Die Osteoblastenlehre kann zahlreiche experimentelle und klinische Tatsachen nicht oder nur unbefriedigend erklären. Schon B a r t h und M a r c h a n d wiesen an histologischen Schnitten nach, daß — im Gegensatz zur Meinung O l l i e r s — die Zellen eines transplantierten Knochenstückes samt Periost und Mark regelmäßig absterben. B a s c h k i r z e w und P e t r o w sowie L e r i c h e, P o l i c a r d, W e r e s c h i n s k y und zahlreiche andere Nachuntersucher haben dies bestätigt. Neuere Untersuchungen in dieser Richtung stammen von A b b o t t, B o s t, d e Y o s s e l i n, d e Y o n g, E y k m a n v a n d e r K e m p, L a c r o i x, L e v a n d e r, P h e m i s t e r, R ö h l i c h, S a u n d e r s und S c h o t t s t a e d t. Nach allen diesen Untersuchungen wird, außer den Osteozyten, in der Regel auch das Periost und das Mark des Transplantates in wenigen Tagen nekrotisch. Trotzdem geht die knöcherne Substitution weiter. A x h a u s e n, B e r g, M a y e r, W e h n e r u. a. glaubten — zur Rettung der Osteoblastentheorie — nachweisen zu können, daß einzelne Osteoblasten im Periost und im Mark überleben. Von diesen soll dann die Knochenneubildung ausgehen. Zahlreiche Experimente, bei denen periost- und markfreie Transplantate (reine Corticalis) in einem Weichteillager regelmäßig neuen Knochen bildeten (B a n c r o f t, B a r t h, B a s c h k i r z e w, B e r g, K a u s c h, K o r n e w, L e v a n d e r, M a c e w e n, M a r t i n, P e t r o w, P h e m i s t e r, T a l h i m e r) beweisen jedoch, daß die Osteogenese auch ohne Überleben dieser Zellen stattfinden kann. Beweisend ist vor allem die Beobachtung, daß auch abgetötete, in Alkohol fixierte Knochenstücke im Weichteillager neuen Knochen bilden können (L a c r o i x, N a g e o t t e, P o l l e t i n i, R ö h l i c h). Unsere Versuche mit konservierten Spänen bestätigen diese Beobachtungen. Das Hauptargument der Osteoblastentheorie, nämlich O l l i e r s Periostverpflanzungen, wobei in Weichteillagern Knochenneubildung aufgetreten sein soll, verliert bei näherer Prüfung an Beweiskraft. Wir erwähnten bereits, daß die Beurteilung der O l l i e r schen Versuche nur makroskopisch erfolgte. Zahlreiche Nachuntersuchungen ergaben, daß frei verpflanztes, reines Periost beim erwachsenen Tier im Weichteillager nicht zu Knochenneubildung führt (B a e t z n e r, B u l l, C a m i t z, G h o r m l e y und S t u c k, H o l m g r e e n, J o h a n s s o n, L e v a n d e r, M a y e r, McE v e n, O b e r d a l h o f f, R i e s s, T s u n o d a, W e h n e r u. a.). Nur das transplantierte Periost jugendlicher Tiere ist imstande, Knochenneubildung hervorzurufen. Schon A x h a u s e n, B e r g m a n n und M u r p h y wiesen darauf hin, daß transplantiertes Periost nur dann osteogenetisch wirkt, wenn kleine Knochenstücke mitverpflanzt werden. Explantationsversuche von S c h ü r c h und A l l g ö w e r sprechen im selben Sinne: Bei Züchtungsversuchen mit Periost konnte im Explantat nur einmal Knochenbildung nachgewiesen werden, und zwar in einem Fall, in dem schon das Mutterstück ein Knochenbälkchen enthielt. Die älteren histologischen Studien, die das Periost als alleinige Quelle der Knochenregeneration ansehen, sind in ihrer Beweiskraft recht fraglich. Fast alle diese Untersuchungen wurden am Frakturkallus gemacht. Nun gibt aber selbst L e x e r zu, daß es bei histologischen Schnitten des Kallus unmöglich ist, mit Sicherheit zu entscheiden, woher die knochenbildenden Zellen stammen.

Daß auch Knochenmark mindestens nicht die alleinige Quelle der Knochenneubildung ist, steht heute fest. Bei der Nachprüfung der Markimplantationen in Weichteillager konnte die osteogenetische Potenz des Markes in der Regel nicht bestätigt werden. Schon unter den älteren Autoren herrschten in dieser Hinsicht Widersprüche. In neuester Zeit hat O b e r d a l h o f f diese Versuche wiederholt und kein einziges Mal Knochenneubildung gesehen. P f e i f f e r dagegen soll es gelungen sein, durch Implantation von Knochenmark in Mäusehoden Knochenneubildung zu erzielen. Es fragt sich, ob diese positiven Ergebnisse, sowie diejenigen einiger älterer Autoren nicht darauf beruhen, daß kleine Knochensplitter mitverpflanzt wurden. Auf jeden Fall steht heute die knochenbildende Potenz des Markes noch nicht endgültig fest.

Wenn wir die Resultate der älteren, neueren und neuesten Untersuchungen kritisch zusammenstellen, so ergibt sich folgendes:

1. In Weichteile verpflanztes, isoliertes Periost oder Knochenmark führt in der Regel nicht zu Knochenneubildung.

2. Ein reines Knochenstück (Corticalis) ohne Periost und Mark kann im Weichteillager auch dann neuen Knochen bilden, wenn alle seine Zellen (Osteozyten, Periost und Markzellen) abgestorben sind.

Aus diesen Tatsachen kann der Schluß gezogen werden, daß weder Zellen des Periostes noch Zellen des Markes bei der Knochenneubildung eine entscheidende Rolle spielen können. Dasselbe gilt für die Osteozyten. Die Osteoblastenlehre kann diese Tatsachen nicht erklären. Sie kann noch eine weitere wesentliche Tatsache nicht erklären, nämlich die spontane heterotope Knochenneubildung. Außer in der Muskulatur (Myositis ossificans), kann echte Knochenneubildung in zahlreichen Geweben und Organen vorkommen (Niere, Blase, Schilddrüse, Lunge, Gehirn, Gefäße, Lymphome, Myome, Operationsnarben usw.). Die Erklärung von L e x e r und M c E w e n, daß diese heterotope Knochenneubildung von versprengten Osteoblasten herrühre, ist offensichtlich unbefriedigend. S e v e r i konnte experimentell durch chemischen Reiz (Injektion von Chinin-Hydrochlorid-Lösung), H a g a und F u j i m a r a durch mechanische Traumatisierung heterotope Knochenneubildung erzielen. S a z e r d o t t i und F r a t i n, G r u b e r, S c h m i d t, L i e k u. a. konnten durch Ligatur der Nierengefäße regelmäßig echte Knochenneubildung im Nierenparenchym erzeugen. Es kann nicht angenommen werden, daß zufällig immer gerade dort, wo diese Experimente gemacht wurden, auch versprengte Osteoblasten vorhanden waren.

Diese Widersprüche und Unstimmigkeiten zwingen uns, die Osteoblastentheorie in ihrer alten Form abzulehnen. An ihre Stelle ist die Lehre von der Knochenneubildung durch *Metaplasie von Bindegewebe* getreten. Diese Theorie steht mit keiner bis heute bekannten Tatsache im Widerspruch. Schon die 1912 veröffentlichten ausgezeichneten Untersuchungen von B a s c h k i r z e w und P e t r o w erschütterten die Osteoblastenlehre. Auf Grund von Implantationsversuchen mit periostlosen Knochenstücken in die Muskulatur, kamen die beiden Autoren zur Überzeugung, daß die Knochenneubildung nicht in erster Linie von mitüberpflanzten Osteoblasten, sondern durch die osteogenetische Fähigkeit des umgebenden Bindegewebes erfolge. Dabei vertraten sie schon damals die moderne Auffassung der Metaplasielehre, indem sie annahmen, daß der in Weichteile verpflanzte Knochenspan aktiv die schlummernde osteogenetische Fähigkeit des umgebenden Bindegewebes wecke. B a s c h k i r z e w und P e t r o w stellten auch fest, daß die Knochenneubildung ausbleibt, wenn gekochte oder ausgeglühte Späne implantiert werden. Später lehnten N a g e o t t e (1920) und B a n c r o f t (1922) auf Grund von eingehenden Studien die Osteoblastentheorie ebenfalls ab. Auch sie kamen zur Überzeugung, daß neuer Knochen durch Metaplasie von Bindegewebe entsteht. Seither haben ungezählte Autoren durch experimentelle und histologische Studien diese Theorie erhärtet und weiter ausgebaut (A n n e r s t e n, C a m i t z, D i e t r i c h, E l y, G h o r m l e y, G r u b e r, H ä g g q v i s t, H e r z o g, H o l m g r e e n, H u g g i n s, J o h a n s s e n, K e a r n s, L e r i c h e, L e v a n d e r, M a r t i n, O r e l l, P o l i c a r d, P o l l e t i n i, R e g a r d, R ö h l i c h, S c h i l l i n g, S t u c k, W e i d e n r e i c h, W e l c h e r, W e r e s c h i n s k y, W i l t o n u. a.).

Bei jeder Knochenregeneration, sei es nun an einem Transplantat oder bei einer Fraktur, treten zunächst junge undifferenzierte Mesenchymzellen auf (Keimgewebe). Diese pluripotenten Zellen unterscheiden sich durch nichts von jungen undifferenzierten Bindegewebszellen, wie wir sie bei regenerativen Prozessen in irgend einer Weichteilwunde treffen.

Die Herkunft dieser Zellen ist noch nicht eindeutig abgeklärt. Die meisten Autoren nehmen mit H e r z o g an, daß sie vom Endothel einsprossender Kapillaren abstammen. Nach S c h i l l i n g soll das Keimgewebe nicht von Endothelzellen, sondern von Adventitiazellen abstammen. L a u c h e weist darauf hin, daß Richtung und Anordnung dieser Gefäßsprossen für den Verlauf der späteren Callusbälkchen maßgebend sind. Bei der Einstellung dieser Richtung spielen wahrscheinlich mechanische Kräfte eine bedeutsame Rolle.

Die Mesenchymzellen werden nun auf irgend eine Weise so beeinflußt (Induktion), daß sie sich in Richtung der Knorpel- und Knochenbildung differenzieren. Nach den Untersuchungen von K r o m p e c h e r hängt die Art der Differen-

zierung von den mechanischen Kräften ab. Zug soll zur direkten Differenzierung
in Knochen, Druck zunächst zur Knorpelbildung führen. Durch diese Induktion
werden also die vorher pluripotenten Zellen zu Knochen- oder Knorpelzellen
determiniert. Nach D i e t r i c h, G r u b e r, M a r t i n u. a. sind die Zellen des
Keimgewebes an der knöchernen Umwandlung aktiv mitbeteiligt, d. h. der
Faktor X, der die Differenzierung auslöst (induziert), wirkt als Zellferment. Er
beeinflußt die Zellen des Keimgewebes so, daß sie selbst zu aktiven knochenbildenden Zellen werden. Nach der Ansicht von L e r i c h e, P o l i c a r d u. a.
dagegen verhalten sich die Zellen passiv. Der Faktor X wirkt lediglich auf
die extrazelluläre Grundsubstanz. Die Knochenneubildung ist nach dieser
Version ein kolloidchemischer Vorgang. Nach den bisherigen Untersuchungen
scheint uns diese Auffassung richtiger zu sein als die zelluläre Theorie. Einmal
zeigen histologische Schnitte im Beginn der Verknöcherung keine Abhängigkeit
der Kalkeinlagerung von bestimmten Zellterritorien. Die ersten Kalkausfäl-
lungen treten wahllos und unabhängig von Zellen in größeren Plaques auf
(O b e r d a l h o f f). Im selben Sinne, d. h. gegen eine aktive Mitbeteiligung
der Zellen spricht auch die Beobachtung W e i d e n r e i c h s, daß nicht nur
jugendliches Keimgewebe, sondern auch differenziertes Bindegewebe verknöchern kann. Bei dieser direkten Metaplasie sind nicht die geringsten mor-
phologischen Veränderungen an den Zellen festzustellen, sie verhalten sich rein
passiv. Die Verknöcherung der Grundsubstanz beginnt mit einer Herabsetzung
ihrer Vitalität und Veränderungen des Stoffwechsels. Im histologischen Bild
erscheint die Grundsubstanz eigenartig ödematös verquollen (suc osseux) und
— wahrscheinlich durch Ausfällung eines Eiweißkörpers — homogenisiert. Die
so entstandene, mehr oder weniger amorphe Masse nennen wir Osteoid. Durch
den Blutstrom zugeführte Kalksalze werden nun ausgefällt und an die osteoide
Grundsubstanz gebunden. Bei dieser Kalkeinlagerung spielt die von R o b i n s o n
nachgewiesene Knochenphosphatase eine wesentliche Rolle. Die chemischen
Vorgänge bei der Kalkeinlagerung sind im einzelnen außerordentlich kompliziert und noch Gegenstand der Diskussion. Die eingelagerten Kalksalze haben
nach neueren Ansichten eine kristalline Struktur vom Apatittypus (B r a n -
d e n b e r g e r, B u c h e r, d e Y o n g, H a s t i n g s, H e n s c h e n, M o r s i,
R o s b e r y, S c h i n z, S h e a r d, S t r a u m a n n, T a y l o r).

Es fragt sich nun, welcher Art der Faktor X ist, der die Metaplasie auslöst
und wo er zu suchen ist. Wir können bei der Umwandlung des Keimgewebes
in Anlehnung an die Verhältnisse der Embryonalentwicklung von einer Induktion (S p e m a n n) sprechen. Die Substanz X würde dann dem Aktionssystem
S p e m a n n s und das mesenchymale Keimgewebe dem Reaktionssystem entsprechen. Da im Implantationsversuch reines Knochengewebe — im Gegensatz
zu reinem Periost oder Mark — zu Knochenneubildung führt, muß angenommen
werden, daß der osteogenetische Faktor oder die Substanz X im Knochengewebe selbst zu suchen ist. Es kann sich dabei nicht um eine zelluläre Wirkung
der Osteozyten handeln. Denn wir wissen ja, daß diese in der Regel kurz nach
der Transplantation absterben und daß auch tote Corticalis — ohne lebende
Osteozyten — zu Knochenneubildung führen kann (Abb. 1). Die Osteogenese
muß also auf der humoralen chemischen Wirkung eines Stoffes der Knochen-
grundsubstanz beruhen.

Man könnte zunächst annehmen, daß die anorganischen Salze der Knochen-
grundsubstanz diese Wirkung ausüben. Alle bisherigen Versuche zeigen jedoch,
daß es durch Einbringen von reinen Kalksalzen (Calciumcarbonat, Calcium-
phosphat, gekochte oder ausgeglühte Knochen usw.) nicht gelingt, in Weichteilen eine heterotope Knochenneubildung zu erzeugen (B a s c h k i r z e w,

Bisgard, Boeminghaus, Bull, Burchardt, Dietrich, Haldeman, Hempel, Huggins, Petrow, Phemister, Rhode, Sultan, Wurm). Man kam deshalb zur Auffassung, daß es sich bei dem Faktor X um einen organischen Wirkstoff im Sinne der Nekrohormone handeln müsse. Derartige Stoffe, die von abgestorbenen Geweben stammen und die Regeneration fördern, wurden zuerst bei den Pflanzen entdeckt (Haberlandt). Bier führte diesen Begriff auch für die Wundheilung, insbesondere für die Knochenregeneration ein. Zahlreiche Autoren machten daraufhin Versuche mit Gewebsautolysaten und prüften ihre Wirkung auf die Regeneration der verschiedensten Gewebe (Block, Freund, von Gaza, Henschen,

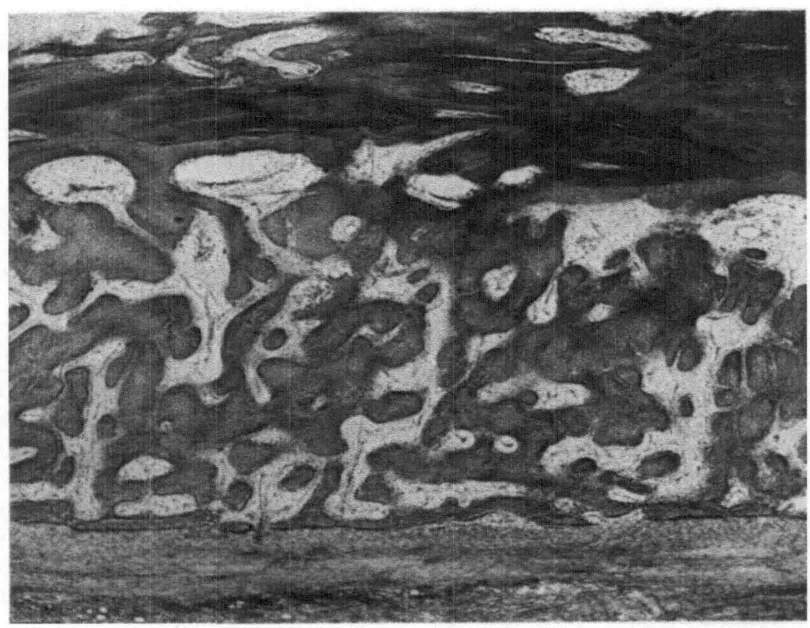

Abb. 1. Knochenneubildung im Subkutangewebe eines Hundes 9 Wochen nach Implantation eines periostlosen toten (konservierten) Knochenspanes. Oben im Bild das tote Implantat, unten neugebildete Knochenbälkchen.

Hoffmeister, Lorin-Epstein, Plenge, Rothenheim, Teichmann u. a.). 1934 gelang es Levander, durch alkoholische Extraktion von Knochensubstanz einen Stoff zu isolieren, der, intramuskulär eingespritzt, in 20 bis 30% der Fälle heterotope Knorpel- und Knochenneubildung erzeugt. Annersten konnte an ausgedehnten Versuchen diese Resultate bestätigen.

Levander spritzte bei seinen Untersuchungen den Extrakt in der Regel dreimal hintereinander mit je einem Tag Intervall. Annersten verfuhr zunächst in gleicher Weise. Dann änderte er das Verfahren dahin ab, daß er zunächst nur 40%igen Alkohol spritzte und ein bis mehrere Tage später den aktiven Extrakt injizierte. Durch den chemischen Reiz der ersten Injektion (Alkohol) entsteht eine örtliche Gewebsdestruktion mit nachfolgender Reparation, wobei ein mesenchymales Keimgewebe gebildet wird. Dieses wird dann durch den im Extrakt enthaltenen Faktor X im Sinne der Knorpel- oder Knochenbildung differenziert. Schon nach acht Tagen kann histologisch Knorpel nachgewiesen werden. Nach 17 bis 24 Tagen kommt sowohl Knorpel als auch Knochen vor. Später überwiegt das Knochengewebe. Autologe und homologe Extrakte sind ungefähr gleich wirksam. Heterologe Extrakte scheinen dagegen weniger wirksam zu sein. Nach Untersuchungen von A n n e r s t e n hat die aktive Substanz wahrscheinlich Steroidnatur. Wenn dies zutrifft, so ließe sich die immer wieder festgestellte günstige Wirkung von Sexualhormonen (Perandren) auf die Osteogenese vielleicht durch die chemische Verwandtschaft dieser Hormone mit dem Faktor X erklären. Nach A n n e r s t e n erträgt die osteogenetische Substanz vierstündiges Erhitzen auf 78⁰ C. Knochen jedoch, der im Autoklaven eine Stunde lang auf 120⁰ erhitzt wurde, gab inaktive Extrakte. A n n e r s t e n konnte die osteogenetische Substanz mit großer Wahrscheinlichkeit auch im Urin nachweisen. Vielleicht hängt damit die bisher ungeklärte merkwürdige Tatsache zusammen, daß das Epithel der ableitenden Harnwege osteogenetische Eigenschaften besitzt (B i s c a r d, C o p h e r, H u g g i n s, L e r i c h e, N e u h o f f, W e l c h e r). Außer A n n e r s t e n bestätigten verschiedene andere Nachuntersucher die

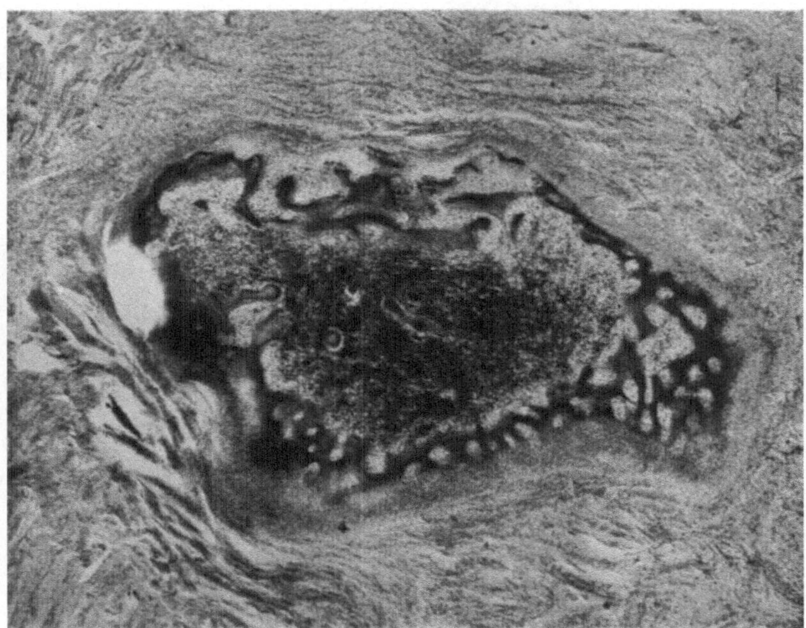

Abb. 2. Heterotope Knochenneubildung in der Oberschenkelmuskulatur eines Kaninchens 42 Tage nach Injektion von alkoholischem Knochenextrakt. In der Mitte des Präparates erkennt man außerdem neugebildetes Knochenmark.

Ergebnisse von L e v a n d e r. B e r t e l s e n verglich die Wirkung alkoholischer Extrakte des ganzen Knochens mit Extrakten von Mark, Corticalis, Epiphysenfugen und Periost. Nach seinen Versuchen sind Markextrakte weitaus am wirksamsten; sie ergaben 83% positive Resultate. W a c h s m u t h erhielt mit Extrakten aus dem gesamten Knochen häufiger positive Resultate als mit Mark oder Periostextrakten. L a c r o i x erhielt positive Resultate am häufigsten mit alkoholischen Knochenextrakten. Wir erzielten in eigenen Versuchsreihen mit alkoholischen Knochenextrakten ebenfalls in einem hohen Prozentsatz heterotope Knochenneubildung (Abb. 2). Die zur Kontrolle gespritzte „leere" Alkohollösung führte nur ganz ausnahmsweise zu Knochenbildung.

Im Gegensatz zu den erwähnten Untersuchern konnten H e i n e n, D a b b s und M a s o n die osteogenetische Wirkung der Knochenextrakte nicht bestätigen. Sie erhielten nach Injektion von Extrakten nicht häufiger Knochen- oder Knorpelneubildung als nach Injektion von Extraktflüssigkeit (Alkohol) allein. L a c r o i x erklärt sich diesen Widerspruch dadurch, daß diese Autoren größere Alkoholmengen spritzten als die andern. Diese große Alkoholmenge diffundierte vielleicht durch die Muskulatur bis auf den darunterliegenden Knochen und extrahierte dort osteogenetische Substanz, so daß auch die „Leerkontrollen" positive Resultate ergaben.

Die Entdeckung Levanders bedarf noch der weiteren Abklärung. Sollte sich die Existenz der osteogenetischen Substanz bestätigen, so bestände der nächste Schritt in der chemischen Identifizierung dieses Wirkstoffes. Dies wäre nicht nur von theoretischer, sondern auch von großer praktischer Bedeutung. Möglicherweise ist aber die Substanz von Levander nicht die alleinige, letzte Ursache der knöchernen Differenzierung von Keimgewebe. Wir vermuten eher, daß die Induktion des Keimgewebes ein sehr komplexer Vorgang ist, der vom Zusammenspiel zahlreicher Faktoren abhängt. Neben chemischen Faktoren spielen wohl auch mechanische eine bedeutsame Rolle. Untersuchungen von Altmann sowie eigene Versuche zeigen, daß der erste Beginn der Osteo-

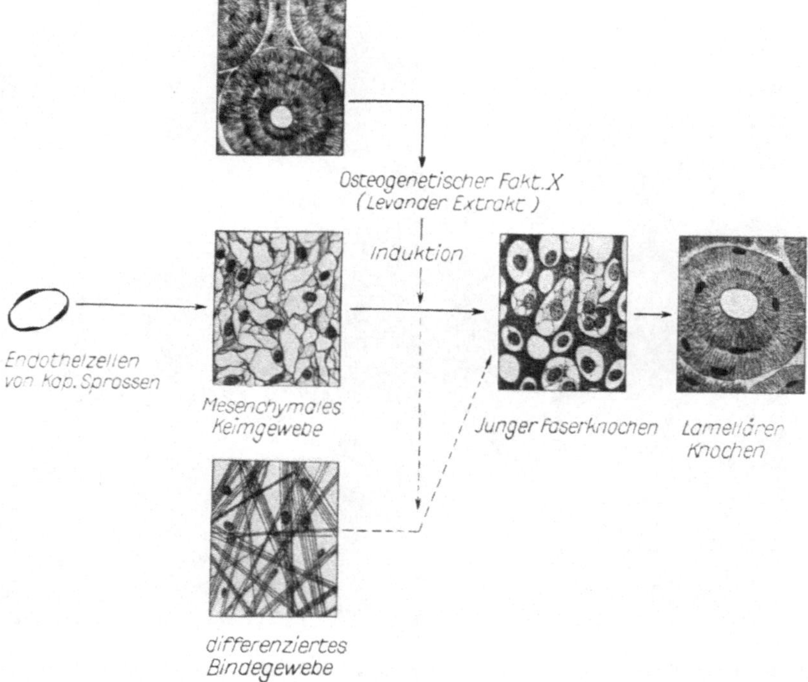

Abb. 3. Schema der metaplastischen Entstehung von Knochengewebe aus Bindegewebe.

genese nach Spanimplantation an den Stellen erfolgt, die vor mechanischer Beanspruchung geschützt sind. Anderseits wissen wir schon seit Wolff und Roux, daß eine gewisse mechanische Beanspruchung die Knochenregeneration (Frakturheilung, Transplantateinbau) fördert. In neuerer Zeit hat besonders Groves an Hand von schönen Versuchen die Bedeutung des funktionellen Reizes für den Transplantateinbau gezeigt. — Bei der Frakturheilung wurde immer wieder auf die Bedeutung und Wirkung des funktionellen Reizes (mechanische Kräfte) hingewiesen. Die Verhältnisse liegen jedoch komplizierter, als im allgemeinen angenommen wird. Sie lassen sich keinesfalls nur auf den simplen Nenner bringen, daß Druck- und Zugkräfte nützlich, Schub- und Scherkräfte dagegen schädlich seien. Neben der Richtung der Krafteinwirkung spielt offenbar die Dosierung eine wesentliche Rolle.

Zusammenfassend beruht die Knochenregeneration nach den heutigen Anschauungen auf einer Metaplasie von Bindegewebe. In der Regel handelt es sich um eine indirekte Metaplasie, d. h. es ist nicht ein „erwachsenes", differenziertes

Bindegewebe, das verknöchert, sondern ein junges, pluripotentes Keimgewebe. Ausnahmsweise kommt unter gewissen Bedingungen auch eine direkte Metaplasie von Bindegewebe in Knochengewebe vor (W e i d e n r e i c h). Die Verknöcherung erfolgt wahrscheinlich unabhängig von den Zellen als biochemischer Vorgang in der mesenchymalen Grundsubstanz. Der Vorgang läßt sich vergleichen mit der Differenzierung von Geweben während der Embryonalentwicklung. Die Einleitung und Steuerung dieses Vorganges (Induktion) erfolgt wahrscheinlich durch das Zusammenwirken zahlreicher Faktoren. In der osteogenetischen Substanz L e v a n d e r s lernten wir einen dieser Faktoren kennen.

Abb. 3 stellt den Vorgang der Metaplasie schematisch dar.

Nach der alten Osteoblastenlehre können nur Elemente des Knochengewebes, insbesondere Periost und Mark, neuen Knochen bilden. Nach der Metaplasietheorie jedoch kann jedes aktive Bindegewebe unter gewissen Bedingungen Knochen bilden. Als Quelle des Transplantatersatzes kommen also nicht nur überlebende Zellen des Transplantates oder knöcherne Elemente des Transplantatbettes in Betracht. Auch im Weichteillager kann der Transplantatersatz vom Bindegewebe der Umgebung aus erfolgen. Voraussetzung dazu ist allerdings, daß der Span die Eigenschaft besitzt, das Bindegewebe zur Knochenbildung anzuregen. Diese Erkenntnis ist — wie wir später sehen werden — für die Verwendung konservierter Knochenspäne von entscheidender Bedeutung.

Die Bedeutung des Periostes bei der Osteogenese.

Das Periost hat durch die Metaplasietheorie seine bisherige Monopolstellung verloren. Im Kindesalter, wo es noch eine aktive Kambiumschicht besitzt, spielt es zwar nach wie vor eine wesentliche Rolle beim Knochenwachstum. Als bindegewebige Hülle des Knochens, die die Gefäße und Nerven zuführt, behält das Periost auch beim Erwachsenen eine große Bedeutung. So gut wie jedes andere Bindegewebe, kann es nach traumatischer oder anderer Schädigung ein mesenchymales Keimgewebe erzeugen, das durch Metaplasie verknöchern kann. Bei jeder Fraktur wird das Periost mitgeschädigt und nimmt an der Bildung eines reparatorischen mesenchymalen Keimgewebes teil. Die unmittelbare Nachbarschaft des Knochengewebes sorgt in der Regel — offenbar durch Freiwerden von osteogenetischer Substanz aus der Frakturzone — für eine rasche Verknöcherung. Die nicht zu bestreitende knochenbildende Fähigkeit des Periostes beruht also nicht auf einer spezifischen Eigenschaft dieses Bindegewebes, sondern auf dem engen Kontakt mit dem Knochengewebe. Ohne diesen Kontakt kann auch das Periost keine Knochenneubildung erzeugen (B a n c r o f t, E l y, G h o r m l e y, G r u b e r, O b e r d a l h o f f, S t u c k u. a.). Eine spezifische knochenbildende Fähigkeit ist deshalb für das Periost abzulehnen (O b e r d a l h o f f).

Wie wir bereits andeuteten, hat das Periost für die *Frakturheilung* trotzdem eine große Bedeutung. Im Tierversuch heilen Frakturen an periostentblößten Knochen auffallend langsam und unvollständig (H a l d e m a n). In einem Referat über die Biologie der Frakturheilung formulierte H e u s s e r die Rolle des Periostes wie folgt: „An der Organisation des Bruchhämatoms und der Bildung des Keimgewebes sind alle Bindegewebe der Frakturstelle qualitativ in gleicher Weise beteiligt, also Periost, Mark, Bindegewebe der Muskulatur und der vorhandenen Gefäße. Einzig die Kambiumschicht der kindlichen Knochenhaut besitzt eine besondere Wertigkeit, allerdings nicht im Sinne einer spezifischen osteogenetischen Potenz, aber im Sinne einer bereits vorhandenen polyvalenten Fähigkeit, die sich das übrige Bindegewebe erst im Verlauf der ersten Stunden und Tage nach dem Knochenbruch aneignen wird." Heusser weist dann auch auf die Bedeutung des Periostes als Leitmembran, als Grenzmembran und als Druckmembran hin. Soweit es nicht durch die Fraktur mitzerstört ist, bestimmt es als feste bindegewebige Hülle Form und Ausdehnung des Kallus. Vielleicht ist dabei von Bedeutung, daß das Periost ein Abfließen und Diffundieren der durch die Knochenverletzung freiwerdenden osteogenetischen Substanz verhindert. Die alte Auffassung von Bier, daß ein Abfließen des Frakturhämatoms die Knochenbruchheilung verzögert, erhält so, durch die Annahme einer osteogenetischen Substanz, eine neue Bedeutung.

Auch bei der *Transplantateinheilung* kann das Periost eine wichtige Funktion haben. Wir müssen dabei allerdings klar unterscheiden zwischen dem Periost des knöchernen Transplantatbettes und dem Periost des Transplantates. Die Rolle des Periostes der Implantationsstelle ist im wesentlichen dieselbe wie diejenige des Frakturperiostes. Außerdem bietet es vielleicht einen gewissen Schutz gegen die Resorption des Spanes. Beides ist jedoch nur dann möglich, wenn es nicht zu stark abgelöst und traumatisiert werden muß (Gefäß- und Nervenversorgung!) und wenn es nach der Implantation über dem Span wieder geschlossen werden kann. Diese Forderung kann praktisch allerdings oft nicht erfüllt werden. — Fraglicher erscheint die Rolle des Transplantatperiostes, und zwar sowohl im Weichteillager als auch im knöchernen Bett. Dieses Periost wird bei der Spanentnahme aus seinem Zusammenhang gelöst. Es stirbt deshalb — wie zahlreiche Versuche zeigten — in wenigen Tagen ab. Die dem mitverpflanzten Periost früher zugeschriebene osteogenetische Fähigkeit fällt schon aus diesem Grunde weg. Einen wirksamen Schutz gegen die Resorption kann das absterbende Periost ebenfalls kaum bieten. So zeigen denn auch Transplantationen in Weichteillager und in knöcherne Lager keinen Unterschied im Verhalten periostbedeckter und periostloser Späne (Abbott, Barth, Baschkirzew, Bost, Bruns, Camitz, Holmgreen, Johansson, Petrow, Saunders, Schottstaedt). Die alte Forderung nach dem periostbedeckten Transplantat (Bier, Lexer) erscheint deshalb heute nicht mehr gerechtfertigt.

Die neueren Erkenntnisse über die Rolle des Periostes lassen für die Praxis folgende Richtlinien aufstellen:

1. Das Frakturperiost ist für eine ungestörte Bruchheilung von größter Wichtigkeit. Es muß deshalb bei Osteosynthesen nach Möglichkeit geschont werden.

2. Dasselbe gilt für das Periost des knöchernen Transplantatbettes. Auch hier ist größte Schonung am Platze. Dort, wo es möglich ist, sollte dieses Periost über dem Implantat wieder geschlossen werden.

3. Das Periost des Transplantates dagegen stirbt nach kurzer Zeit ab und ist von geringer Bedeutung. Im Interesse einer raschen Regeneration des gesetzten Defektes möchten wir deshalb für die Autoplastik eine „subperiostale Spanentnahme" empfehlen.

3. Die Vorgänge beim normalen Transplantateinbau.

Die Vorgänge beim normalen Transplantateinbau gleichen weitgehend der von Felsenreich und später von Brütsch ausgezeichnet beschriebenen Revitalisierung eines nekrotischen oder nekrobiotischen Schenkelkopfes nach Halsfraktur. Die biologische Aufgabe für das umgebende Gewebe ist ja auch in beiden Fällen dieselbe: Einbau eines im Absterben begriffenen oder toten Knochenstückes. Anderseits stellt der Transplantateinbau in gewissem Sinne eine abgewandelte Frakturheilung dar. Wir treffen deshalb bei ihm dieselben Vorgänge wie bei der Frakturheilung, nur in etwas modifizierter Form. Entsprechend dem Frakturhämatom sehen wir an den Kontaktflächen des Transplantates mit dem Transplantatbett — auch bei exaktester Blutstillung — ein Hämatom. Dieses Hämatom gerinnt nach kurzer Zeit. Nach wenigen Stunden entsteht in den umgebenden Geweben eine aseptische Entzündung mit Hyperämie und Exsudation von flüssigen und zelligen Elementen. In das durch die Gerinnung entstandene Fibrinnetz wuchert ein junges, gefäßreiches Granulationsgewebe ein. Schon in den ersten Tagen dringen Gefäßsprossen in das Transplantat ein und stellen so einen Anschluß an die Blutversorgung her (H o f f m a n n, W e r e s c h i n s k y u. a.). Damit setzt die Revaskularisierung des Spanes ein, wobei die Gefäßsprossen zunächst in die bestehenden Hohlräume (H a v e r s sche Kanäle, spongiöse Hohlräume usw.) eindringen. Unter dem Einfluß des einwachsenden jungen Keimgewebes findet nun einerseits ein Knochenabbau, anderseits ein Knochenanbau statt.

Die Details der Abbauvorgänge sind zum Teil noch umstritten. Nach der älteren Auffassung von B a r t h, M a r c h a n d u. a. findet ein Substitutionsprozeß statt, wobei der junge Knochen den alten ohne sichtbare vorherige Resorption ersetzt, indem die alte Substanz gelöst und ihre Kalksalze zum Aufbau der neuen Grundsubstanz verwendet wird. Diese Form der Substitution wird als schleichender Ersatz im engeren Sinne des Wortes bezeichnet. Nach den Untersuchungen von A x h a u s e n dagegen geht der Knochenneubildung regelmäßig eine lakunäre Resorption durch mehrzellige Osteoklasten voraus. L e x e r nahm an, daß beide Vorgänge nebeneinander existieren, wobei das eine Mal der schleichende Ersatz und das andere Mal der Anbau nach lakunärer Resorption überwiegen soll. Heute nehmen die meisten Forscher mit A x h a u s e n an, daß immer eine lakunäre Resorption durch Osteoklasten stattfindet. Die Osteoklasten sind Mesenchymabkömmlinge und differenzieren sich wahrscheinlich aus Endothelzellen der Kapillaren (W e g n e r, P o m m e r u. a.). Sie sind für den fermentativen Knochenabbau differenziert, was morphologisch in ihrem Bürstensaum zum Ausdruck kommen soll (K ö l l i k e r). Sie unterscheiden sich dadurch von gewöhnlichen mehrkernigen Fremdkörperriesenzellen. Nach den Beobachtungen E n g s t r ö m s kommen an gekochten, also tot implantierten Knochenspänen zwar zahlreiche Riesenzellen, jedoch keine echten Osteoklasten vor.

Zunächst überwiegt im Transplantat der Knochen*abbau*. Sehr bald setzt jedoch auch der *Anbau* neuer Knochensubstanz ein. Entsprechend der Metaplasietheorie entsteht dieser neue junge Knochen durch Verknöcherung der Grundsubstanz des mesenchymalen Keimgewebes. Die Induktion erfolgt offenbar vorwiegend durch die im transplantierten Span enthaltene osteogenetische Substanz. Wie weit bei diesem Umbau auch zellige Elemente des Transplantates mitwirken, ist bis heute noch nicht endgültig geklärt. Einige Autoren nehmen an, daß sämtliche Transplantatzellen (Osteozyten, Zellen des Periostes und der H a v e r sschen Kanäle) absterben, so daß am Umbau nur Zellen des Wirtes beteiligt sind (B a r t h, L ä w e n, L e r i c h e, L i n d e m a n n, M a r c h a n d, O l i v e r, P o l i c a r d, R e y n o l d s, T r è v e s u. a.). Die meisten Autoren jedoch sind der Auffassung, daß zwar die überwiegende Mehrzahl der transplantierten Zellen abstirbt, daß aber doch einige oberflächlich gelegene Elemente, die einen raschen Ernährungsanschluß finden, am Leben bleiben können (A l b e e, A x h a u s e n, B a h l s, F r a n g e n h e i m, H o f f m a n n, L e x e r, Phe-m i s t e r u. a.). Besonders zahlreiche Zellen sollen bei der Spongiosatransplantation am Leben bleiben (G a l l i e, H i g g s, M a t t i, W e b e r u. a.). Wie weit diese überlebenden Zellen allerdings noch regenerative Kraft besitzen und am Einbau des Transplantates beteiligt sind, wissen wir nicht. Für den Corticalisspan jedenfalls müssen wir annehmen, daß die wenigen überlebenden Zellen praktisch bedeutungslos sind. Das einwachsende Keimgewebe stammt hier fast ausschließlich vom Transplantatbett. Wenn auch beim spongiösen Span etwas mehr Zellen am Leben bleiben, so gewinnt man doch an histologischen Schnitten den Eindruck, daß auch hier das umgebende Wirtgewebe die Hauptlast des Einbaues trägt.

Die bisher besprochenen Einbauvorgänge spielen sich im knöchernen Bett und im Weichteillager in gleicher Weise ab. In beiden Fällen stammt also das aktive Keimgewebe zur Hauptsache vom Transplantatbett. Anders

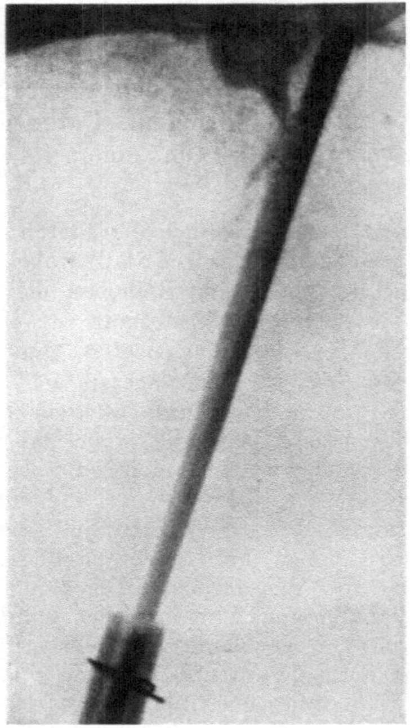

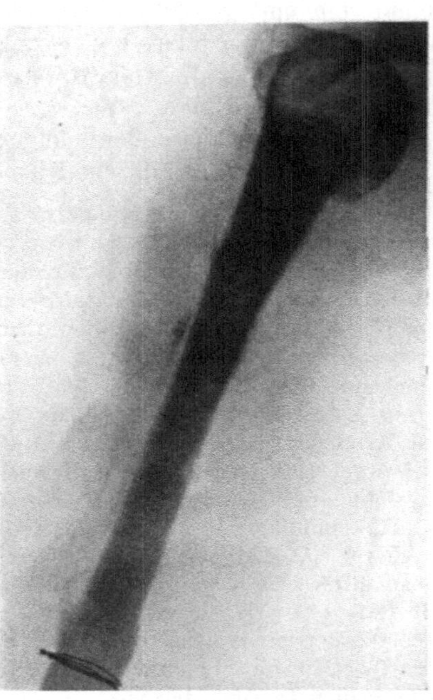

Abb. 4. Humerus eines 18jährigen Mädchens drei Wochen nach ausgedehnter Resektion wegen Ostitis fibrosa cystica und Ersatz durch einen autologen Tibiaspan.

Abb. 5. Kontrollbild desselben Falles nach $10^1/_2$ Monaten. Das Transplantat hat sich schon weitgehend der neuen Umgebung angepaßt. (Aus Lexer: Die gesamte Wiederherstellungschirurgie.)

verhält es sich mit der das Keimgewebe induzierenden osteogenetischen Substanz. Im Weichteillager kann diese Substanz nur vom implantierten Span stammen; im knöchernen Lager dagegen können Span und Bett diese Substanz liefern. Diese Tatsache ist wohl ein Hauptgrund dafür, daß die Spaneinheilung im knöchernen Lager rascher und vollkommener erfolgt als im Weichteillager.

Die An- und Abbauvorgänge gehen nun im Idealfall so lange weiter, bis der ganze Span durch neues Knochengewebe ersetzt ist. Auch dann ist der Einbau noch nicht endgültig abgeschlossen. Die Struktur des neuen Knochens paßt sich erst im Laufe langer Zeit durch weiteren Umbau den funktionellen Anforderungen in vollkommener Weise an. Es ist dabei nicht nur die Feinstruktur des Spanes, die sich umwandelt, sondern der Span kann auch als Ganzes beträchtliche Form- und Volumenänderungen (Verdickungen oder Verdünnungen) erfahren (Abb. 4 bis 7). So kann z. B. ein Fibulaspan, der einen Humerus- oder Femurdefekt ersetzt, sich soweit verdicken, daß sein Umfang sich demjenigen seiner Umgebung nahezu vollständig angleicht. Besonders Lexer hat in seinem großen Material einige Beispiele von geradezu idealer funktioneller Anpassung zeigen können (Abb. 4 und 5).

Der funktionelle Umbau des Spanes geht im Laufe der Zeit ganz allmählich über in den physiologischen Umbau des normalen Knochengewebes. Wir wissen ja heute, daß das Knochengewebe in keiner Weise der alten Vorstellung eines mehr oder weniger leblosen Stützgewebes entspricht. Der Knochen besteht im Gegenteil aus einem lebendigen Gewebe, das immer in einer Art Mauserung begriffen ist. Ab- und Anbauvorgänge bestehen dauernd nebeneinander und halten sich normalerweise die Waage. Dieser Dauer-

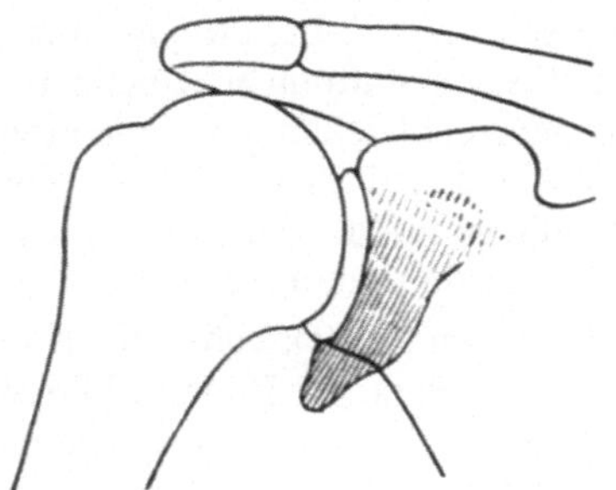 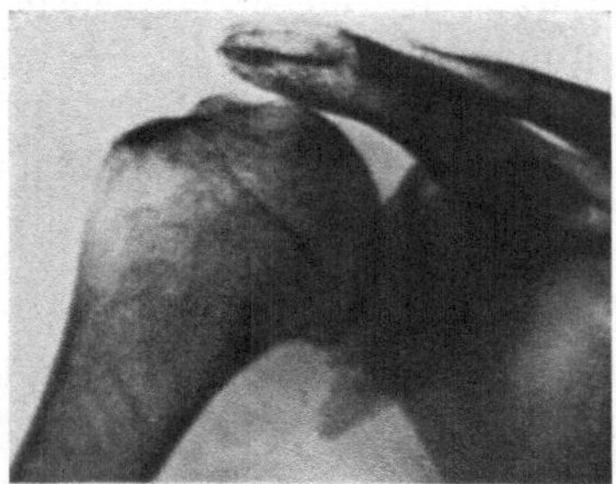

Abb. 6. Schöner funktioneller Einbau eines Spongiosaspanes, 17 Jahre nach Arthrorise wegen habitueller Schulterluxation (eigener Fall).

umbau ermöglicht es dem Knochen, seine Struktur allfälligen Veränderungen der Belastung immer wieder neu anzupassen. In seiner Arbeit „Vom Leben des Knochens mit besonderer Berücksichtigung des Gestaltproblems" hat Debrunner diese lebendige Plastizität des Knochengewebes eindrücklich geschildert. Besonders interessant, wenn auch nicht restlos bewiesen, ist seine Auffassung von der Steuerung dieser Vorgänge. Die Histologen haben zeigen können, daß die Osteozyten durch ihre Ausläufer miteinander in Verbindung stehen und so ein großes Syncytium bilden. Nach Debrunner bildet dieses Syncytium gewissermaßen das Nervensystem des Knochens, indem es die Reizleitung und Reizverwertung besorgt. Er schreibt darüber: „Diese mit feinsten Ausläufern verbundenen, zu einem einheitlichen System vereinigten Zellen, die wahrscheinlich auch mit den undifferenzierten Zellen der begleitenden Bindegewebe verbunden sind, nehmen die Reize der mechanischen Beanspruchung auf und verwerten sie nach den Bedürfnissen des Ganzen."

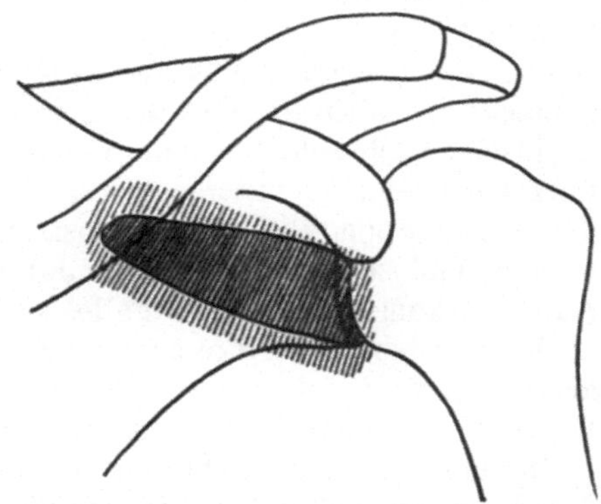

Abb. 7. Spanverriegelung bei habitueller Schulterluxation mit einem Corticalisspan. Die Röntgenskizze zeigt die Verkleinerung des Spanes im Laufe von 8 Jahren (eigener Fall). Auch diese Verkleinerung kann als funktionelle Anpassung aufgefaßt werden.

Der gesamte Einbau eines Transplantates, angefangen von den ersten einwachsenden Gefäßsprossen bis zur vollkommenen funktionellen Anpassung und zum Übergang in den physiologischen Knochenumbau ist ein kontinuierliches Geschehen von sehr verschieden langer Dauer. Jede Einteilung in Stadien und jede Angabe über die zeitliche Dauer des Einbaues hat etwas Willkürliches an sich und wird nicht allen Fällen gerecht. Für das bessere Verständnis jedoch, sowie für die Praxis (Nachbehandlung!) besteht das Bedürfnis nach einem gewissen Schema, das den Überblick erleichtert. Wir halten die klassische

Einteilung L e x e r s noch immer für die beste. Er unterschied, besonders auf Grund der röntgenologischen Veränderungen, vier Stadien des Transplantateinbaues:

1. *Stadium des beginnenden Transplantateinbaues.* Dieses Stadium entspricht dem Einsprossen der Gefäße in die Kanäle des Spanes. Röntgenologisch sind noch wenig Veränderungen zu sehen. Durch die resorptiven Vorgänge werden lediglich die Konturen des Spanes etwas unregelmäßig und verwaschen.

2. *Stadium der Atrophie.* Nach etwa vier bis sechs Wochen treten im Röntgenbild ausgedehntere, meist fleckförmige Aufhellungen des Spanes auf. Dies beruht auf einem vermehrten Einwachsen des Keimgewebes mit Überwiegen der Abbauvorgänge. Der Span ist in diesem Stadium mechanisch wenig resistent und neigt bei Belastung zu akuten oder schleichenden Frakturen. Das Maximum der Atrophie sehen wir im allgemeinen zwischen der sechsten und sechzehnten postoperativen Woche. Das Atrophiestadium kann aber im ganzen wesentlich länger, unter Umständen bis zu einem Jahr dauern.

3. *Stadium der Verdichtung.* Mit dem allmählichen Zurücktreten des Knochenabbaues gegenüber den Anbauvorgängen wird der Span im Röntgenbild wieder schattendichter. Dieses Stadium der Verdichtung beginnt im allgemeinen zwischen der elften und siebzehnten postoperativen Woche, unter Umständen aber auch wesentlich später.

4. *Stadium der funktionellen Anpassung.* Das Stadium der Verdichtung geht unmerklich in dieses letzte Stadium über, das sich über mehrere Jahre hinziehen kann.

Als durchschnittliche Dauer für die Transplantateinheilung wird gelegentlich die Zahl zwei Jahre genannt. Bei der Spanversteifung der Wirbelsäule rechnet B i e s a l s k i sogar mit einer Umbaudauer von nur acht bis zehn Monaten. Auch S t e i n m a n n nimmt an — allerdings ohne histologische Untersuchungen gemacht zu haben —, daß der grobe Umbau nach einigen Monaten, der mikroskopische nach acht bis zehn Monaten beendet sei. Diese Zeiten sind sicher zu kurz bemessen. So untersuchte z. B. P r a d e r die Späne von drei Patienten, die wegen Spondylitis tuberculosa nach A l b e e oder nach H e n l e operiert wurden und sechs Monate, zwei Jahre und fünf Jahre nach der Operation zur Autopsie kamen. Im ersten Falle, sechs Monate nach der Operation, bestanden noch ausgedehnte Bezirke aus totem Tibiaknochen. In den beiden andern Fällen, also auch fünf Jahre nach der Operation, konnten ebenfalls noch eindeutige Reste der Tibiastruktur nachgewiesen werden.

Im übrigen kann nicht eindrücklich genug betont werden, daß die Dauer des Einbaues außerordentlich großen Schwankungen unterworfen ist. Etwas Allgemeinverbindliches läßt sich darüber überhaupt nicht sagen. In bezug auf die klinische Nachbehandlung (Dauer der Fixation, Beginn des Belastens) ist deshalb jegliches Schematisieren abzulehnen. Für den Einzelfall bleibt nichts anderes übrig, als durch laufende Röntgenkontrollen den Einbau zu verfolgen und die Nachbehandlung nach dem Verlauf zu richten.

Wenn wir uns überlegen, wie zahlreich die Faktoren sind, die die Einheilung eines Spanes beeinflussen, so verstehen wir die großen Unterschiede in der Einheilungsdauer. Wir wollen einige der wichtigsten dieser Faktoren wenigstens kurz skizzieren. Denn ihre Kenntnis und richtige Einschätzung ist nicht nur von theoretischem, sondern auch von großem praktischen Nutzen.

Die Einheilungsdauer wird zunächst einmal entscheidend beeinflußt von der Art des Grundleidens und damit von der Art der Spanoperation. Die Einheilungsbedingungen sind ganz verschieden, ob wir einen frischen traumatischen oder operativ gesetzten Defekt decken, oder ob wir eine alte Defektpseudarthrose operieren. Im ersten Falle dürfen wir unter sonst gleichen Bedingungen eine raschere Einheilung erwarten als im zweiten. Langsamer als im gesunden Knochenbett wird die Einheilung auch in einem entzündlich veränderten Lager vor sich gehen. Dasselbe gilt für ein Spanlager mit gestörter Zirkulation oder Trophik (S u d e c k sche Dystrophie).

Auf die Unterschiede der Einheilung im Knochenlager und im Weichteillager wiesen wir schon oben hin. L e x e r unterschied mit Recht die ersatzstarken (Knochen) und die ersatzschwachen Lager (Weichteile). Die Einheilung erfolgt zwar in beiden Lagern in der gleichen Weise. Ein wesentlicher Unterschied liegt aber darin, daß die zur knöchernen Metaplasie notwendige osteogenetische Substanz im Knochenlager, sowohl vom Lager als auch vom Span geliefert werden kann, während sie im Weichteillager vom Span allein geliefert werden muß. Im Tierexperiment und klinisch hat man immer wieder den Eindruck, daß der Span im Knochenlager vor den resorptiven Kräften des Granulationsgewebes besser geschützt ist als im Weichteillager. Dieser Schutz besteht vielleicht darin, daß die im Knochenlager im Überschuß vorhandene osteogenetische Substanz das einwachsende Granulationsgewebe rasch verknöchert. Im Weichteillager dagegen, wo nur die osteogenetische Substanz des Spanes zur Verfügung steht, metaplasiert das Granulationsgewebe langsamer und ungenügend, so daß seine resorptive Wirkung überwiegt. Ein weiterer Grund für das Überwiegen der Resorption im Weichteillager liegt im mangelnden funktionellen Reiz. Späne in Knochenlagern sind ein Bestandteil des Skeletts, d. h. des physiologischen Stützsystems. Sie sind deshalb auch einer adäquaten funktionellen Belastung ausgesetzt. Späne in Weichteillagern erhalten meist keine oder ungünstige funktionelle Reize und werden aus diesem Grunde atrophisch. So sahen wir in unseren Versuchen regelmäßig, daß nicht belastete, subkutan verpflanzte Späne trotz anfänglich intensiver Knochenneubildung mit der Zeit vollständig resorbiert werden.

Neben dem Grundleiden und neben der Art und der Beschaffenheit des Transplantatbettes ist auch die Durchführung der Operation und der Nachbehandlung für die Einheilung von entscheidender Wichtigkeit. Diese Dinge sind genügend bekannt, so daß wir sie nur ganz kurz in Erinnerung rufen möchten. L e x e r wies immer wieder auf die hohe Bedeutung der größtmöglichen Gewebeschonung beim Operieren hin. Sie ist zweifellos für einen raschen Ernährungsanschluß des Transplantates außerordentlich wichtig. Ebenso wichtig ist die exakte Blutstillung, besonders im Transplantatbett. Ein kleines Hämatom, das ja auch bei exaktester Blutstillung entsteht, ist zwar für den Einbau des Transplantates nützlich. Ein großes Hämatom jedoch verzögert die Verklebung der Transplantatoberfläche mit dem Wundbett, außerdem stellt es einen Nährboden für Bakterien dar. Auch die modernen Antibiotica schützen nur ungenügend gegen die oft deletären Auswirkungen infizierter Hämatome. W i l l e n e g g e r konnte auch bei sehr hohem Blutspiegel in Hämatomen kein Penicillin oder nur ganz ungenügende Konzentrationen davon nachweisen. Im übrigen möchten wir hier auf die sonst ungeheuer große Bedeutung der modernen Chemotherapeutica und Antibiotica auch für die Transplantateinheilung nur kurz hinweisen. Ebenso wichtig ist aber auch der Hinweis, daß diese Mittel eine strengste Asepsis niemals ersetzen können.

Was die Nachbehandlung anbetrifft, so ist die große Bedeutung der Art und Weise sowie der Dauer der Ruhigstellung allgemein bekannt. Je vollkommener die anfängliche Ruhigstellung ist, desto rascher und ungestörter erfolgt der Transplantateinbau. Mindestens ebenso wichtig ist aber auch die richtige und rechtzeitige Belastung des Spanes. Genau wie bei der Frakturheilung, ist auch bei der Transplantateinheilung im Stadium der Verdichtung eine sorgfältig dosierte Belastung notwendig.

Daß auch der Allgemeinzustand sowie das Alter von Spender und Empfänger einen Einfluß auf die Spaneinheilung ausüben können, ist höchst wahrscheinlich. Ein schlechter Allgemeinzustand und hohes Alter verschlechtern nach alter klinischer Erfahrung jede Wundheilung und damit auch die Spaneinheilung.

Es bleiben noch zwei praktisch äußerst wichtige Faktoren zu erwähnen, die die Spaneinheilung beeinflussen: die Herkunft des Spanes (Autoplastik, Homoplastik, Heteroplastik) und die Größe, Form und Struktur (Spongiosa — Kompakta) des Spanes. Die Unterschiede in der Einheilung bei der Autoplastik, Homoplastik und Heteroplastik sind im Hinblick auf die Verwendung von konservierten Spänen derart wichtig, daß wir sie in einem besonderen Kapitel behandeln werden. Auf die Frage nach der Bedeutung von Größe, Form und Struktur des Spanes möchten wir jedoch im folgenden noch etwas näher eingehen.

Daß die Größe des Spanes die Einheilungsdauer beeinflußt, erscheint ohne weiteres klar: je größer die einzubauende Masse, desto länger die Einbaudauer. Entscheidend ist das Verhältnis von Masse (Volumen) zur Oberfläche. Je größer die Oberfläche, desto rascher der Einbau, denn von der Oberfläche her wächst ja das Keimgewebe ein. Außerdem haben bei großer Oberfläche mehr Zellen des Transplantates die Chance, infolge raschen Ernährungsanschlusses zu überleben und am Einbau teilzunehmen. Die Oberfläche des Spanes wird durch seine Form und Größe bestimmt. Je vielgestaltiger und buchtenreicher die Form ist, desto größer ist die Oberfläche. Die Oberfläche eines glatten Corticalisspanes kann durch Anbringen von Kerben oder Bohrlöchern vergrößert und damit der Einbau erleichtert werden. In bezug auf die Größe gilt: je kleiner der Span ist, desto größer ist seine Oberfläche im Verhältnis zur Masse. Tierexperimente und klinische Erfahrung bestätigen auch immer wieder, daß multiple kleine Späne rascher eingebaut werden, als ein großer Span. Darin liegt der Vorteil der kleinen Corticalissplitter („Chips"). Diese Vorteile besitzt noch in vermehrtem Maße das spongiöse Knochengewebe. Abb. 8 zeigt ein mazeriertes Knochenstück (menschliche Tibia) bei sechsfacher Vergrößerung. Sie läßt eindrücklich den Unterschied zwischen Spongiosa und Kompakta erkennen. Es leuchtet beim Betrachten des Bildes ohne weiteres ein, daß die wabige Spongiosa viel rascher vom Keimgewebe durchwachsen werden kann als die massive Kompakta.

Auf die großen Unterschiede im Einbau von Corticalis und Spongiosa hat schon frühzeitig A x h a u s e n hingewiesen. Wohl als erster hat M a t t i die Vorteile des spongiösen Spanes auch klinisch verwertet. Seither erkannten zahlreiche Autoren die Überlegenheit der Spongiosatransplantation. Die Vergrößerung der osteogenetischen Oberfläche durch Verwendung von Spongiosa oder von sogenannten „Chips" ist allgemein gebräuchlich geworden. Besonders in den angelsächsischen Ländern hat die Anwendung spongiöser Späne aus dem Trochanter major sowie aus der Darmbeinschaufel große Verbreitung gefunden (A b b o t t, A d a m s, B a n c r o f t, B o s t, C a m p b e l l, C o l e m a n, E l y, G a l l i e, G h o r m l e y, G i b s o n, H i g g s, H o r w i t z, L a m b e r t, L o a d m a n n, L u c k e y, M o w l e n, R a i n s f o r d, S a u n d e r s, S c h o t t s t a e d t, S t u c k, W e b e r u. a.). Neben dem wesentlich rascheren Einbau wird dem spongiösen Span auch eine bessere Resistenz gegen Infekte nachgerühmt. Man kann auch ohne weiteres verstehen, daß in dem rasch von Granulationsgewebe durchwachsenen und reichlich durchbluteten spongiösen Material die Infektabwehr besser ist, als in der Umgebung eines großen, zum Teil nekrobiotischen oder nekrotischen Corticalisspanes. Das rasche Eindringen des gefäßreichen Granulationsgewebes beim spongiösen Span verbessert auch die Aussichten einer antibiotischen Therapie, indem das Medikament genügend rasch und in genügender Konzentration an den gewünschten Ort kommt. Die Spongiosa- und Chipsplastik eignet sich deshalb besonders für infizierte oder infektgefährdete Fälle. Dort allerdings, wo vom Span neben der osteogenetischen Wirkung auch eine mechanische Stabilisierung verlangt wird, hat der Corticalisspan nach wie vor seine Berechtigung.

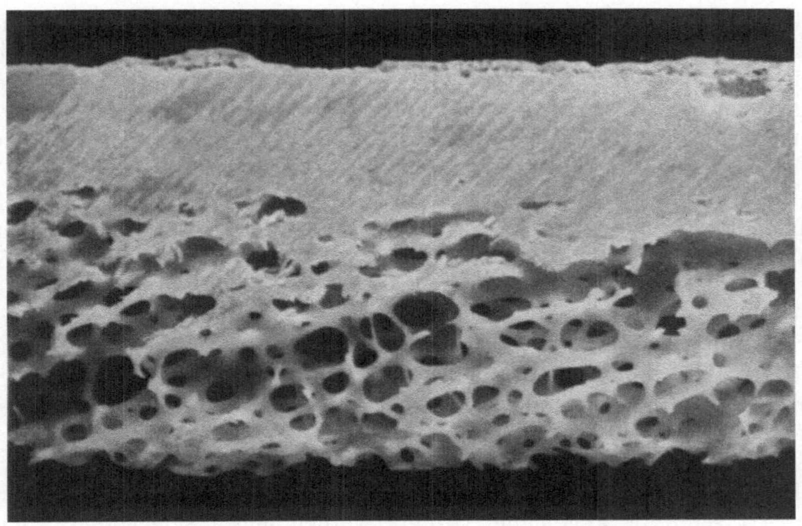

Abb. 8. Mazeriertes Knochenstück (menschliche Tibia). Vergr. 1:6. Erläuterung siehe Text.

M o o r e berichtete kürzlich über eine interessante Möglichkeit, die osteogenetische Kraft von Corticalisspänen zu steigern. Er nennt sein Verfahren die Methode der verzögerten Spanentnahme („delayed autogenous bone graft"). In einem ersten Eingriff entnimmt er z. B. einen Tibiaspan in üblicher Weise. Nachdem der Span vollständig losgelöst ist, wird er wieder in sein Bett replantiert und die Wunde geschlossen. Nach 18 bis 21 Tagen folgt die definitive Spanentnahme. Zwischen dem Span und seinem Bett hat sich unterdessen ein junges Kallusgewebe gebildet, das zum großen Teil noch nicht verknöchert ist. Der Span wird samt diesem Regenerat entnommen und in üblicher Weise transplantiert. M o o r e erhielt mit dieser Methode auffallend gute Resultate bei kongenitalen Pseudarthrosen. Er nimmt an, daß das junge, meist noch unverknöcherte Kallusgewebe nach der Transplantation zu einem großen Teil überlebt und an der Substitution des Spanes aktiven Anteil nimmt. Die Methode scheint uns vom theoretischen, wie auch vom praktischen Standpunkt aus in gleicher Weise interessant. Am 5. Internationalen Kongreß für orthopädische Chirurgie und Traumatologie (Stockholm 1951) teilte P a l m e r mit, daß er die Methode des „verzögerten Spanes" schon seit 1943 mit gutem Erfolg verwende.

4. Störungen beim Transplantateinbau.

Die oben beschriebene knöcherne Einheilung des Transplantates mit vollständiger Substitution und funktionellem Einbau stellt den Idealfall dar. Wir sahen, daß zahlreiche Faktoren den zeitlichen Ablauf dieses Einbaues beeinflussen können. Die Einheilungsdauer schwankt deshalb innerhalb breiter physiologischer Grenzen. Wenn diese Grenzen aber überschritten werden, wenn der

Einbau wesentlich länger dauert, wenn er in irgend einem Stadium stecken bleibt oder wenn er von Anfang an anders verläuft, so sprechen wir von Störungen im Transplantateinbau.

Die hauptsächlichsten Formen der Einheilungsstörung sind:

1. Der verzögerte Einbau;
2. die diffuse Spanresorption;
3. die umschriebene Spanresorption oder der Ermüdungsbruch des Spanes;
4. die tote Einheilung;
5. die Ausstoßung des Spanes.

Alle diese Störungen können zwar sowohl im Weichteillager als auch im Knochenlager vorkommen. Bei Transplantaten, die ganz oder vorwiegend in einem Weichteillager liegen, finden wir sie aber ungleich häufiger als bei solchen im allseitig geschlossenen knöchernen Lager. Wenn wir im folgenden die verschiedenen Formen der Einbaustörung gesondert besprechen, so dürfen wir nicht außer acht lassen, daß die einzelnen Störungen selten allein und isoliert auftreten. Gerade in einem größeren Span können sowohl Zonen normalen lebenden Einbaues, als auch die verschiedensten Formen der Einbaustörung nebeneinander vorkommen. Abgesehen von der Ausstoßung des Spanes sind alle Einbaustörungen reversibel und können ineinander übergehen. So gibt es zwischen den verschiedenen Arten der Störungen fließende Übergänge und Mischformen. — Die Gründe und Ursachen der verschiedenen Störungen, soweit sie überhaupt bekannt sind, sind auch oft dieselben. Die verschiedenen Arten des gestörten Einbaues können deshalb zum Teil als verschiedene Ausdrucksformen derselben Schädigung aufgefaßt werden.

Der *verzögerte Einbau* unterscheidet sich vom normalen durch den wesentlich langsameren zeitlichen Ablauf. Die Ursachen dafür können sehr verschiedener Art sein. Als allgemeine Gründe werden neben schlechtem Allgemeinzustand oder hohem Alter verschiedene Stoffwechselstörungen, inkretorische Störungen, Vitaminmangel usw. angeschuldigt. Als örtliche Gründe möchten wir neben dem ersatzschwachen Lager in erster Linie die mangelnde Ruhigstellung und den schleichenden Infekt nennen. Im Stadium der Verdichtung kann auch der Mangel an funktionellen Reizen (Belastung) eine Einbauverzögerung verursachen. Im übrigen können alle Faktoren, die die Spaneinheilung beeinflussen, als Ursachen für einen verzögerten Einbau auftreten. Häufig handelt es sich um eine Kombination verschiedener Faktoren, so daß es im Einzelfall oft schwer ist, den Hauptgrund für einen verzögerten Einbau zu erkennen und auszuschalten. Es bleibt dann nichts anderes übrig, als den langsamen Verlauf und damit die lange Ruhigstellung in Kauf zu nehmen. — Das Maximum an Einbauverzögerung haben wir dann vor uns, wenn die Einheilung in irgend einem Stadium stecken bleibt. Wir sehen diese Störung vor allem bei großen Transplantaten. Es sieht so aus, als ob die Substitutionskräfte allmählich erlahmen würden, so daß der bisher normale Einbau zum Stillstand kommt. Der Rest des Spanes wird dann in der Regel bindegewebig abgekapselt; er kann aber auch allmählich resorbiert werden.

Die *diffuse Spanresorption* besteht darin, daß im ganzen Span oder in ausgedehnten Bezirken desselben die Abbauvorgänge überwiegen. Die Störung kann schon von Anfang an oder auch in irgend einem späteren Stadium des Einbaues auftreten. Theoretisch kann das Überwiegen des Abbaues durch einen effektiv vermehrten Abbau oder durch einen verzögerten Anbau zustandekommen. Im Röntgenbild äußert sich die Störung in einer kleinfleckigen oder diffusen Aufhellung bis zum vollständigen Schwund des Spanschattens. Corticalisspäne sind im allgemeinen wesentlich resistenter gegen die Resorption als Spongiosaspäne.

Wir untersuchten gemeinsam mit G r o s s 79 Patienten, bei denen wegen habitueller Luxation vor ein bis siebzehn Jahren eine vordere Spanverriegelung des Schultergelenkes ausgeführt wurde. Von 58 Spongiosaspänen waren vierzehn vollständig und zehn weitere bis auf kleine Reste resorbiert. Von 21 Corticalisspänen (Tibia) waren alle noch vorhanden.

Die Ursachen der diffusen Spanresorption sind im wesentlichen dieselben wie beim verzögerten Einbau. Neben Allgemeinstörungen sind es vor allem örtlich wirkende Faktoren, die eine wichtige Rolle spielen: schleichender Infekt, ungünstige mechanische Belastung, mangelnder funktioneller Reiz. Das letztere sieht man, wie wir bereits erwähnten, im Tierexperiment sehr schön an subkutan verpflanzten Spänen, die praktisch keiner Belastung ausgesetzt sind und deshalb in kurzer Zeit vollständig verschwinden (Abb. 9).

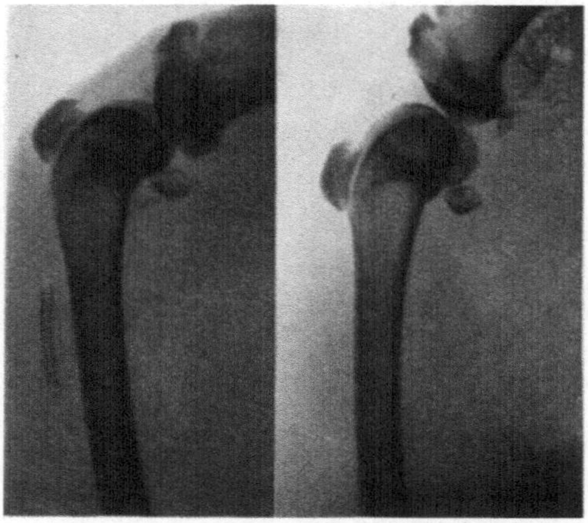

Die Behandlung des diffusen Spanschwundes stößt in der Praxis auf ähnliche Schwierigkeiten wie diejenige des verzögerten Einbaues. Abgesehen von der Bekämpfung eines allfälligen Infektes (Chemotherapie, Antibiotica) muß man sich meist mit einer verlängerten Ruhigstellung begnügen. Die bei verzögerter Frakturheilung immer wieder empfohlene Hormon- und Vitamintherapie *(Perandren,* Vitamin D) ist meist wenig wirksam.

Die *umschriebene Spanresorption* entspricht in ihrer weitaus häufigsten

Abb. 9. Implantation eines Rippenstückes in die Streckmuskulatur eines Kaninchens. Links: Aufnahme unmittelbar nach dem Eingriff. Rechts: 8 Wochen später. Vollständige diffuse Spanresorption.

Form dem Ermüdungs- oder Dauerbruch des gesunden Skelettes [1]. Genau wie dort, sehen wir die umschriebenen Resorptionszonen an den Stellen stärkster Dauerbeanspruchung (Belastungsspitzen). Die histologischen und röntgenologischen Befunde sind ebenfalls dieselben. Neben den „Zerrüttungszonen" sehen wir im histologischen Schnitt regenerative Prozesse. Im Röntgenbild zeigt sich diese Form der umschriebenen Spanresorption als meist quer verlaufende unvollständige oder vollständige Aufhellungslinie (Fissur). Wie die Dauerfissur des übrigen Skelettes, können auch die unvollständigen Spanfissuren in jedem Stadium ausheilen. Sie können aber auch schleichend weitergehen oder zu einem Restbruch führen. Von einem Restbruch sprechen wir dann, wenn die unvollständige Dauerfissur den Span so weit verdünnt hat, daß der Rest infolge einer Einzelbelastung plötzlich durchbricht. Klinisch wird dieses Ereignis auch als Spontanfraktur bezeichnet. Die schädliche Überbelastung beruht auch beim Dauerbruch des Spanes auf einer über lange Zeit immer wiederholten Krafteinwirkung, die zwar nicht groß genug ist, um als einmaliges Ereignis einen Bruch zu verursachen, die aber durch die dauernde Wiederholung schließlich zur Ermüdung führt. In der Regel sind es die ungünstigen Zug-, Schub- und Scherkräfte, die diese Wirkung haben. Wir sehen Dauerbrüche verhältnismäßig häufig in der zwölften bis sechzehnten Woche nach der Transplantation. In diesem Zeitpunkt befindet sich der Span oft noch im Stadium der Atrophie. Anderseits ist dies gerade die Zeit, in der man im allgemeinen die strenge

---

[1] Nach H e n s c h e n sollte der Ausdruck Ermüdungsbruch durch den präziseren und korrekteren Ausdruck Erschöpfungsbruch ersetzt werden.

Ruhigstellung lockert und mit der Belastung anfängt. Es ist deshalb notwendig, daß in dieser kritischen Zeit häufige Röntgenkontrollen gemacht werden, um die Schädigung frühzeitig zu erkennen. — Wenn die ungünstigen Kräfte rechtzeitig ausgeschaltet werden und der Span im übrigen gesund ist, kann der Ermüdungsbruch ohne weiteres heilen.

Die Abb. 10 bis 12 zeigen einen sehr instruktiven Fall, dessen Röntgenbilder uns in freundlicher Weise von Professor D e b r u n n e r zur Verfügung gestellt wurden. Es handelt sich um ein elfjähriges Mädchen, bei dem wegen Coxitis tbc. eine extraartikuläre Spanarthrodese des linken Hüftgelenkes ausgeführt wurde. Infolge ungenügender Stellungskorrektur bestand auch nach der Operation noch eine Adduktion von 25°. Beim Belasten traten deshalb im Bereich des Spanes ungünstige Zugkräfte auf, die zur Ausbildung eines Dauerbruches führten. Siehe Abb. 10 a und Abb. 11 (Röntgenbild zwei

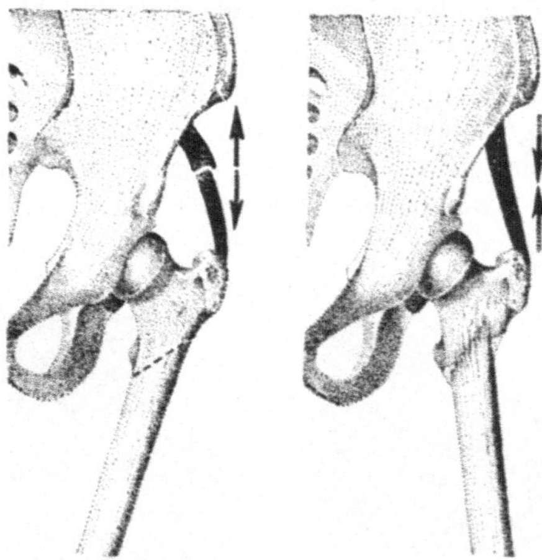

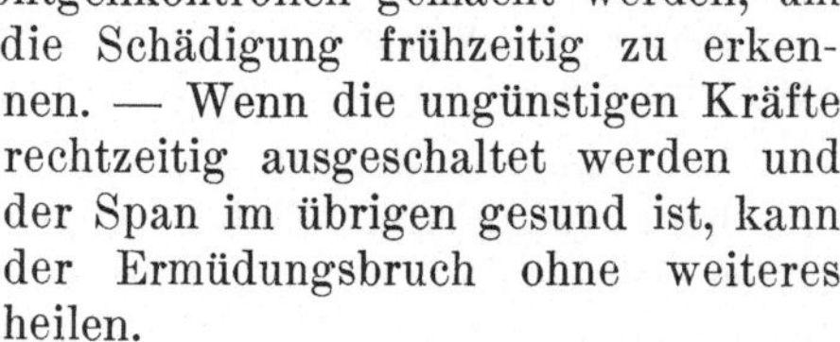

a   b
Abb. 10. Ungünstige Zugbelastung des Spanes führt zur Ausbildung eines Dauerbruches (a). Umstellung auf Druckbelastung durch Osteotomie, Heilung des Dauerbruches (b).

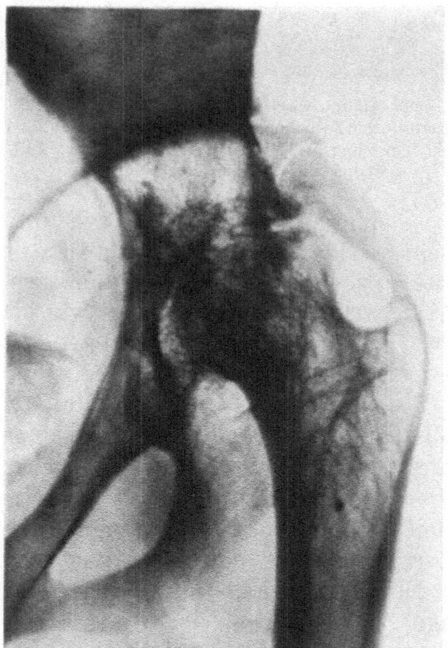

Abb. 11. Dauerbruch eines Spanes durch ungünstige Zugbelastung.

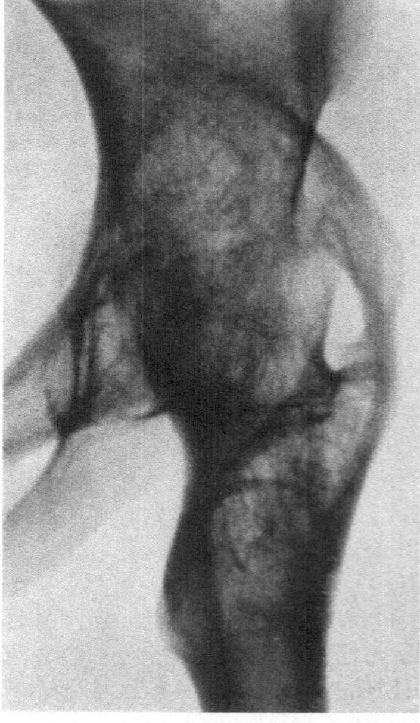

Abb. 12. Umstellung auf Druckbelastung führte zur Heilung (Fall Prof. D e b r u n n e r).

Jahre nach der Operation). Durch eine Osteotomie mit Stellungskorrektur wurde die ungünstige Zugbelastung in eine günstige Druckbelastung verwandelt. Der Dauerbruch kam dadurch in kurzer Zeit zur Ausheilung. Siehe Abb. 10 b und 12 (Zustand drei Jahre nach der Osteotomie).

Wenn die Ausschaltung der ungünstigen Belastungskräfte jedoch nicht gelingt, oder wenn der Span sonst noch geschädigt ist (verzögerte Einheilung, diffuse Resorption usw.), so kann sich ein Zustandbild entwickeln, das in allen Einzelheiten den Umbauzonen entspricht, wie wir sie am rachitischen oder osteomalazischen Skelett sehen (J a k s c h, R o t k y, L o o s e r). Die röntgenologischen Aufhellungszonen entsprechen dann nicht mehr überall einer Kontinuitätstrennung im Sinne von „Zerrüttungszonen", sondern pathologischen Reparationsstadien mit einem Übermaß an osteoider Substanz.

Die Abb. 13 bis 16 zeigen ein solches Beispiel. Wir verdanken die Röntgenaufnahmen der Freundlichkeit von Prof. H e u s s e r. Bei einem 15jährigen Mädchen mußte wegen eines osteogenen Sarkoms die distale Hälfte des rechten Femurs reseziert werden. Als

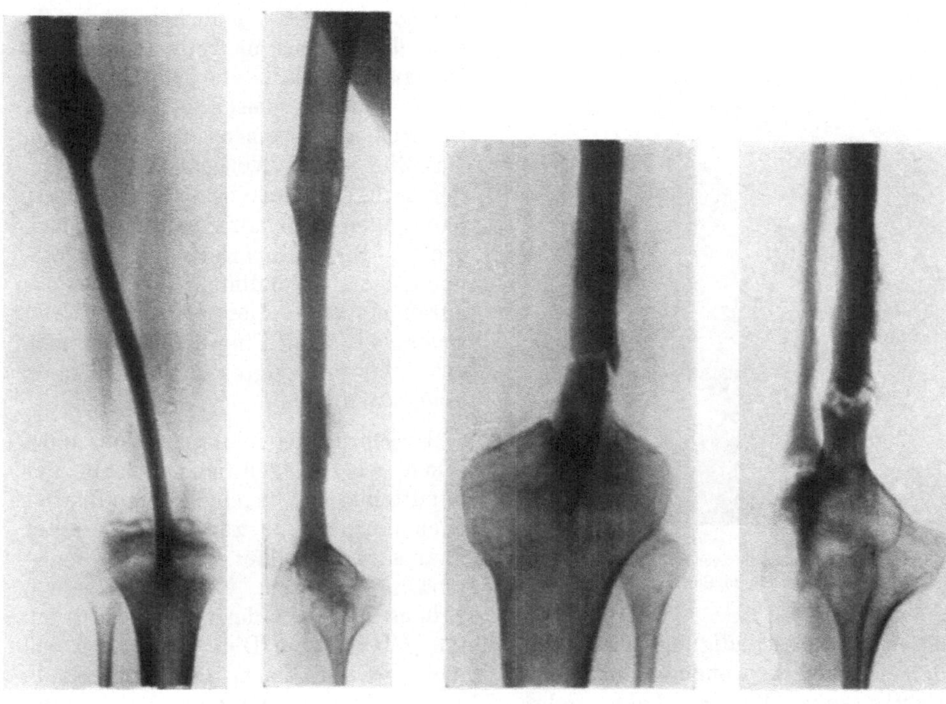

Abb. 13.
Abb. 14.
Abb. 15.
Abb. 16

Abb. 13 und 14. Status nach Resektion eines osteogenen Sarkomes am distalen Femurende: Autoplastischer Fibulaspan. Abb. 14: Schöne funktionelle Anpassung des Spanes.

Abb. 15 und 16. Derselbe Fall wie Abb. 13 und 14. Abb. 15: Dauerbruch auf der Höhe des alten Kniegelenkspaltes. Abb. 16: Trotz Implantation eines zweiten Spanes Umbauzonen in beiden Spänen (Fall Prof. H e u s s e r).

Ersatz wurde ein 30 cm langer autologer Fibulaspan aus demselben Bein implantiert. Abb. 13 zeigt den Zustand drei Monate nach der Operation. Abb. 14, zweieinhalb Jahre nach der Transplantation, läßt einen schönen funktionellen Einbau mit Verdickung des ganzen Spanes erkennen. Die Patientin begann nach dieser Kontrolle vermehrt zu belasten, worauf innert dreieinhalb Monaten eine schleichende Fraktur entstand: Abb. 15. Die Spanfraktur liegt ungefähr auf der Höhe des früheren Kniegelenkspaltes. Offenbar waren es die ungünstigen Einflüsse der Beuge- und Streckmuskulatur des Kniegelenkes, die durch immer wiederholte kleinste Bewegungen zum Ermüdungsbruch führten. Da der Dauerbruch trotz Ruhigstellung im Gipsverband nicht ausheilte, wurde ein zweiter Span, ebenfalls autoplastisch, transplantiert. Weil jedoch die ungünstigen Kräfte weiterwirkten, trat auch bei diesem Span, nur wenig weiter distal, ebenfalls ein Ermüdungsbruch auf. Abb. 16 zeigt einen Zustand, den man kaum noch als Bruch, sondern bereits als Umbauzone bezeichnen muß.

Genau wie am übrigen Skelett, sind die Ermüdungsbrüche der Späne scharf zu trennen von den durch eine einmalige Gewalteinwirkung entstandenen traumatischen Momentanbrüchen. Die letzteren heilen beim gesunden Span anstandslos, oft sogar unter reichlicher Kallusentwicklung und Verdickung des ganzen Spanes.

Neben den Dauerbrüchen gibt es noch andere Formen der umschriebenen Spanresorption. Sie treten aber an Häufigkeit und damit an praktischer Bedeutung weit hinter diesen zurück. So können alle Störungen, die zu einer diffusen Spanresorption führen, nur einen Teil eines Spanes befallen und so ebenfalls eine umschriebene Resorption verursachen. Diese Form der umschriebenen Resorption ist im Röntgenbild ohne weiteres von den feinen Fissurlinien des Dauerbruches, jedoch nicht immer von den größeren Aufhellungen der Umbauzonen zu unterscheiden. Abb. 17 zeigt multiple umschriebene Resorptionszonen in einem Corticalisspan. Das Bild stammt von einem Patienten, der sechs Monate vorher wegen einer habituellen Schulterluxation nach Eden-Brun operiert wurde. Postoperativer Wundinfekt (Pyococcus aureus). Auch diese Störung kann reversibel sein. Eine Kontrolle nach acht Jahren zeigte einen kräftigen kompakten Span.

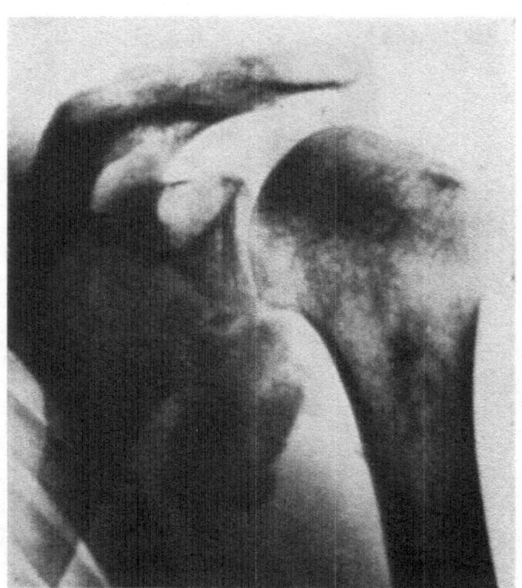

Abb. 17. Umschriebene osteomyelitische Resorptionszonen in einem Corticalisspan.

Umschriebene Resorptionszonen sehen wir gelegentlich auch in der unmittelbaren Umgebung metallischer Fremdkörper, die zur Fixation eines Spanes oder einer Fraktur dienen (Drähte, Platten, Schrauben usw.). Früher sah man darin den Ausdruck einer Gewebsschädigung durch das Metall (Metallose). Dies mag auch bei den damals verwendeten unedlen Metallen bis zu einem gewissen Grade richtig sein. Bei den heute gebräuchlichen edlen Legierungen (V₂A-Stahl, Vitallium, Triconium, Tantalum usw.) ist eine primäre Gewebsschädigung durch das Metall wenig wahrscheinlich. Auf Grund von überzeugenden Untersuchungen konnte Nicole nachweisen, daß die Aufhellungszonen in der Umgebung des Allenthesenmaterials nicht auf einer Schädigung des Knochens durch das Metall, sondern auf einer abnormen mechanischen Belastung beruhen. Häufig weist auch das Metall in der Umgebung der Resorptionszone Korrosionszeichen auf. Die Korrosion des Metalles ist in diesem Falle nicht Ursache, sondern eine Parallelerscheinung der Knochenresorption (Ermüdung des Metalles). Resorption des Knochens und Korrosion des Metalles beruhen auf einer ungünstigen mechanischen Konstellation. Diese Resorptionszonen sind im Grunde genommen nichts anderes, als eine bestimmte Form des Dauerbruches. Die kausale Therapie besteht daher in einer Ausschaltung der schädlichen Kräfte durch exakte Ruhigstellung.

Abb. 18 zeigt eine solche Knochenresorption in der Umgebung der Lane schen Platte und der Schrauben. Hier bestand tatsächlich eine ungünstige mechanische Konstellation. Die Fraktur blieb auch nach der Osteosynthese mobil und heilte pseudarthrotisch. Bei einer späteren Entfernung der Platte konnten keine Zeichen von Metallose gefunden werden.

Eine besonders im Weichteillager verhältnismäßig häufig vorkommende Form der Einbaustörung nannte L e x e r die *tote Einheilung.* In diesen Fällen tritt überhaupt keine Revaskularisation und kein Umbau des Spanes ein. Die Zellen des Implantates sterben vollständig ab, die makroskopische Gesamtstruktur bleibt jedoch erhalten. Der Span wird, ohne lebendigen Kontakt mit der Umgebung, wie irgend ein indifferenter Fremdkörper, bindegewebig abgekapselt. Histologisch findet man den abgestorbenen Knochen umgeben von einer mehr oder weniger dichten Bindegewebshülle, die im ganzen um so zellärmer ist, je länger die Implantation zurückliegt. Röntgenologisch äußert sich die tote Ein-

heilung darin, daß die Konturen des Transplantates unverändert scharf bleiben. Da kein Einwachsen von Gefäßen stattfindet, kommt es nicht zum Stadium der Atrophie, die Schattendichte im Röntgenbild bleibt unverändert. Bei der toten Einheilung im knöchernen Bett sieht es gelegentlich so aus, als ob der Span schattendichter würde. Dies beruht jedoch auf einer Täuschung, indem das umgebende lebendige Knochengewebe durch die postoperative Ruhigstellung etwas atrophisch wird. Die tote Einheilung beobachten wir fast nur beim Corticalisspan. Offenbar liegt das daran, daß Spongiosaspäne, die nicht lebendig einheilen, in kurzer Zeit resorbiert werden. — Die Ursachen, die zur toten Einheilung führen, sind nicht restlos abgeklärt. Sicher wissen wir nur, daß gekochte oder mazerierte Corticalisspäne im Weichteillager regelmäßig bindegewebig abgekapselt oder dann resorbiert werden. Die Bedingungen aber, unter denen auch ein frischer autoplastisch verpflanzter Span tot einheilt, kennen wir nicht. Das früher als Ursache vermutete Absterben des Transplantatperiostes (O l l i e r, L e x e r u. a.) scheidet nach unseren heutigen Kenntnissen aus. Das mitverpflanzte Periost stirbt immer ab; auch periostlos verpflanzte Späne können lebendig einheilen.

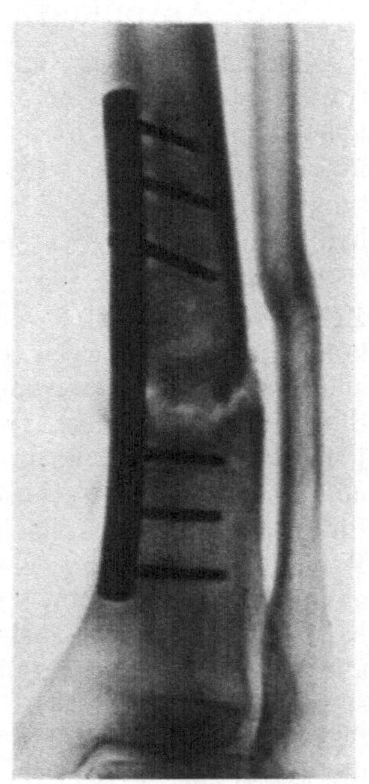

Abb. 18. Umschriebene Resorptionszonen in der Umgebung metallischer Fremdkörper.

Vom theoretisch-biologischen Standpunkt aus stellt die tote Einheilung einen vollständigen Mißerfolg der Transplantation dar. B o r s t nennt den Vorgang die „passive Einheilung" im Gegensatz zur „lebendigen Anheilung" eines Transplantates. Vom praktisch-klinischen Standpunkt aus kann ein so eingeheiltes Knochentransplantat trotzdem gewissen funktionellen Ansprüchen genügen. Starker mechanischer Beanspruchung sind die tot eingeheilten Transplantate jedoch nicht gewachsen. Sofern es sich um Transplantationen in ein knöchernes Lager handelt, kann mit der Zeit eine Lockerung und falsche Beweglichkeit an den Kontaktstellen mit dem gesunden Knochen auftreten. Ferner können die toten Transplantate frakturieren, ohne daß dann — im Gegensatz zu den lebend eingeheilten Spänen — eine Heilung der Fraktur eintritt. Eine weitere Komplikation, die den tot eingeheilten Spänen, besonders im Weichteillager, jederzeit droht, ist die Resorption. Aus Gründen, die oft nicht klar sind, wird die bindegewebige Kapsel an einer oder mehreren Stellen durchbrochen. Es wächst ein osteolytisches Granulationsgewebe ein und löst den Span allmählich auf.

Die letzte Einheilungsstörung, die *Ausstoßung des Spanes,* stellt — gewissermaßen als Antipode zur lebenden Einheilung — das Minimum an Einbau dar.

Die Störung ist heute verhältnismäßig selten. Meist ist sie die Folge einer schweren eitrigen Infektion, wobei der Span als Ganzes oder in Form von Sequestern ausgestoßen wird. Auch ohne schwere Infektion kann das Ereignis eintreten, wenn aus irgend einem Grunde ein primärer Wundverschluß über dem Implantat nicht möglich ist, oder wenn die Weichteile sekundär zum Klaffen kommen. Der Span kann dort, wo er nicht von Weichteilen bedeckt ist, weder eingebaut noch abgekapselt werden und wird deshalb, mindestens teilweise, abgestoßen.

5. Autoplastik, Homoplastik und Heteroplastik.

Man hat versucht, aus den zahllosen Experimenten (Gewebs- und Organtransplantationen) einige allgemein gültige Grundregeln der Transplantation herauszulesen. Eine dieser Regeln lautet: Die Autoplastik ist der Homoplastik überlegen. Bei der heteroplastischen Transplantation wird eine dauernde Erhaltung des verpflanzten Gewebes — wenigstens bei höheren Lebewesen — überhaupt nicht beobachtet (B o r s t).

Wenn wir von der Knochentransplantation absehen, so gibt es beim Menschen nur zwei Gewebe, die homoplastisch erfolgreich übertragen werden können: das Blutgewebe (Bluttransfusion) und die Cornea (Keratoplastik). Aber auch bei diesen beiden müssen wir gewisse Einschränkungen machen. Bei der Bluttransfusion bleiben zwar die verhältnismäßig primitiven Erythrozyten am Leben. Sie können noch nach Monaten morphologisch nachgewiesen werden und bleiben offenbar ebenso lange funktionstüchtig. Die differenzierteren weißen Blutzellen dagegen sterben wahrscheinlich sehr schnell ab (S c h ü r c h, W i l l e n e g g e r und K n o l l). Im übrigen kann die Bluttransfusion nicht ohne weiteres mit einer Gewebstransplantation verglichen werden. Die Verhältnisse liegen in mancher Beziehung anders. So fallen bei der Transfusion alle Fragen des Ernährungsanschlusses weg. Die für den Sauerstofftransport spezialisierten kernlosen Erythrozyten sind keine Gewebszellen im gewöhnlichen Sinne. Auch bei der Keratoplastik liegen besondere Verhältnisse vor, da die Hornhaut ein Gewebe mit einem außerordentlich stark reduzierten Stoffwechsel darstellt. Auch steht noch nicht fest, ob die transplantierten Hornhautzellen tatsächlich lebend einheilen, oder ob es sich nur um eine tote Einheilung mit späterem Ersatz aus der Umgebung handelt.

Bei allen andern menschlichen Geweben gelingt die homoplastische oder gar heteroplastische Übertragung nicht oder nur sehr bedingt. Ausgedehnte Transplantationsversuche wurden vor allem mit der Haut und mit inkretorischen Organen gemacht.

Die homoplastische Übertragung von menschlicher Haut gilt im allgemeinen als aussichtslos. Vereinzelt werden jedoch immer wieder Transplantationserfolge gemeldet (D a v i s,   G u t h r i e,   H o d g e,   K a r g,   M a t t h e w s,   R e v e r d i n,   S t r u m i a, W e b s t e r). Alle diese Mitteilungen müssen jedoch mit größter Kritik aufgenommen werden. Es scheint, daß die übertragenen Epidermiszellen unter Umständen sehr lange überleben, aber schließlich doch absterben. Wenn der Hautdefekt nicht sehr ausgedehnt und tief genug war, hat sich die Wunde unterdessen von selbst epithelisiert. Wir sahen bei einem eigenen, scheinbar erfolgreichen Fall, wie schwer es ist, zu entscheiden, ob das Transplantat überlebt oder sukzessive ersetzt wurde. Die mitgeteilten Fälle von erfolgreicher Hautübertragung zwischen eineiigen Zwillingen können im Grunde genommen nicht als Homoplastikerfolge bezeichnet werden. Bei den inkretorischen Drüsen wurden vor allem heteroplastische Übertragungsversuche gemacht. Dauererfolge sind jedoch auch dann nicht zu erzielen, wenn die Drüsen, nach dem Vorschlag K u b a n y i s, nicht einfach ins Subkutangewebe, sondern dorthin verpflanzt werden, wo sie normalerweise vorkommen. Die Drüsen funktionieren im allgemeinen nur kurze Zeit und sterben dann regelmäßig ab.

Es ist naheliegend, die Mißerfolge bei der homoplastischen und heteroplastischen Gewebsübertragung auf Verschiedenheiten in der Eiweißstruktur zurückzuführen. Chemisch gelingt es zwar bis heute noch nicht, individualspezifische Strukturunterschiede des Eiweißes mit Sicherheit zu erfassen. Serologisch jedoch konnte auf dem Umweg über die Antikörperbildung das Vorhandensein einer biologischen Spezifität nachgewiesen werden (Landsteiner, Levine, Wiener, Witebsky, Yamakami u. a.). Die parenterale Einverleibung fremden Eiweißes führt regelmäßig zur Bildung von Antikörpern. Beim artfremden Eiweiß wird von Heteroantikörpern und bei der Zufuhr von Eiweiß eines andern Individuums derselben Art wird von Isoantikörpern gesprochen. Man hat nun vermutet, daß auch bei der Transplantation von Geweben das fremde Eiweiß eine örtliche und vielleicht auch eine allgemeine zelluläre und humorale Abwehrreaktion auslöst. Diese könnte den Ernährungsanschluß und damit die Einheilung des Transplantates verzögern oder sogar verhindern. Als Ausdruck dieser Abwehr wurden histologisch, besonders bei homoplastischen Hautverpflanzungen, vermehrte Entzündungszeichen an den Kontaktflächen zwischen Transplantat und Transplantatbett festgestellt.

Es fehlte nicht an Versuchen, die Hetero- und Homoplastik durch Ausschaltung dieser Abwehrreaktion erfolgreicher zu gestalten. Enderlen, Hotz und Flörcken machten Experimente mit einer vorbereitenden Parabiose. Sie vereinigten vor der Transplantation die Halsgefäße des Spender- und Empfängertieres, um so eine Blutmischung zu erzeugen. Ausgedehnte Versuche wurden auch gemacht, um durch Vorbehandlung des Empfängers mit Geweben des Spenders sowie umgekehrt durch Vorbehandlung des Spenders mit Geweben des Empfängers zum Ziele zu gelangen. Schließlich wollte man auch die Abwehrreaktion des Empfängers dadurch hemmen, daß man das reticulo-endotheliale System durch Speicherung mit chemischen Stoffen blockierte. Alle diese Bemühungen blieben erfolglos.

Nach der Entdeckung der Blutgruppen durch Landsteiner und Wiener hoffte man, durch Berücksichtigung dieser Unterschiede die Resultate der Homoplastik zu verbessern. Diese Hoffnung schien um so berechtigter, als einige Forscher nachweisen konnten, daß sich die Gruppeneigenschaften nicht nur auf die Zellen des Blutes, sondern auch auf die Zellen der andern Gewebe beziehen (Brockmann, von Dungern, Hirszfeld, Landsteiner, Levine, Witebsky, Yamakami). Verschiedene Autoren berichteten denn auch über positive Ergebnisse, insbesondere bei der homoplastischen Hautübertragung (Baldwin, Deucher, Dyke, Hugh, Jelanski, Ochsner, Pember, Showan). Eden und zahlreiche andere Nachuntersucher konnten dies jedoch nicht bestätigen. Heute darf als feststehend angenommen werden, daß die Blutgruppen für die Gewebstransplantation praktisch keine Bedeutung haben. Nach allem, was wir bis jetzt wissen, trifft dies auch für den Rhesus-Faktor zu. Man könnte sich aber vorstellen, daß es — bis heute noch unbekannte — Gruppeneigenschaften z. B. der menschlichen Epithelzellen gibt, deren Berücksichtigung die homoplastische Hauttransplantation ebenso erfolgreich gestalten würde wie die Bluttransfusion.

Interessant ist in diesem Zusammenhang die Beobachtung bei der Keratoplastik, daß die konservierte Hornhaut von Leichen besser für die Transplantation geeignet ist, als frische Hornhaut. Salzer vermutet, daß individual-spezifische Eiweißstoffe bei der Aufbewahrung abgebaut werden, so daß die Abwehrreaktion zwischen Empfänger- und Spender-Hornhaut geringer ist (Bürki).

Was nun die *Knochentransplantation* anbetrifft, so können wir die bei andern Geweben gemachten Erfahrungen nicht einfach übertragen. Der Schluß, daß die Homoplastik des Knochens ebensowenig erfolgreich sein werde, wie diejenige der Haut, ist deshalb nicht zulässig. Denn auch die „erfolgreiche" autoplastische Übertragung von Knochengewebe stellt, im Gegensatz zur autoplastischen Hauttransplantation, keine erfolgreiche Transplantation im biologischen Sinne dar. Bei der Autoplastik der Haut leben die übertragenen Epithelzellen weiter und regenerieren aus eigener Kraft. Bei der Knochentransplantation jedoch sterben die verpflanzten Zellen — mindestens in der überwiegenden Mehrzahl — ab. Der absterbende Span wird sukzessive aus der Umgebung ersetzt (schleichender Ersatz). Dabei stammt das einsprossende Keimgewebe fast ausschließlich aus dem Transplantatbett. Der implantierte Span selbst ist an diesem Substitutionsprozeß in folgender Weise beteiligt: er dient als „Klettergerüst" für das einwachsende Bindegewebe, zweitens werden seine anorganischen Bestandteile für den Aufbau des neuen Knochens mitverwendet und drittens, was vielleicht das Wichtigste ist, die in ihm enthaltene osteogenetische Substanz sorgt für die knöcherne Differenzierung des einwachsenden Bindegewebes. Im knöchernen Lager kann diese letzte Aufgabe auch vom Transplantatbett übernommen werden.

Wir müssen uns nun fragen, ob die geschilderten Aufgaben des Spanes nicht ebensogut von einem homologen oder heterologen Transplantat übernommen werden können. Für die Funktion als „Klettergerüst" trifft dies jedenfalls zu. In bezug auf die Lieferung anorganischer Bausteine (Mineralsalze) ist ein Unterschied zwischen den autologen und den homologen Spänen nicht anzunehmen. Beim heterologen Span jedoch sind gewisse Unterschiede denkbar, so daß er in dieser Beziehung dem auto- oder homologen Material unterlegen sein dürfte. Was schließlich die Wirkung der osteogenetischen Substanz L e v a n d e r s anbetrifft, so wissen wir aus den Untersuchungen von A n n e r s t e n, daß sie — jedenfalls im Kaninchenversuch — bei Individuen derselben Art (homolog) praktisch gleich wirksam ist wie beim selben Individuum (autolog). Heterologe Extrakte erwiesen sich jedoch als weniger wirksam.

Wenn also auf Grund dieser Überlegungen die Knochenübertragung keine eigentliche Transplantation, sondern eine besondere Art der Substitution darstellt, so scheint doch auch hier die Autoplastik am erfolgversprechendsten und die Heteroplastik am wenigsten aussichtsreich zu sein. Im großen und ganzen werden diese theoretischen Überlegungen durch die Praxis bestätigt. Die Meinungen im Schrifttum gehen jedoch, besonders in bezug auf die *Homoplastik,* noch weit auseinander. Schon B a r t h und M a r c h a n d waren der Ansicht, daß der homoplastische Span dem autoplastischen ebenbürtig sei. O l l i e r dagegen hielt den autoplastischen für überlegen. Auch heute bestehen noch ähnliche Meinungsunterschiede. Von der Behauptung, die Homoplastik sei der Autoplastik vollkommen ebenbürtig bis zu ihrer konsequenten Ablehnung, finden wir alle Schattierungen. Diese Widersprüche in der Beurteilung haben verschiedene Gründe. In erster Linie müssen wir die Unterschiede des Transplantatbettes erwähnen. Im allseitig geschlossenen, knöchernen Lager kann jeder Span, auch der tote oder heterologe, anstandslos einheilen. Im Weichteillager dagegen sind die Verhältnisse viel prekärer, hier bewährt sich nur ein hochwertiger Span mit genügend eigener osteogener Potenz. Außerdem kommt es darauf an, was man unter erfolgreicher Einheilung versteht. Wenn man auch die tote Einheilung als Erfolg bucht, sehen die Resultate anders aus, als wenn man nur die lebende Einheilung gelten läßt. Es kommt ferner darauf an, ob man histologisch untersucht oder nur auf die klinische Heilung abstellt. Auch müssen wir berücksichtigen, daß die Resultate von Tierexperimenten nicht ohne weiteres auf den Menschen übertragen werden können. Dies gilt vor allem für die günstigen Ergebnisse. Die Transplantation gelingt im allgemeinen umso leichter, je tiefer das betreffende Tier in stammesgeschichtlicher Entwicklung steht. Der Mensch ist also in dieser Beziehung am schlechtesten dran.

Wenn man das umfangreiche Schrifttum kritisch durchsieht, so erkennt man, daß die sich gegenüberstehenden Meinungen oft wenig fundiert sind. Die meisten Autoren stützen sich nur auf wenige Einzelfälle. Bis heute verfügt unseres Wissens noch kein Autor über genügend große, genau nachuntersuchte Operationsserien, die gestatten würden, gleichartige und unter gleichen Bedingungen homoplastisch und autoplastisch operierte Fälle einander gegenüberzustellen und die Resultate zu vergleichen. Bis vor kurzem wurde die Homoplastik nur vereinzelt ausgeführt (Anschütz, von Bramann, Ellmer, Enderlen, Gluck, Kausch, Küttner, Lexer, Meyer, Sauerbruch, Schmincke, Schöne, Stieda u. a.). Sie wurde vor allem dort angewandt, wo die Autoplastik nicht möglich war, nämlich dann, wenn sehr große Transplantate benötigt wurden. Man denke z. B. an die Transplantation halber und ganzer Gelenke von Lexer. Diese Tatsache hat den Eindruck von der Unterlegenheit der Homoplastik verstärkt, indem der oft ungenügende oder unvollständige Einbau großer homoplastischer Transplantate der Methode zur Last gelegt wurde. Dabei vergaß man, daß auch große autoplastische Späne oft nur unvollständig eingebaut werden. Indem man so die ungenügenden Erfolge großer homoplastischer Transplantate mit den Erfolgen kleiner autoplastischer Transplantate verglich, mußte die Homoplastik unter ungünstigeren Voraussetzungen mit der Autoplastik konkurrieren. Es kommt noch dazu, daß besonders die älteren Autoren die homoplastischen Späne aus Angst vor einer Infektion vor der Implantation oft stundenlang auskochten. In diesen Fällen kann eine ungenügende Einheilung nicht allein der Herkunft des Materials (Homoplastik) zugeschrieben werden; auch autologe Späne heilen schlecht ein, wenn sie vorher ausgekocht werden. Der schlechte Ruf der Homoplastik beruht auch zu einem guten Teil auf einer mehr gefühlsmäßigen Ablehnung. Die ungünstigen Erfahrungen mit der homoplastischen Verpflanzung von Haut und inkretorischen Drüsen haben ganz allgemein den Kredit der homoplastischen Methode vermindert. Diese Einstellung veranlaßte viele Autoren, auch die Homoplastik des Knochengewebes ohne nähere Prüfung grundsätzlich abzulehnen. Lexer dagegen, der unter den älteren Autoren wohl die größte Erfahrung besaß, hielt den autoplastischen Span zwar für überlegen, da er rascher einheilt und weniger Einbaustörungen zeigt, anderseits stellte er aber ausdrücklich fest, daß unter günstigen Bedingungen (knöchernes Lager) auch die Homoplastik zu einem vollen Erfolg führen kann. Er schreibt darüber: „Bei tadelloser Einheilung im ernährungskräftigen Lager kann man also dieselben guten Erfolge wie bei der Autoplastik erreichen. Aber der sicherlich viel langsamer vor sich gehende Umbau verzögert die volle funktionelle Inanspruchnahme; bei schlechtem narbigem Lager sind pathologische Veränderungen eher zu befürchten und entzündliche Reaktionen bis zur nachträglichen Fistelbildung niemals auszuschließen. Nach vollzogenem Umbau haben sich selbst große homoplastische Transplantate unverändert erhalten...“

Wenn die Erfolgchancen der Homoplastik heute noch verschieden beurteilt werden, so stimmen wenigstens die Meinungen darin überein, daß sich der histologische Einbau homologer Späne in der gleichen Weise vollzieht, wie derjenige der autologen Späne. Ein Unterschied gegenüber dem autologen Span besteht nur darin, daß der Einheilungsprozeß langsamer vor sich geht, und daß wahrscheinlich Einheilungsstörungen häufiger vorkommen.

Die *heteroplastische Knochentransplantation* wird im Schrifttum einheitlicher beurteilt. Mit wenigen Ausnahmen sind sich alle Autoren darüber einig, daß diese Methode — einschließlich der von K ü t t n e r vorgeschlagenen Transplantation von Affenknochen — wesentlich schlechtere Resultate gibt, als die Auto- und Homoplastik. Die histologischen Vorgänge scheinen — abgesehen von einer stärkeren Fremdkörperreaktion — dieselben zu sein, wie bei der Auto- und Homoplastik. Die Heteroplastik kann höchstens unter optimalen Bedingungen erfolgreich sein. Solche optimale Bedingungen finden wir im geschlossenen Knochenlager, sowie dort, wo keine mechanische Belastung besteht. Diese Voraussetzungen sind bei Lücken des knöchernen Schädels weitgehend verwirklicht. Die Deckung derartiger Defekte galt deshalb schon bei den Alten als die klassische Domäne der Heteroplastik.

Nach J. W o l f f wurde eine der ersten erfolgreichen Transplantationen 1670 bei einem adeligen Russen ausgeführt. Der Mann hatte infolge eines Säbelhiebes einen großen Schädeldefekt. Es wurde ihm ein Stück eines Hundeknochens eingepflanzt, das anstandslos einheilte.

Dort, wo diese optimalen Bedingungen nicht bestehen, führt die Heteroplastik im besten Falle zu einer toten Einheilung. Im Weichteillager werden die artfremden Späne sogar meistens resorbiert oder ausgestoßen.

Eine Form, in der die Heteroplastik häufiger gelingt, besteht in der Verwendung mazerierter Knochenspäne. Es ist dies die älteste Methode der Knochenkonservierung, die schon von B a r t h und M a r c h a n d benützt wurde. O r e l l hat die Methode wieder aufgegriffen. Er nennt das nach seinem Verfahren mazerierte Knochenmaterial „os purum". Dieser Knochen enthält praktisch nur noch die mineralischen Bestandteile. Die bessere Einheilung beruht wohl darauf, daß durch die Entfernung des Eiweißes eine Antigen-Antikörper-Reaktion vermieden wird. Diesem Vorteil steht aber der große Nachteil gegenüber, daß auf die Mitverpflanzung der osteogenetischen Substanz verzichtet wird. In eigenen Untersuchungen konnten wir aus „os purum" keine osteogenetische Substanz extrahieren. Diese Art der Heteroplastik stellt deshalb keine vollwertige Transplantation dar. Dies wirkt sich besonders in Weichteillagern ungünstig aus. Dementsprechend sind auch die Erfolge mit dem „os purum" keineswegs immer befriedigend. O r e l l selbst inaugurierte aus diesem Grunde das „os novum": durch subperiostale Implantation von „os purum" — in der Regel an der medialen Tibiakante — wird Knochenneubildung angeregt. Dieser neugebildete Knochen wird nach ein bis zwei Monaten entnommen und zur Transplantation verwendet. Das Verfahren hat den Nachteil, daß es recht umständlich und zeitraubend ·ist.

Zusammenfassend können wir sagen, daß die bisherigen Untersuchungen bei der autoplastischen, homoplastischen und heteroplastischen Knochenverpflanzung einen grundsätzlich gleichartigen histologischen Einbau, nämlich die allmähliche Substitution aus dem Transplantatbett zeigen. Es scheint aber, daß der Einbau bei der Autoplastik am reibungslosesten und raschesten vor sich geht. Die Einbaustörungen — von der verzögerten Einheilung bis zur Ausstoßung des Spanes — scheinen bei der Homoplastik und erst recht bei der Heteroplastik häufiger vorzukommen als bei der Autoplastik. Dies gilt insbesondere für Späne im Weichteillager, wo die Verhältnisse ungleich prekärer sind als im knöchernen Lager. Im allgemeinen wird heute angenommen, daß die schlechtere Einheilung auf einer Antigen-Antikörper-Reaktion gegen das fremde Eiweiß des homologen oder heterologen Spanes beruht.

Die klinische Erfahrung mit der Homoplastik ist bis heute noch verhältnismäßig klein. Insbesondere fehlen größere, einheitliche Operationsserien, die einen einwandfreien Vergleich mit der Autoplastik zuließen. Eindrucksmäßig schien bisher die Autoplastik der Homoplastik und erst recht der Heteroplastik überlegen zu sein. In letzter Zeit mehren sich aber — besonders im Zusammenhang mit der Knochenkonservierung — die Stimmen, die die Homoplastik und Autoplastik für gleichwertig halten (Albee, Armstrong, Bush, Cobb, Garber, Ghormley, Groves, Inclan, Meyerding, Smith, Wade, Wilson u. a.). Henry und einige andere Autoren empfehlen besonders die sogenannte Syngenesioplastik, die Übertragung zwischen Blutsverwandten. Vereinzelte Autoren (Arviset und Judet, Guilleminet, Stagnara und Dubost-Perret) behaupten sogar, die Heteroplastik gebe ebenso gute Resultate wie die Autoplastik. Wenn wir auch alle diese Äußerungen mit der nötigen Reserve und Kritik aufnehmen müssen, so zeigen sie doch, daß der ganze Fragenkomplex einer neuen eingehenden Überprüfung bedarf.

Die erwähnten guten Resultate mit der Homoplastik und teilweise sogar mit der Heteroplastik wurden fast durchwegs mit konservierten Knochenspänen erzielt. Man könnte sich deshalb vorstellen, daß die Knochenkonservierung — wie dies Salzer bei der Keratoplastik vermutete — die biologische Spezifität des Eiweißes vermindert oder unwirksam macht. Diese Auffassung ist allerdings vollständig hypothetisch. — Wir glauben eher, daß eine genaue Nachprüfung die Überlegenheit der autoplastischen Transplantation bestätigen wird, daß aber die Homoplastik unter besonders günstigen Bedingungen (Transplantatbett, Belastung, Infektverhütung) doch auch gute Resultate geben kann. Wir können heute diese Einheilungsbedingungen in mancher Beziehung besser gestalten als früher. Neben der schonenden Operation und der exakten Ruhigstellung denken wir in erster Linie an die verbesserte Infektionsprophylaxe mit den modernen Chemotherapeutica und Antibiotica. Die ältere Literatur zeigt immer wieder, daß die Infektion die weitaus gefürchtetste Komplikation bei der homoplastischen Knochenübertragung war. Diese Gefahr ist heute weitgehend gebannt.

Sollten sich diese günstigen Erfahrungen mit der Homoplastik bestätigen, so müßten wir unsere bisherige Einstellung zur Frage der Auto- oder Homoplastik revidieren. Bisher bestand allgemein die Tendenz, grundsätzlich die Autoplastik vorzuziehen und die Homoplastik nur dort zu verwenden, wo die Autoplastik unmöglich ist. Unsere neue Einstellung müßte dahin gehen, in jedem einzelnen Falle die Vor- und Nachteile der beiden Methoden gegeneinander abzuwägen, um zu entscheiden, ob wir mit einem „billigen" Homotransplantat auskommen, oder ob wir dem Patienten das „teure" Autotransplantat zumuten müssen.

Die Konservierung von Knochengewebe.

1. Allgemeines.

Wir erwähnten schon in der Einleitung zu unserer Arbeit, daß die heute allgemein gebräuchliche autoplastische Knochentransplantation mit großen Nachteilen verbunden ist. Die Spanentnahme vergrößert den Eingriff und bedeutet dadurch ein zusätzliches Risiko (Infekt, Fettembolie usw.). Wir setzen dem Patienten einen Knochendefekt, der oft nur langsam und unvollständig regeneriert (Abb. 19 und 20). Dies wirkt sich besonders an der Tibia, die praktisch die einzige Quelle für die Entnahme von Corticalis darstellt, oft ungünstig aus. Im Schrifttum wird verschiedentlich über Tibiafrakturen nach Spanentnahme berichtet (D e c k n e r, E n z l e r, M a f f e i, V o g e l e y). Die sogenannte Frühfraktur, die bei der Spanentnahme selbst entsteht, läßt sich zwar durch eine sorgfältige Technik vermeiden. Spätfrakturen hingegen können noch nach Monaten auftreten. In der Regel handelt es sich dabei um typische schleichende Ermüdungsfrakturen, die ohne ein adäquates Trauma auftreten. Selbst wenn keine solche Komplikation eintritt, so bedeutet die Spanentnahme an der Tibia meist eine Verlängerung des Krankenlagers oder mindestens der Immobilisationsdauer. Die Beschwerden an der Entnahmestelle sind nicht unbeträchtlich und oft äußerst langwierig.

Anläßlich einer Nachuntersuchung von 22 Patienten, die wegen einer habituellen Schulterluxation nach der Methode von E d e n - B r u n operiert wurden, klagten drei Patienten noch über sehr starke Beschwerden im Schienbein. Dabei lag der Eingriff bei einem Patienten zwei, beim andern sechs und beim dritten sogar zwölf Jahre zurück.

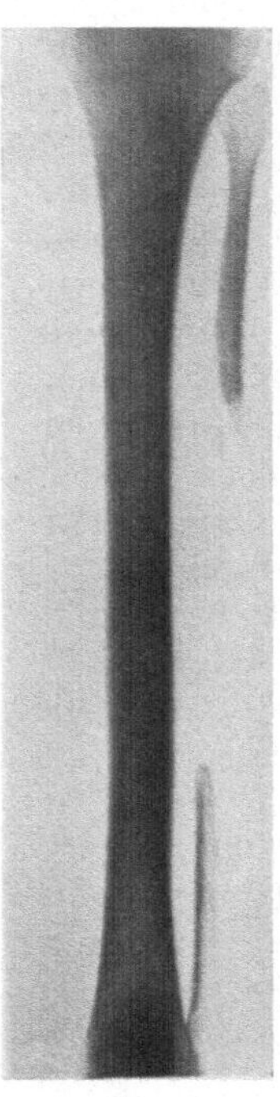 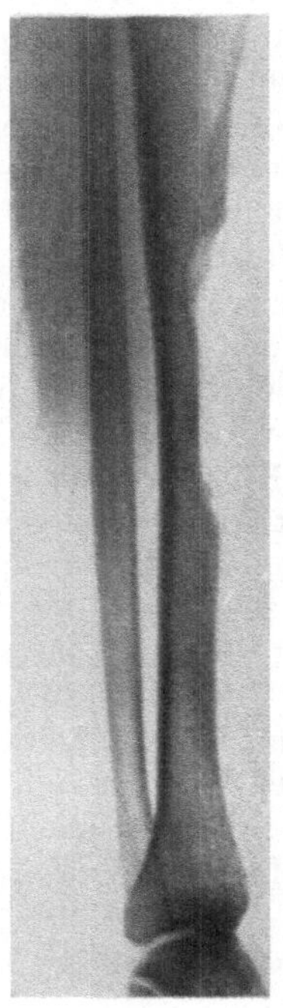

Abb. 19.   Abb. 20.

Abb. 19. Röntgenkontrolle einer 40jährigen Frau, bei der vor 2 Jahren zu Transplantationszwecken eine subperiostale Fibularesektion gemacht wurde. Sie klagt noch immer über eine Schwäche im betreffenden Bein. Der Knochendefekt hat sich nicht regeneriert.

Abb. 20. Kontrollaufnahme $3^{1}/_{3}$ Monate nach Entnahme eines Tibiaspanes bei einem 27jährigen Mann. Die Regeneration geht sehr langsam vor sich. Ein verhältnismäßig geringgradiges Trauma kann in diesem Stadium zu einer Fraktur führen.

Ähnliche Feststellungen machte auch E n z l e r. Bei seinen Nachuntersuchungen klagten von 42 Patienten elf noch jahrelang nach dem Eingriff über Beschwerden an der Spanentnahmestelle.

Abgesehen von den geschilderten Nachteilen gibt es zahlreiche Fälle, bei denen die Autoplastik überhaupt nicht durchführbar ist. Dies trifft in erster Linie dort zu, wo große Defekte ersetzt werden müssen. Die Abb. 13 bis 16 zeigen z. B. deutlich, daß der autoplastische Ersatz nach Resektion eines Knochentumors unter Umständen auf beträchtliche Schwierigkeiten stößt und nicht befriedigend gelöst werden kann. Die Transplantation halber und ganzer Gelenke ist autoplastisch überhaupt nicht möglich. Auch bei alten Patienten und bei Kindern stößt die Autoplastik oft auf unüberwindliche

Schwierigkeiten. Dies gilt auch für Patienten mit einer generalisierten Skeletterkrankung (Osteoporose, Osteomalazie, Osteodystrophie usw.).

Aus diesem Grunde suchte die plastische Chirurgie immer wieder nach anderen Wegen, um Knochendefekte zu ersetzen oder zu überbrücken. Lange Zeit war es die *Alloplastik,* die berufen schien, das autoplastische Transplantat zu ersetzen. Die verschiedensten Stoffe wurden versucht: Elfenbein, Kuhhorn, Glas, Zelluloid, Steinkitt, Bimsstein, Gips, Gummi, Kork, Guttapercha, Zement, Badeschwämme, Wachs, Jodoformwachsplomben, Jodoform-Glyzerinplomben

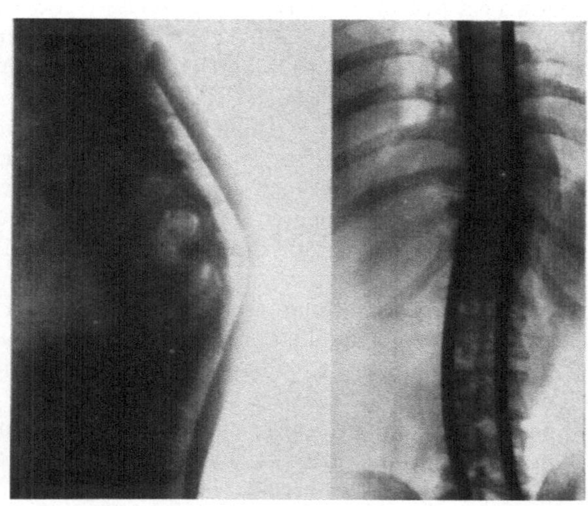

Abb. 21. Röntgenaufnahmen eines Patienten mit starker Gibbusbildung bei Spondylitis tbc. des 9. bis 12. Brustwirbels. Zur Versteifung der Wirbelsäule wurden zwei Metallstäbe implantiert. Sie heilten glatt ein und wurden jahrelang gut ertragen. Schließlich traten aber unerträgliche Beschwerden auf, so daß die Stäbe entfernt werden mußten.

usw. Auch zahlreiche Metalle und ihre Legierungen wurden verwendet: Blei, Kupfer, Kupfer-Amalgam, Eisen, Silber, Platin, Nickel, Bronze, Magnesium, Aluminium usw. Später kamen als korrosionsfeste Metalle der V₂A-Stahl (Legierung von Chrom, Nickel und Mangan), das Vitallium (Legierung von Kobalt, Chrom und Molybdän) und das Trikonium (Legierung von Nickel, Kobalt, Chrom, Molybdän und Beryllium). Ferner erlangten die verschiedensten Kunststoffe (Plexiglas) eine gewisse Bedeutung. Namhafte Autoren setzten sich für diese „inneren Prothesen" ein. Alle diese Fremdkörper werden jedoch im besten Falle nur bindegewebig abgekapselt. Sie treten in keine organische Verbindung mit dem Knochen. Bei stärkerer mechanischer Belastung machen sie häufig Reizerscheinungen und Beschwerden. Oft werden sie noch nach Jahren ausgestoßen oder müssen entfernt werden (Abb. 21).

Im ganzen stellt die Alloplastik, jedenfalls bis heute, keine restlos befriedigende Lösung dar. Sie könnte allerdings eine Ideallösung werden, wenn ein resorbierbares plastisches Material gefunden würde mit der Eigenschaft, das umgebende Gewebe zur Knochenneubildung anzuregen. Dabei müßten Resorption und Knochenneubildung so aufeinander abgestimmt sein, daß eine schrittweise knöcherne Substitution des Materiales stattfände. Ansätze in dieser Richtung stecken noch in den primitivsten Anfängen: einige amerikanische Autoren (H e l z b e r g, S c h r a m und F o s d i c k, C o s t i g a n) implantierten bei kleineren Defekten, besonders in der Kieferchirurgie (Zysten, Alveolarkammplastik), eine Mischung von Mineralsalzen in einer 5%igen Gelatinelösung. Sie gaben dieser Masse den nicht gerade bescheidenen Namen „synthetic bone" (synthetischer Knochen). Der Beweis, daß diese Masse imstande ist, auch in Weichteilen heterotope Knochenneubildung zu erzeugen, wurde bisher noch nicht erbracht.

Ein anderer Weg zur Deckung von Knochendefekten besteht in der Verwendung *anderer körpereigener Gewebe*. Als Beispiele möchten wir erwähnen: gestielte Hautlappen (N e u b e r), gestielte Periost-Muskellappen (S c h u l t e n s, S a w i c k i), frei verpflanzte Fettstücke (L e x e r, N e u b e r, R e h n, M a k k a s u. a.). Alle diese Verfahren haben jedoch ähnliche Nachteile wie die autoplastische Knochentransplantation, d. h. sie verlangen einen zusätzlichen Eingriff und setzen an einer anderen Stelle einen Defekt. Außerdem sind derartige Weichteiltransplantate starker funktioneller Beanspruchung im allgemeinen nicht gewachsen. Ihre Anwendungsmöglichkeit ist deshalb beschränkt.

Letzten Endes ist doch der homologe Span der Alloplastik überlegen. An mechanisch beanspruchten Stellen leistet er auch mehr, als die Implantation körpereigener Weichteile. Wenn die Homoplastik bis vor kurzem nur in Einzelfällen verwendet wurde, so lag dies nicht zuletzt an der Schwierigkeit der Materialbeschaffung. Das Spenderproblem war bisher ungelöst. Nur in seltenen Ausnahmefällen wird sich ein Gesunder als Knochenspender zur Verfügung stellen. Es kommt deshalb für die Homoplastik, außer frischen Leichenknochen, praktisch nur Material in Frage, das zufällig anderswo operativ gewonnen wurde (Amputationen, Rippenresektionen usw.). Leichenknochen und operativ gewonnene Knochen stehen aber selten gerade dann zur Verfügung, wenn sie benötigt werden. Diese Schwierigkeit soll die Knochenkonservierung beheben. Wenn es gelingt, operativ oder an frischen Leichen gewonnenes Knochenmaterial zuverlässig so zu konservieren, daß es jederzeit verwendbar ist, haben wir eine große Schwierigkeit überwunden, die bisher einer vermehrten Anwendung der Homoplastik im Wege stand. Die Knochenkonservierung schafft so die Voraussetzung, die Homoplastik überhaupt einmal im großen Maßstabe anzuwenden und auf ihre Eignung zu prüfen.

2. Frühere Konservierungsversuche.

Der Gedanke der Knochenkonservierung ist alt. O l l i e r empfahl zwar, das homoplastische Transplantationsmaterial — besonders bei der reichlichen Gelegenheit im Kriege — aus frisch amputierten Extremitäten zu entnehmen. Es bestand aber schon damals das Bedürfnis, die nicht immer sofort benötigten Späne eine Zeitlang aufheben zu können. Sie wurden zu diesem Zweck entweder gekocht oder mazeriert und steril aufbewahrt. Die Aufbewahrung erfolgte bei Zimmertemperatur, und zwar meistens ohne Verwendung eines besonderen Konservierungsmilieus. Einzig K a u s c h legte die gekochten Späne in Alkohol ein.

Als B a r t h seine Lehre von der Gleichwertigkeit des lebenden und des toten (gekochten oder mazerierten) Knochens aufstellte, trat die Transplantation von frischem Knochengewebe zeitweise sogar in den Hintergrund. Zahlreiche Chirurgen hielten sich dauernd einen Vorrat an gekochten oder mazerierten Spänen. Diese beiden ältesten Konservierungsmethoden haben sich bis heute erhalten. Durch die Publikationen von O r e l l (1934) erhielt die Verwendung mazerierter Späne sogar neuen Auftrieb. Aber auch gekochte Späne werden immer noch gelegentlich verwendet (H e n s c h e n, D e b r u n n e r, K r a y e n-b ü h l u. a.)

Neben der Konservierung dient das Auskochen oft auch zur Sterilisierung osteo-myelitischer Knochenstücke. H e n s c h e n behandelte Osteomyelitiden durch Resektion, Auskochen und Replantation des vorher gemahlenen Knochens. K r a y e n b ü h l kocht bei der Eröffnung von Hirnabszessen das osteomyelitisch veränderte Stück der Schädel-kalotte aus und bewahrt es steril auf. Nach ungefähr einem Jahr deckt er den Defekt durch Replantation des vorher nochmals gekochten Knochenstückes. Er verwendet das Auskochen gelegentlich auch zur Abtötung von Tumorzellen, z. B. bei Meningeomen, die auf die Schädelkalotte übergegriffen haben.

Das Auskochen und Mazerieren der Knochenspäne konnte aber als Konser-vierungsmethode nie voll befriedigen. Beide Methoden haben entscheidende Nachteile. Schon M a r c h a n d wies darauf hin, daß gekochte Späne außer-ordentlich langsam einheilen. Der Grund dafür liegt darin, daß die durch das Kochen aufgequollenen und fest gewordenen organischen Substanzen (Eiweiß) das Einwachsen des Bindegewebes stark verzögern. Heute wissen wir außer-dem, daß das Kochen die osteogenetische Kraft des Spanes zerstört. Maze-rierte Späne dagegen werden zwar bindegewebig durchwachsen; sie enthalten aber keine osteogenetische Substanz, so daß sie schon aus diesem Grunde keine vollwertigen Transplantate darstellen. Der mazerierte oder ausgekochte Knochen-span mag zwar in gewissen Fällen genügen. Dies trifft besonders dort zu, wo ein geschlossenes Knochenlager besteht und wo das Transplantat nur einer geringen mechanischen Belastung ausgesetzt ist. Dort jedoch, wo Höchstanfor-derungen gestellt werden müssen (Pseudarthrosen, große Defekte usw.), be-währen sich diese Späne nicht.

Es wurde deshalb schon frühzeitig nach anderen Konservierungsmethoden gesucht. L i e k machte 1908 auf Anregung seines Lehrers B a r t h Versuche, Knochenspäne in einer feuchten Kammer aufzubewahren, durch die er Sauer-stoff strömen ließ. Auf Grund von Transplantationserfolgen nahm er an, daß die Späne auf diese Weise sechs Tage lang am Leben erhalten werden können. H e l f e r i c h hob Knochenspäne zu Transplantationszwecken in Sublimat-spiritus auf. K ü t t n e r verpflanzte 1910 ein ganzes Hüftgelenk, das er aus einer Leiche entnahm und in Kochsalzlösung mit Chloroformzusatz konservierte.

Neben diesen Versuchen der Konservierung auf chemischem Wege empfahlen verschiedene Autoren die Aufbewahrung bei Kühlschranktemperatur. Im Auf-trage von K ü t t n e r machten B a u e r und W e i l Konservierungsversuche mit Knochengewebe bei 0 bis + 1° C. Am 39. deutschen Chirurgenkongreß (1910) berichteten sie über ihre Ergebnisse. Als Konservierungsmilieu ver-wendeten sie, neben Serum und R i n g e r scher Lösung, konzentrierte Koch-salzlösungen, teilweise unter Zusatz verschiedener Antiseptica wie Toluol, Chloroform usw. — T u f f i e r konservierte seit 1910 Knochen, Knorpel, Periost, Fett, sowie Ovarialstücke und Peritoneum zu Transplantationszwecken im Kühlschrank.

C a r r e l begann 1906 mit systematischen Versuchen Gewebe zu Transplan-tationszwecken zu konservieren. In seiner Arbeit „The Preservation of Tissues and its Applications in Surgery" (1912) befaßt er sich mit der Überlebensfähig-keit verschiedener Gewebe. Der Tod des Individuums ist nicht gleichbedeutend mit dem Tod sämtlicher Gewebe. Diese sterben erst allmählich durch nekro-biotische und autolytische Vorgänge ab. Dieser Gewebstod kann auf verschie-dene Weise verhindert werden. Unmittelbar nach dem Tode entnommenes Gewebe kann in einem geeigneten, künstlich geschaffenen Milieu als Gewebs-kultur weiterleben. Die Methode wurde 1907 von H a r r i s o n angegeben. C a r r e l nennt dies die aktive Konservierung. Eine zweite Möglichkeit besteht darin, die Zellen in einem Zustand latenten Lebens zu erhalten. Nach C a r r e l ist die Konservierung im Zustand des latenten Lebens für praktische chirurgische Zwecke einfacher und sicherer (Asepsis) als die Gewebskultur. Auch er empfiehlt zu diesem Zwecke die Aufbewahrung im Kühlschrank. C a r r e l machte besonders ausgedehnte Untersuchungen über die Konservierung von Haut. Dabei bewährte sich ihm als Konservierungsmilieu neben Ringerscher Lösung vor allem Vaseline.

Angeregt durch die Veröffentlichungen von C a r r e l, machten in den folgenden Jahren zahlreiche Autoren Versuche der Kältekonservierung mit den verschiedensten Organen und Geweben. Für die Blutkonservierung ist diese Art der Aufbewahrung — in Verbindung mit einem Stabilisator — zur Standardmethode geworden. Für alle andern Gewebe jedoch eignet sich die gewöhnliche Kühlschranktemperatur (0 bis + 4⁰ C) nur für kurzdauernde Aufbewahrung.

3. Konservierung durch Tiefkühlung.

Die erfolgreiche Haltbarmachung von Lebensmitteln durch Tiefkühlung führte zu Versuchen, auch Gewebe und Organe zu Transplantationszwecken in derselben Weise zu konservieren. Untersuchungen in dieser Richtung wurden, außer mit Plasma, vor allem mit Haut und Arterien gemacht (H o d g e, K u b a n y i, L a m b e r t, L e w i s, M a t t h e w s, S t r u m i a, W e b s t e r u. a.).

Es ist klar, daß die für die Lebensmittelkonservierung ausgearbeiteten Methoden nicht einfach zur Konservierung von lebenden Geweben übernommen werden können. Bei der Haltbarmachung von Lebensmitteln sind andere Gesichtspunkte maßgebend, als bei der Gewebskonservierung zu Transplantationszwecken. Bei den Lebensmitteln steht im Vordergrund die Erhaltung der Nährstoffe, des Geschmackes und weitgehend auch die Erhaltung von Farbe und Konsistenz. Daneben spielen auch wirtschaftliche Gesichtspunkte eine oft ausschlaggebende Rolle. Bei der Gewebskonservierung müssen wir wesentlich höhere Ansprüche stellen. Die Idealforderung besteht hier in der Erhaltung der Zellen in einem Zustand latenten Lebens auf unbegrenzte Dauer. Ferner muß dieser Zustand leicht reversibel sein, d. h. der Übergang vom latenten Leben ins aktive Leben muß sich jederzeit leicht und rasch vollziehen lassen. C a r r e l unterscheidet beim latenten Leben zwischen dem *potentiellen Leben* (potential life), bei dem alle Lebensäußerungen aufgehoben sind und dem *unterschwelligen Leben* (unmanifested actual life), bei dem die vitalen Prozesse, insbesondere die Stoffwechselvorgänge, auf ein Minimum reduziert sind. Für eine ideale Gewebekonservierung müßten wir die vollständige Sistierung des Stoffwechsels fordern, da nur dieser Zustand eine unbegrenzte Konservierungsdauer garantiert. Die Natur selbst gibt uns Beispiele derartiger idealer Konservierung in den Sporen gewisser Mikroorganismen, die beliebig lange im Zustand des potentiellen Lebens verharren können.

Eine Hauptschwierigkeit des Tiefkühlverfahrens liegt darin, daß beim Gefrieren des Gewebes in den Zellen Eiskristalle entstehen. Diese können einmal mechanisch die Zellwände sprengen und damit die Zelle zerstören. Außerdem führen sie durch den Wasserentzug zu einer Entmischung des Protoplasmas und damit unter Umständen zu irreversiblen Zellschädigungen. Diese Vorgänge wurden schon bei der Lebensmittelkonservierung beobachtet (D i e m a i r, P l a n k). Genauere Untersuchungen zeigten, daß die Gefriervorgänge in den Zellen recht kompliziert sind. Sie werden nicht nur durch die Gesamtwassermenge, sondern auch wesentlich durch das Mengenverhältnis des freien zum kolloidgebundenen Wasser beeinflußt. Wie weit die durch das Gefrieren entstandene Entmischung des Protoplasmas reversibel ist, hängt nicht nur von der Tiefe der Endtemperatur ab, sondern auch von der Gefriergeschwindigkeit und von der Auftaugeschwindigkeit. Je tiefer die Endtemperatur liegt, desto mehr Wasser wird ausgefroren und desto stärker ist die Entmischung des Protoplasmas.

Geht die Temperatursenkung langsam vor sich, so bilden sich große, plumpe Eiskristalle. Die Entmischung des Protoplasmas ist in diesem Falle beträchtlich. Wird jedoch rasch abgekühlt, so bilden sich zahllose feine und fein verteilte Eiskristalle. Die Entmischung ist daher geringer und eher reversibel. Die Geschwindigkeit des Auftauens ist insofern von Bedeutung, als langsames Auftauen eher ein Aufsaugen des vorher ausgefrorenen Wassers ermöglicht, als rasches Auftauen. — Die Konservierung durch Tiefkühlung ist bei den Lebensmitteln immer mit einem gewissen Flüssigkeitsverlust und damit einem Gewichtsverlust verbunden. Dieser schwankt je nach dem Konservierungsgut und dem Verfahren zwischen 1 und 7%.

Die geschilderten Schwierigkeiten treten bei der Tiefkühlung von *Plasma* nicht in Erscheinung, weil hier keine zellulären Elemente vorhanden sind. Es ist deshalb kein Zufall, daß eine erfolgreiche Konservierung durch Tiefkühlung zuerst beim Plasma gelang. Vom biologischen Standpunkt aus gesehen stellt die Tiefkühlung das bisher beste Konservierungsverfahren für Plasma dar (S t r u m i a). Es kommen dabei im allgemeinen Temperaturen von — 20° bis — 25° C zur Anwendung. Die Alteration der Eiweißstoffe ist minimal, und auch die spezifischen und unspezifischen Antikörper, sowie das Prothrombin bleiben praktisch voll wirksam.

Auch für gewisse *niedere Lebewesen* scheint eine annähernd ideale Konservierung durch Tiefkühlung möglich zu sein. Jedenfalls können diese zum Teil Temperaturen ertragen, von denen man annehmen muß, daß sie alle Stoffwechselvorgänge unterbinden. Wir nannten schon oben das Beispiel der Mikroorganismen.

T u r n e r stellte fest, daß die Spirochäten der Lues und des Icterus infectiosus während viermonatigem Gefrieren bei — 78° C ihre normale Beweglichkeit und Virulenz für Kaninchen bewahren. Der Bacillus pyocyaneus erträgt Temperaturen von — 40° C bis — 75° C (A r s o n v a l, C h a r v i n), M o u s s u zeigte, daß Kulturen von Tuberkelbazillen durch eine Temperatur von — 200° C nicht alteriert werden. H e r b e r t konnte Staphylokokkenkulturen während mehreren Monaten bei — 30° C konservieren. Sie zeigten nach dem Auftauen normale Weiterentwicklung und keine Resistenzverminderung. Andere Bazillen wie Coli, Proteus, Typhuserreger usw. sind wesentlich kälteempfindlicher. Äußerst kälteresistent sind dagegen einige Viren. So kann der Erreger der Hepatitis epidemica in flüssiger Luft (— 273° C) praktisch beliebig lange konserviert werden. Auch der Erreger der Schlafkrankheit (Trypanosoma gambiense) hält Gefrieren in flüssiger Luft 20 Minuten lang aus. Nach 40 Minuten stirbt er aber ab (G a y l o r d). Die Plasmodien der Malaria sollen Temperaturen bis — 50° C aushalten. Nach R a h n ertragen Nematoden langsame Abkühlung auf — 253° C, während sie merkwürdigerweise bei raschem Abkühlen zugrundegehen.

Nach Untersuchungen von H a i n e s und S w i f t hängt die Kälteresistenz der Bakterien allerdings auch stark von den übrigen Bedingungen ab. So sollen sie z. B. in trockenem Zustand viel tiefere Temperaturen ertragen als in wässeriger Suspension. Auch die Fernhaltung von Sauerstoff soll die Konservierungsresultate verbessern (Z o l l i k o f e r und R i c h a r d).

Es scheint, daß auch gewisse *Tumorzellen* von Säugetieren sehr tiefe Temperaturen zu ertragen vermögen. So soll E h r l i c h Karzinomzellen bei — 8° C während zwei Jahren lebend erhalten haben. C r a m e r ließ Tumoren mit Kohlensäureschnee (— 75° C) gefrieren. Dabei stellte er fest, daß Sarkome nachher weiterwuchsen, während Karzinome abstarben. Derselbe Autor beobachtete Weiterwachsen gewisser Mäusesarkome nach achtmaligem Gefrieren und Auftauen in flüssiger Luft. J e n s e n - Tumoren konnten nach halbstündigem Aufenthalt in flüssiger Luft erfolgreich verpflanzt werden (M i c h a e l i s, M o o r e, W a l k e r, G a y l o r d). B r e e d i s und F u r t h bewahrten Mäusesarkome 448 Tage lang bei — 70° C auf. Nach Implantation wuchsen die Tumoren weiter. Die Reihe derartiger Beobachtungen ließe sich beliebig erweitern. Es handelt sich aber fast durchwegs um Einzelbeobachtungen, bei denen eine Nachprüfung an einem größeren Material noch nicht erfolgte. Abgesehen von andern Irrtumsmöglichkeiten, muß man bei den Tumorkonservierungen daran denken, daß gewisse Geschwülste durch ein Virus verursacht sein können. Die erfolgreiche Implantation nach dem Gefrieren könnte deshalb darauf beruhen, daß das Virus, nicht aber die Geschwulstzellen, weiterlebte. Im übrigen ist es denkbar, daß Tumorzellen, die ja auf einer primitiveren Stufe stehen als die normalen Zellen, sich in bezug auf die Kälteresistenz ähnlich verhalten, wie die Zellen niederer Lebewesen.

Im Gegensatz zu den Tumorzellen scheint *normales Gewebe höherer Tiere* keine sehr tiefen Temperaturen auszuhalten. Nach L a m b e r t erträgt das Herz von Hühnerembryonen — 20° C für fünf Minuten. Bei — 74° C wird es jedoch in weniger als einer Minute getötet. Ganze Hühnerembryonen ertragen eine Temperatur von — 5° C während zehn Tagen ohne Wachstumseinbuße. Nach zahlreichen Beobachtungen stirbt das Gewebe von Säugetieren beim Gefrieren in der Regel ab. Nach L a k e liegt der kritische Punkt für Kaninchengewebe bei — 7° C. Nach S i m o n i n wachsen Gewebsstücke von Mäuse-, Ratten- und Ochsenembryonen in der Gewebskultur weiter, nachdem sie fünf Tage lang bei — 5° C aufbewahrt wurden. Für normales Säugetiergewebe und insbesondere für menschliches Gewebe ist eine Konservierung durch Tiefkühlung mit Überleben der Zellen bisher nicht einwandfrei erwiesen. Einige Autoren glauben zwar, ein Überleben von menschlichen Zellen gesehen zu haben. So behauptet W e b s t e r, menschliche Epidermis nach Aufbewahrung bei — 72° C erfolgreich transplantiert zu haben. Auch S t r u m i a und H o d g e berichten über erfolgreiche Hautverpflanzung nach einer Konservierungsdauer von ein bis einundsechzig Tagen bei — 20° bis — 25° C. K e i t h nimmt auf Grund von Transplantationsversuchen sogar an, daß einzelne Knochenzellen das Gefrieren in flüssiger Luft überleben können. Die weitaus meisten Beobachtungen sprechen aber dafür, daß menschliches Gewebe bei tieferen Temperaturen regelmäßig abstirbt.

Wenn einzelne Autoren als Beweis für das Überleben die intakte morphologische Zellstruktur erwähnen, so kann dies nicht überzeugen. Die intakte Zellstruktur ist zwar eine Voraussetzung, aber niemals ein Beweis für das Überleben von Zellen. Ein in Formalin fixiertes Gewebe bewahrt schließlich auch seine Struktur, und zwar in vollkommener Weise. Es wird aber niemand daraus schließen wollen, daß diese Zellen deshalb leben. Auch das Vorhandensein gewisser Stoffwechselvorgänge (Sauerstoffverbrauch und CO_2-Produktion), wie wir sie z. B. beim konservierten Knochengewebe nachweisen konnten, ist kein sicherer Beweis für das Überleben der Zellen. Diese enzymatischen Vorgänge sind nicht unbedingt an die intakte Zellstruktur gebunden. Sie können auch nach der Zerstörung dieser Struktur noch eine Zeitlang autonom weiterwirken. Beweisend für das Überleben eines Gewebes sind einzig und allein die eigentlichen vitalen Äußerungen der Zelle, nämlich das Wachstum und die Vermehrung. Diese Eigenschaften können theoretisch nur auf zwei Arten geprüft werden, nämlich durch die Implantation in lebendes Gewebe oder durch die Explantation in der Gewebskultur.

Praktisch scheidet allerdings der Transplantationsversuch aus, denn wir sahen schon früher, daß es auch nach histologischen Schnitten unmöglich sein kann, zu entscheiden, ob ein Regenerat aus dem Transplantat selbst oder aus dem Transplantatbett stammt. Der Transplantationsversuch kann deshalb nicht eindeutig beweisen, ob die implantierten Zellen lebten oder nicht. Wir halten aus diesem Grunde die erwähnte Beobachtung K e i t h s vom Überleben der Knochenzellen nach Gefrieren in flüssiger Luft für sehr fragwürdig. Dasselbe gilt für die angeblich erfolgreiche Transplantation von konservierter Haut (H o d g e und S t r u m i a, W e b s t e r). Denn auch hier könnte es sich um Regenerate aus dem Wundbett (Epithelinseln, Drüsenschläuche usw.) handeln. Das klassische Beispiel für einen solchen Irrtum lieferte B u s s e - G r a w i t z, der glaubte, auf Grund von „erfolgreichen Transplantationen" das Überleben von Geweben ägyptischer und südamerikanischer Mumien beweisen zu können.

Der eindeutige Beweis für das Überleben von konserviertem Gewebe kann praktisch nur durch das Fortleben in der Gewebskultur erbracht werden. Dieser Beweis steht für normales menschliches Gewebe vorläufig noch aus. Umgekehrt beweist allerdings auch der negative Explantationsversuch nicht eindeutig, daß das Gewebe abgestorben ist. Man könnte sich nämlich vorstellen, daß die tiefen Temperaturen das Gewebe so schädigen, daß es sich zwar unter den guten Bedingungen der Implantation erholen kann, nicht aber unter den prekären Bedingungen der Explantation.

Was die *Knochenkonservierung* anbelangt, so sind wir vorläufig überzeugt, daß bei allen bisher bekannten Methoden die Zellen in kurzer Zeit absterben. Wenn die Transplantation solcher Späne trotzdem erfolgreich sein kann, so zeigt dies, daß der Erfolg offenbar nicht unbedingt vom Überleben der Zellen abhängig ist. Dies steht im Einklang mit den im ersten Teil dargelegten neueren Anschauungen über die Knochentransplantation. Wenn wir auch noch nicht sicher wissen, ob bei der autoplastischen Frischtransplantation einige Zellen des Transplantates überleben, so wissen wir doch, daß diese beim Einbau keine entscheidende Rolle spielen. Die Hauptlast für die knöcherne Substitution wird vom Transplantatbett getragen. Selbst im Weichteillager ist die Substitution ohne Mitbeteiligung von Transplantatzellen möglich, sofern das Transplantat die für die Differenzierung des einwachsenden Granulationsgewebes notwendige osteogenetische Substanz enthält. Offenbar können wir im Falle des Knochengewebes auf die Idealforderung der Gewebekonservierung, nämlich auf das Überleben der Zellen, verzichten. Ein befriedigendes Resultat ist auch dann zu erzielen, wenn die Knochenkonservierung folgende Bedingungen erfüllt:

a) Die *osteogenetische Substanz* des Spanes muß *erhalten* bleiben.

b) Das mittransplantierte *Eiweiß* (Osteozyten, Periost, Endost, Gefäße, Blut usw.) soll durch die Konservierung *so wenig als möglich alteriert* werden.

Diese Forderung entspricht einer möglichst weitgehenden Angleichung an die Verhältnisse der Frischtransplantation. Es ist denkbar, daß zwar eine geringgradige Autolyse des Eiweißes erwünscht ist, soferne dadurch individualspezifische Eigenschaften abgeschwächt und die Reaktion im Transplantatbett vermindert wird. Eine starke autolytische Zersetzung des Eiweißes verstärkt jedoch die Abwehrreaktion des Transplantatbettes.

c) Die *Zusammensetzung der mineralischen Knochenbestandteile* soll durch die Konservierung möglichst *unverändert* bleiben.

Die Mineralsalze des Spanes spielen bei der Substitution eine Rolle als totes Baumaterial, indem sie in das neu entstehende Knochengewebe eingebaut werden.

d) Die *grobmechanischen Eigenschaften,* sowie die *grobe Struktur* des Knochens sollen bei der Konservierung *erhalten* bleiben.

Die Erhaltung der mechanischen Eigenschaften ist deshalb wichtig, weil bei vielen Transplantationen die Festigkeit des Spanes von Bedeutung ist (Fixation von Pseudarthrosen, Arthrodesen usw.). Die Erhaltung der Struktur ist Voraussetzung für das Einwachsen des Keimgewebes aus dem Transplantatbett. Der Span muß gleichsam als Leitstruktur für dieses einwachsende Bindegewebe dienen.

Die Forderungen c und d, Erhaltung der Kalksubstanz und des toten Gerüstes, sind leicht zu erfüllen. Dies war auch mit den ältesten Konservierungsmethoden, mit dem Auskochen und dem Mazerieren, ohne weiteres möglich. Schwieriger dagegen dürfte es sein, die osteogenetische Potenz und die Eiweißstruktur des Spanes unverändert zu erhalten.

4. Neuere Untersuchungen und Erfahrungen über die Knochenkonservierung.

Wie wir oben darlegten, reichen die ersten Versuche der Knochenkonservierung in die Anfangszeit der Transplantation zurück. Die ältesten Konservierungsmethoden bestanden im Auskochen oder Mazerieren der Späne. Man erkannte aber schon bald die Nachteile dieser Verfahren und suchte deshalb nach andern Möglichkeiten. Neben verschiedenen chemischen Mitteln wurde vor allem die Aufbewahrung der Späne im Kühlschrank geprüft. Die Anwendung beschränkte sich aber immer nur auf Einzelfälle, und keine Methode erlangte allgemeine Bedeutung. Es ist das Verdienst amerikanischer Autoren, die Frage der Knochenkonservierung neu aufgegriffen zu haben. Neben I n c l a n, B u s h und G a r b e r war es vor allem W i l s o n, der konservierte Späne im großen Maßstabe verwendete. Seine überraschend guten Frühresultate regten verschiedene französische Autoren zur Anwendung seiner Methode an. Seither ist das Interesse für die Knochenkonservierung neu erwacht, so daß besonders im angelsächsischen Schrifttum bereits eine große Anzahl von Publikationen über dieses Thema erschienen ist. Neben der Kältekonservierung wird vereinzelt auch die M e r t h i o l a t - Konservierung empfohlen. — Wir geben im folgenden die bisher erschienenen Arbeiten — soweit sie uns zugänglich waren — in kurzen Auszügen wieder. Diese Übersicht stellt gleichzeitig die Ausgangslage für unsere eigenen Untersuchungen dar.

1937 berichtete S m i t h über die Verwendung homoplastischer Knochenspäne bei vier Fällen von Osteogenesis imperfecta. Es handelte sich um vier Kinder, bei denen acht erfolgreiche homoplastische Transplantationen ausgeführt wurden. Die Spender waren in drei Fällen die Eltern der Patienten, im vierten Fall war der Spender mit dem Empfänger nicht verwandt. Die Blutgruppen von Spender und Empfänger waren in zwei Fällen dieselben, in zwei Fällen verschieden, ohne daß dies die Einheilung beeinflußt hätte. Zweimal wurde beim Spender so reichlich Material entnommen, daß es für eine zweite Operation reichte. Das Material wurde in der Zwischenzeit im Kühlschrank steril aufbewahrt. Das klinische Resultat war ebensogut wie bei den Fällen, bei denen frische Späne verwendet wurden.

1941 teilte I n c l a n die Ergebnisse von 52 Operationen mit konservierten Knochenspänen mit. 43mal handelte es sich um eine zweizeitige autoplastische Transplantation: beim ersten Eingriff wurde nur der Span entnommen; die Implantation erfolgte erst einige Wochen später. In neun weiteren Fällen wurden ebenfalls konservierte, homologe Späne transplantiert. Diese Späne wurden achtmal operativ an freiwilligen Spendern und einmal an einem neun Monate alten toten Fötus entnommen. I n c l a n konservierte im Kühlschrank bei einer Temperatur von + 2⁰ bis + 5⁰ C. Als Konservierungsflüssigkeit verwendete er in der Regel Zitratblut des Spenders oder anderes gruppengleiches Zitratblut. Einige Male konservierte er auch in R i n g e r scher Lösung, zum Teil mit Zusatz von etwas Spenderblut. Die Konservierungsdauer schwankte zwischen drei und dreiundsechzig Tagen. Die Späne wurden vor der Implantation bakteriologisch geprüft. I n c l a n führte folgende Operationen aus:

26 Wirbelsäulenversteifungen (Spondylitis tbc., Skoliose, Spondylolisthesis usw.);
12 Schenkelhalspseudarthrosen;
 8 frische Schenkelhalsbrüche;
 1 pathologische Schenkelhalsfraktur;
 3 Arthrodesen des Fußgelenkes;
 1 Patellapseudarthrose;
 1 „Epiphysitis" des Femurkopfes.

Von den 52 Eingriffen stehen die Endresultate in 43 Fällen bereits fest. Der älteste Fall liegt sechs Jahre zurück. Von den 43 Endresultaten sind 32 ausgezeichnet oder gut. In zehn Fällen ist das Resultat ungenügend oder schlecht. Der einzige postoperative Todesfall betraf eine Urämie nach Schenkelhalsfraktur. Von 20 Wirbelsäulenversteifungen, die ein Jahr oder länger zurückliegen, waren 16 erfolgreich. Von zehn Schenkelhalspseudarthrosen konsolidierten neun. Das Operationsverfahren bestand in einer Kombination von Nagel und Span. Bei den frischen Schenkelhalsfrakturen waren die Operationsresultate etwas weniger gut. Alle drei Arthrodesen des Sprunggelenkes waren erfolgreich.

Die Gegenüberstellung der autoplastischen und homoplastischen Transplantationsresultate zeigt einen höheren Prozentsatz an Versagern bei der Autoplastik: von 34 autoplastischen Spätresultaten sind 24 gut, zwei befriedigend und acht schlecht. Von acht homoplastischen Spätresultaten sind sechs gut, eines genügend und eines schlecht.

Der in einem Falle verwendete fötale Knochen diente zur Versteifung der Wirbelsäule und gab ein gutes Resultat.

Ein Fall von Wirbelsäulenversteifung wegen Spondylitis tbc. kam zur Autopsie (weshalb und wie lange nach der Operation, gibt der Verfasser nicht an) und zeigte solide knöcherne Verschmelzung des Spanes.

I n c l a n machte einige wenige histologische Untersuchungen an konservierten Knochenspänen. Er stellte dabei keine oder nur geringe Unterschiede gegenüber frischem Knochenmaterial fest. Einige Tierversuche zeigten, daß der nach I n c l a n s Methode konservierte Knochen auch nach dreiwöchiger Aufbewahrung glatt einheilt. Der Verfasser gibt allerdings nicht an, ob bei diesen Versuchen ins knöcherne Lager oder ins Weichteillager transplantiert wurde.

I n c l a n kommt zum Schluß, daß der konservierte Knochen zwar den frischen autoplastischen Span nicht verdrängen wird, daß er aber dort, wo die Verhältnisse es verlangen, eine befriedigende Lösung darstellt, die nur empfohlen werden kann.

Auf Veranlassung von L. F. B u s h wurde am New York Orthopaedic Hospital 1945 eine „bone bank" eröffnet. 1947 berichtete dieser Autor über 67 Transplantationen mit konservierten, homoplastischen Knochenspänen. Kurz darauf erstattete er an der Jahresversammlung der American Medical Association gemeinsam mit G a r b e r einen ausführlichen Bericht über eine Operationsserie von 126 Eingriffen an 104 Patienten. Als Spender dienten Patienten, bei denen anläßlich einer autoplastischen Knochentransplantation überschüssiges Material entnommen wurde. Daneben verwendete B u s h auch freiwillige Spender. Um eine Infektübertragung zu vermeiden, wartet er mit der Verwendung der Späne mindestens zwei Wochen. Unterdessen zeigt die Wundheilung beim Spender, ob ein Infekt vorliegt oder nicht. Der Verfasser fordert ferner, daß bei jedem Spender eine Blutreaktion auf Lues gemacht wird und daß in der Anamnese nach Hepatitis epidemica, sowie nach Malaria gefragt wird. Eine Übereinstimmung der Blutgruppe zwischen Spender und Empfänger ist nach seiner Ansicht nicht notwendig. Auch die Berücksichtigung des Rhesusfaktors soll ohne Einfluß auf die Einheilung sein. Bei 24 Operationen wurde der frisch entnommene homologe Span sogleich implantiert. 37mal wurden die Späne im Kühlschrank bei + 2 bis + 5⁰ C und 43mal durch Tiefkühlung (— 20⁰ bis — 30⁰ C) konserviert. Nach der Meinung von B u s h genügt die gewöhnliche Kühlschranktemperatur für eine Aufbewahrungsdauer bis zu drei Wochen. Bei — 25⁰ C kann der Span beliebig lange aufbewahrt werden. B u s h verwendet keine Konservierungsflüssigkeit. Er legt die Knochenspäne in ein weithalsiges, dicht verschlossenes Glasgefäß, welches in ein zweites, größeres Glasgefäß eingeschlossen wird. Die beiden Gefäße sollen einen genügenden Schutz vor Infektion sowie vor brüsken Temperaturschwankungen bieten. B u s h führte mit diesen Spänen folgende Operationen aus:

> 73 Wirbelsäulenversteifungen (Skoliose, Lumbosakralbeschwerden, Kyphose, Spondylitis tbc., Wirbelfrakturen);
> 18 Pseudarthrosen langer Röhrenknochen;
> 1 kongenitale Pseudarthrose der Tibia;
> 4 Pseudarthrosen bei Osteogenesis imperfecta;
> 2 Handgelenksversteifungen;
> 6 Knochenzysten.

Zur Wirbelsäulenversteifung verwendet B u s h die Methode von H i b b s, d. h. die Aufsplitterung der Dornfortsätze. Die zusätzliche Verwendung homologer Knochenspäne erwies sich nach seinen Erfahrungen als sehr nützlich.

In der ganzen Serie von 104 Fällen traten viermal Komplikationen ein. Diese hätten nach Ansicht des Verfassers ebensogut auch bei autoplastischen Transplantationen vorkommen können. Es handelte sich in zwei Fällen um einen Infekt bei Arthrodesen entzündeter Gelenke. In einem dritten Fall mußte der Span entfernt werden, weil die Wunde infolge zu starker Gewebsspannung zum Klaffen kam. Im vierten Falle schließlich, bei einer kongenitalen Pseudarthrose der Tibia, heilte der Span zwar ein; es trat aber eine schleichende Spanfraktur auf. Diese heilte jedoch später mit kräftiger Callusbildung.

In zwölf Fällen konnte B u s h eine Biopsie aus dem implantierten Span machen. Der transplantierte Knochen erwies sich in allen Fällen als tot, doch war er regelmäßig umgeben von neugebildetem jungen Bindegewebsknochen.

B u s h machte bei 19 Kaninchen 32 Transplantationsversuche. Er verwendete dazu Späne aus dem Darmbeinkamm, die er wiederum in die Beckenschaufel implantierte. Er verglich die Einheilung autologer und homologer, frischer und konservierter Knochenspäne. Der Einheilungsvorgang selbst zeigte bei den verschiedenen Knochenspänen keine prinzipiellen Unterschiede. Kleine Abweichungen ergaben sich aber in bezug auf die Einheilungsgeschwindigkeit. Am schnellsten heilten autologe frische Knochenspäne ein. Auf Grund der, allerdings recht kleinen Zahl von Experimenten kommt der Verfasser zu folgender Reihenfolge der Einheilungsgeschwindigkeit:

> 1. Autologe frische Knochenspäne;
> 2. Autologe, während sieben Tagen tiefgekühlte Knochenspäne;
> 3. Autologe, während 14 Tagen tiefgekühlte Knochenspäne;
> 4. Homologe frische Knochenspäne;
> 5. Autologe, 28 bis 84 Tage lang tiefgekühlte Knochenspäne;

6. Homologe, 7 bis 84 Tage lang tiefgekühlte Knochenspäne;
7. Autologe gekochte Knochenspäne;
8. Homologe tiefgekühlte und gekochte Knochenspäne.

Bush kommt, wie Inclan, zum Schluß, daß der frische, autologe Span dem konservierten homologen überlegen ist. Dort jedoch, wo autologer Knochen nicht erhältlich ist, stellt der tiefgekühlte, homologe Knochen den besten Ersatz dar.

1947 befaßte sich Walsh in einer Dissertation (Graduate School University of Minnesota) mit Fragen der Knochenkonservierung. Die schon seit einigen Jahren gelegentlich für die Knorpelkonservierung verwendete wässerige Merthiolatlösung gewährleistet zwar eine sterile Aufbewahrung, greift aber anderseits das Gewebeeiweiß des Spanes an. Möglicherweise löst dieses alterierte Eiweiß im Transplantatbett eine Fremdkörperreaktion aus. Walsh fordert von einer guten Gewebskonservierung, daß die Zellen am Leben bleiben, oder, falls dies unmöglich ist, daß das Gewebe wenigstens nicht zersetzt wird. Ferner muß das Gewebe steril bleiben. Auf Grund seines Literaturstudiums kommt er zum Schluß, daß eine Kältekonservierung bei — 20° C diese Forderungen am besten erfüllt. Temperaturen über — 20° C garantieren nach seiner Meinung keine Sterilität, während tiefere Temperaturen praktisch nicht notwendig sind.

1947 veröffentlichte Philip B. Wilson seine ersten Erfahrungen mit einer „bone bank“, die im April 1946 an der orthopädischen Abteilung des Hospital for Special Surgery in New York eröffnet wurde. Im Gegensatz zu Inclan und Bush verwendete Wilson bei seiner ersten Operationsserie nur kleine Knochenspäne in Form von „Chips“. Das Material entnimmt er auf operativem Wege bei andern Patienten, und zwar vorwiegend aus dem Darmbeinkamm. Die Späne werden vor der Verwendung bakteriologisch geprüft. Bei den Spendern wird eine Blutuntersuchung auf Lues gemacht. Auch Spender, die eine Malaria, eine Hepatitis epidemica oder vor kurzem eine andere Infektion durchmachten, werden ausgeschieden. Die Blutgruppen berücksichtigt Wilson nicht. Er konserviert seine Späne bei — 23° bis — 29° C (— 10° bis — 20° F). Er verwendet keine Konservierungslösung, sondern legt die Knochenstücke trocken in ein dicht verschlossenes Gefäß. Die erste Serie Wilsons bestand aus 30 Eingriffen bei 25 verschiedenen Patienten. Alle Wunden heilten per primam intentionem. Es trat in keinem Fall eine Infektion auf. Auch der übrige klinische Verlauf zeigte keinen Unterschied gegenüber Transplantationen mit frischen autologen Spänen.

In einigen Fällen von mehrzeitiger Wirbelsäulenversteifung konnten histologische Untersuchungen an den implantierten Spänen gemacht werden. Es zeigten sich dabei keine Unterschiede gegenüber vergleichsweise entnommenen autoplastischen Spänen. Sowohl bei den autoplastisch frisch verpflanzten, als auch bei den konservierten Spänen waren alle Zellen abgestorben. Schon drei bis vier Wochen nach der Implantation konnte neugebildetes Knochengewebe nachgewiesen werden. — Histologische Untersuchungen von Knochenspänen, die verschieden lang gefroren waren, ergaben praktisch keine Strukturveränderungen.

Wenige Monate später berichtete ein Mitarbeiter von Wilson, J. R. Cobb, über weitere günstige Erfahrungen mit der „bone bank“. Die Patientenzahl hatte sich unterdessen von 25 auf 41 erhöht. Prophylaktisch bekamen alle Patienten nach der Transplantation dreistündlich 50.000 E. Penicillin, und zwar so lange, bis die Temperatur zur Norm abgesunken war. — In einem Fall von

Wirbelsäulenversteifung wegen Skoliose wurden Späne von neun verschiedenen Spendern verwendet. Alle heilten komplikationslos ein.

Schon 1949 verfügte W i l s o n über 214 Fälle, bei denen 278 Transplantationen von konservierten, homologen Knochenspänen ausgeführt wurden. Am 1. Januar 1950 betrug die Patientenzahl 259 und die Zahl der Operationen 307:

163 Wirbelsäulenversteifungen (25 davon wegen Spondylitis tuberculosa),
 28 Spanplastiken bei operativen Knochendefekten,
 12 Spanplastiken bei osteomyelitischen Knochendefekten,
 30 Pseudarthroseoperationen,
 20 Arthrodesen,
  6 verschiedene Eingriffe.

Im August 1951 publizierte W i l s o n in einer zusammenfassenden Arbeit seine klinischen Resultate, sowie die Ergebnisse einiger Transplantationsversuche an Hunden. Nach den klinischen Erfahrungen W i l s o n s geht der Einbau konservierter Späne vielleicht etwas langsamer vor sich, die Endresultate sind jedoch nicht schlechter, als mit frischen autologen Spänen. Intoleranzerscheinungen beobachtete W i l s o n in keinem Falle. Die Wundheilung war in 14 Fällen gestört (Infekt, Fistel). Bei sechs dieser Patienten war allerdings das Operationsgebiet schon vorher infiziert. Zehn infizierte Fälle heilten ohne Spanverlust. In zwei Fällen mußte der Span entfernt werden und in zwei weiteren Fällen besteht die Fistel trotz knöcherner Einheilung noch immer. — Von 253 Operationen, die sechs Monate oder länger zurückliegen, ergab die Nachkontrolle 216 klinische Heilungen und 37 Mißerfolge (15%). Der höchste Prozentsatz von Mißerfolgen (38,9%) wurde bei den Wirbelsäulenversteifungen wegen Spondylitis tuberculosa beobachtet. Gehäufte Mißerfolge sah W i l s o n auch bei Spänen, die mehr als ein Jahr lang konserviert wurden. Auf der andern Seite waren jedoch zwei Fälle erfolgreich, bei denen der Span 705, respektive 662 Tage lang konserviert wurde. Die durchschnittliche Konservierungsdauer betrug 45 Tage. W i l s o n schlägt vor, die maximale Konservierungsdauer versuchsweise auf ein Jahr zu befristen.

Bei den Implantationsversuchen an Hunden wurde in drei verschiedenen Serien das Verhalten frischer autologer und konservierter homologer Späne geprüft. — In der ersten Versuchsreihe wurden mit Sägeschnitten oder Bohrlöchern versehene Späne, ohne Kontakt mit dem Skelett des Wirtes, in die Rückenmuskulatur gepflanzt. Die frischen Späne zeigten dabei früher einsetzende und stärkere Resorptionserscheinungen als die konservierten. Regenerative Prozesse setzten bei den frischen Spänen nach drei, bei den konservierten jedoch erst nach sechs Wochen ein. — In der zweiten Versuchsreihe implantierte W i l s o n die Späne in operativ gesetzte Defekte der Ulna. Die Kallusbildung trat bei den autologen Spänen früher ein, als bei den konservierten. Nach zwölf Wochen jedoch war zwischen den beiden Spanarten praktisch kein Unterschied mehr festzustellen. — In der dritten Versuchsreihe wurden nur konservierte Spongiosastücke in entsprechende Defekte der Darmbeinschaufel gepflanzt. Hier wurde schon nach zwei Wochen Kallus beobachtet, und der Ersatz des Transplantates erfolgte wesentlich rascher als bei den Corticalisspänen der zweiten Versuchsreihe.

W e a v e r referierte im Januar 1949 an der Jahresversammlung der American Academy of Orthopaedic Surgeons über 49 Operationen mit homologen, durch Tiefkühlung konservierten Knochenspänen. Er verwendete sowohl operativ, als auch bei frischen Leichen entnommene Knochenspäne. Im Gegensatz

zu den meisten andern Autoren entfernt W e a v e r das Periost nicht.
Die Aufbewahrung erfolgte anfänglich bei — 40° C; der Span wurde in
Tücher aus Baumwolle und Ölseide eingewickelt. Später konservierte er bei
— 20° bis — 25° C und verwendete die von B u s h vorgeschlagenen Flaschen
ohne Zusatz einer Flüssigkeit. In zwei Fällen versandte er die Späne in einem
Isolierbehälter nach auswärts. Als Kühlmittel diente dabei Trockeneis. Die
Konservierungsdauer der von W e a v e r verwendeten Späne schwankte
zwischen drei und 308 Tagen. Er führte folgende Operationen aus:

20 Spanplastiken bei Pseudarthrosen;

14 Arthrodesen;

11 Knochendefekte bei Tumoren oder Osteomyelitis;

4 verschiedene Operationen (Osteotomie usw.).

W e a v e r verwendete 23mal Corticalisspäne allein, 11mal Spongiosaspäne
oder „Chips" und 15mal Corticalis- und Spongiosaspäne. In vier Fällen traten
Infektionen auf. Bei drei dieser Fälle handelte es sich um ein bereits infiziertes
Operationsgebiet (Osteomyelitis). W e a v e r unterließ es, die Sterilität seiner
Späne bakteriologisch zu prüfen. Im ganzen verzeichnete er achteinhalb Ver-
sager. Bei einer Pseudarthrose beider Vorderarmknochen heilte nur der Radius,
diesen Fall taxierte er als halben Versager. Die meisten Versager beobachtete
W e a v e r bei Pseudarthrosen, die mit Corticalisspänen allein operiert wurden.
Allerdings befinden sich unter seinem Material einige sehr schwere Fälle, die
früher bereits erfolglos mit autoplastischen Transplantationen behandelt wurden.
Sämtliche Arthrodesen waren erfolgreich. — Der Verfasser kommt zum Schluß,
daß der konservierte homologe Span höchstens gleich gut, keinesfalls aber
besser einheilt als der frische autologe Span. Wenn konservierte Späne in
gewissen Fällen bessere Resultate geben als die autoplastischen Frischtrans-
plantationen, dann nur deshalb, weil sie in beliebiger Menge zur Verfügung
stehen. W e a v e r glaubt, daß frischgewonnenes Leichenmaterial ebensogut
ist, wie operativ entnommene Späne. Wegen der größeren osteogenetischen Kraft
der Spongiosa verwendet er nun fast ausschließlich Späne aus dem Darmbeinkamm.

Ebenfalls an der Jahresversammlung der American Academy of Orthopaedic
Surgeons im Januar 1949 machten R e y n o l d s und O l i v e r eine erste Mitteilung über die „merthiolate bone bank". Auf Grund von erfolgreichen Transplantationsversuchen an Hunden verwendeten die Verfasser eine wässerige
Merthiolat-Lösung zur Konservierung von Knochengewebe. Eine ähnliche Konservierungsmethode wurde 1948 von B r o w n, D e M e r e und M c C a r t h y für
Knorpelgewebe angegeben. „Merthiolat-Späne" sollen sich in bezug auf Einheilung gleich verhalten wie frische autologe und wie tiefgekühlte Späne.
R e y n o l d s und O l i v e r konservierten teils operativ, teils an Leichen
gewonnene Späne. Bei der Entnahme werden alle Weichteile samt dem
Periost entfernt. Gleichzeitig wird eine Probe zur bakteriologischen Prüfung
entnommen. Dann kommen die Späne in eine wässerige Merthiolat-Lösung
von der Konzentration 1/1000; diese wird nach zwei Wochen durch eine
Lösung 1/5000 ersetzt. Dabei werden allfällige Weichteilreste entfernt und es
wird wiederum auf Sterilität geprüft. Die Lösung wird alle 14 Tage erneuert,
wobei jedesmal eine bakteriologische Kontrolle gemacht wird. Es werden für
klinische Zwecke nur Späne verwendet, die sich bei mindestens zwei Proben
als steril erwiesen. Die Merthiolat-Konservierung kann nach der Auffassung
von R e y n o l d s und O l i v e r ebensogut bei Zimmertemperatur wie bei
gewöhnlicher Kühlschranktemperatur erfolgen. Vor der Implantation werden

die Späne in Ringerscher Lösung gebadet. Die Verfasser implantierten bisher 71 Merthiolat-Späne. Ihr vorläufiger Bericht erstreckt sich jedoch nur über die ersten 42 Transplantationen:

5 Arthrodesen großer Gelenke;
9 Pseudarthrosen;
2 frische Frakturen;
15 Wirbelsäulenversteifungen;
10 Knochendefekte (Osteomyelitis, Tumoren, Osteotomie);
1 Nekrose des Femurkopfes.

Alle fünf Arthrodesen waren erfolgreich. — Unter den neun Pseudarthrosen sind drei Versager zu verzeichnen (zwei Vorderarmpseudarthrosen und eine Humeruspseudarthrose). Einmal war das Versagen auf eine Infektion zurückzuführen, die eine nachträgliche Spanentfernung notwendig machte. — Zur Wirbelsäulenversteifung wurde eine Modifikation des Verfahrens von Hibbs angewendet. Unter den 15 Fällen trat zweimal postoperativ eine „Pseudarthrose" auf. Zwei weitere Versager betreffen Fälle von osteomyelitischen Knochendefekten. Abgesehen von diesen sieben Versagern waren alle Fälle erfolgreich.

Die Verfasser sahen praktisch keinen Unterschied zwischen der Einheilung von „Merthiolat-Spänen" und frischen autologen Spänen. Dem anfänglich etwas langsameren Einbau kann durch eine entsprechend verlängerte Ruhigstellung Rechnung getragen werden. Eine ungünstige Wirkung des Merthiolates (Überempfindlichkeit) wurde in keinem Falle beobachtet.

In einer späteren Publikation (1950) berichten dieselben Verfasser eingehender über Transplantationsversuche an Hunden. Sie untersuchten bei erwachsenen Tieren die Einheilung 2,5 zu 1 cm großer Corticalisspäne im knöchernen Bett (inlay graft in der Tibia). Zur Implantation gelangten frische autologe und konservierte homologe Späne. Die Konservierung geschah auf drei verschiedene Arten, nämlich durch Auskochen, durch Tiefkühlung bei — 20⁰ C und schließlich durch Einlegen in Merthiolat-Lösung nach dem oben beschriebenen Verfahren. Die Hunde wurden so getötet, daß die Einheilung der Transplantate in wöchentlichen Intervallen von einer bis zehn Wochen untersucht werden konnte. Reynolds und Oliver kommen zu folgenden Schlüssen:

1. Es bestehen keine Anhaltspunkte dafür, daß beim autoplastischen Frischtransplantat irgendwelche Elemente überleben oder ihre osteogenetische Kraft behalten.

2. Im knöchernen Lager erfolgt die Einheilung und der Ersatz des Spanes ausschließlich durch das Gewebe des Transplantatbettes.

3. Autologe frische Späne sind den homologen konservierten Spänen insofern überlegen, als die Einheilung in der ersten Phase etwas schneller und gleichmäßiger vor sich geht. Dies beruht jedoch nicht auf einem Überleben des frischen autologen Spanes, sondern wahrscheinlich auf einer geringeren Abwehrreaktion des Transplantatbettes.

4. Nach Ablauf von zehn Wochen kann mikroskopisch kein Unterschied mehr festgestellt werden zwischen autologen und homologen Spänen. Nach dieser Zeit sind beide praktisch vollständig durch neuen Knochen ersetzt.

5. Zwischen den tiefgekühlten und den in Merthiolat-Lösung konservierten Spänen kann kein Unterschied festgestellt werden. Der Einbau des gekochten Knochens hingegen erfolgt wesentlich langsamer.

6. Diese Untersuchungsresultate rechtfertigen die klinische Anwendung von homologen Knochenspänen.

Im Bulletin International des Services de Santé veröffentlichten 1949 Sierra
R o j a s und Estrada S a n c h e z ihre Erfahrungen mit einer „bone bank". Das
zentrale Militärspital in Mexiko besitzt zusammen mit dem städtischen Kinder-
spital eine Einrichtung zur Knochenkonservierung, die gleichzeitig als Knochen-
spendezentrale für das ganze Land dient. Neben dem Gefrierverfahren, bei dem
Temperaturen unter — 10º C verwendet werden, kommt vereinzelt auch die
Merthiolat-Konservierung zur Anwendung. Die Verfasser ziehen das an frischen
Leichen (innerhalb von acht bis 10 Stunden) gewonnene Material den operativ
entnommenen Spänen vor. Die Entnahme erfolgt unter den üblichen Kautelen,
wobei neben der W a s s e r m a n n schen Reaktion auch regelmäßig eine bakte-
riologische Prüfung der Knochenspäne gemacht wird. Die Verfasser berichten
über 18 Fälle, wovon 16 mit tiefgekühlten Spänen und zwei mit „Merthiolat-
Spänen" operiert wurden. Die Verträglichkeit war immer ausgezeichnet, die
Resultate gut, mit Ausnahme von zwei Fällen, bei denen eine Infektion auftrat.
Die Verfasser nehmen an, daß die „Osteoblasten" der homologen Späne aktiven
Anteil am Einbau nehmen. Dies würde aber voraussetzen, daß die Zellen bei
der Konservierung am Leben bleiben. Den Beweis für diese Auffassung bleiben
die Autoren allerdings schuldig. Auch sie halten im übrigen die osteogenetische
Kraft der autologen Späne für größer als diejenige der homologen Späne. Sie
messen der Konservierungsmethode besonders für den Armeesanitätsdienst sehr
große Bedeutung bei.

1949 warnte L i p s c o m b vor einer allgemeinen routinemäßigen Anwendung
der Knochenkonservierung, solange sie sich nicht an großen Operationsserien
bewährt habe. Er glaubt gefühlsmäßig an die Überlegenheit der autoplastischen
Frischspäne und möchte diese Methode als Standardmethode beibehalten. Dort
jedoch, wo das Risiko der zusätzlichen Spanentnahme ins Gewicht fällt, oder
wo autoplastisch zu wenig Material erhältlich ist (Kinder), erweist sich der
homologe konservierte Span auch nach seiner Meinung als sehr nützlich.
L i p s c o m b weist auf die Möglichkeit der Kombination beider Methoden
(autologe frische Späne und homologe konservierte Späne) hin. Er selber verwendet in der Regel operativ entnommene Rippen (Thoraxoperationen), die er
bei einer Temperatur von — 20º bis — 25º C konserviert. Bis jetzt verwendete
er keine Späne, die länger als drei Monate aufbewahrt wurden. Als Spender
scheidet er nicht nur Patienten mit Infektionskrankheiten aus, sondern auch
alle Träger von malignen Tumoren.

C o l e y und H i g i n b o t h a m (1949) benützen am Bone Tumor Service
des Memorial Hospitals in New York ebenfalls eine „bone bank". Die beiden
Autoren verwenden ausschließlich Rippen, die auf der Thoraxstation operativ
gewonnen wurden. Sie halten dieses Material wegen seiner vorwiegend
spongiösen Struktur für besonders günstig. Die Rippen werden zu kleinen
Spänen (chips) oder zu langen Streifen (strips) geschnitten. Die Autoren verwenden ohne Bedenken auch Rippen von Patienten, die wegen Lungen- oder
Mediastinaltumoren operiert wurden, sofern sie nicht makroskopisch sichtbare
Metastasen aufweisen. Sie halten die Möglichkeit einer Tumorübertragung für
sehr klein. Die Konservierung geschieht nach der Methode von W i l s o n,
d. h. bei — 23º bis — 29º C ohne Konservierungsflüssigkeit. C o l e y und
H i g i n b o t h a m füllten mit diesem Material 16 Knochenhöhlen nach Entfernung folgender Tumoren:

7 Knochenzysten;
4 zentrale Chondrome;

3 Riesenzelltumoren;

1 fibröse Dysplasie;

1 eosinophiles Granulom.

Die Wundheilung war in 15 Fällen komplikationslos. In einem Fall (Riesenzelltumor) trat ein postoperativer Wundinfekt auf, der die Entfernung der Späne notwendig machte. Bei fünf Fällen, die ein Jahr und länger zurückliegen, war auch das Spätresultat sehr befriedigend. Trotzdem halten die Verfasser, besonders bei größeren Defekten langer Röhrenknochen, die Autoplastik für überlegen. Sie glauben jedoch, daß mit zunehmender Erfahrung später auch für solche Operationen konservierte Späne verwendet werden könnten.

Auf Grund von 30 eigenen Operationen teilen S p e e d und S m i t h in Campells Operative Orthopaedics ihre ersten Eindrücke über die Knochenkonservierung mit. Sie gewannen alle Späne auf operativem Weg (überschüssige Spanentnahme bei Autoplastik, verwandte freiwillige Spender, Amputationen). Zur Konservierung diente das Verfahren von B u s h. Die Autoren verwendeten bisher nur Corticalisspäne. Da auch bei frischen autoplastisch transplantierten Corticalisspänen praktisch alle Zellen absterben, nehmen sie an, daß bei der Corticalis der Einheilungsunterschied zwischen frischen und konservierten Spänen besonders klein sei. S p e e d und S m i t h operierten vor allem frische Frakturen (internal fixation), sowie Pseudarthrosen, insbesondere Defektpseudarthrosen und Wirbelsäulenversteifungen. Schon seit Jahren führen sie diesen Eingriff zweizeitig aus: erster Eingriff Spanentnahme, zwei Wochen später Implantation. Die Späne wurden in der Zwischenzeit im gewöhnlichen Kühlschrank aufgehoben. Die homologen, tiefgekühlten Späne heilen nach den bisherigen Beobachtungen der Verfasser in gleicher Weise ein, wie frische autologe Späne. Dies zeigte sich besonders deutlich in einigen Fällen, wo nebeneinander frische autologe und konservierte homologe Späne implantiert wurden. S p e e d und S m i t h sind der Ansicht, daß der Gebrauch konservierter Späne viele bisherige Schwierigkeiten in der Wiederherstellungschirurgie beheben wird.

George W. H y a t t berichtete 1949 über gute Erfahrungen mit der Knochenkonservierung an der Lahey Clinic in Boston. Nach seiner Meinung liegt die optimale Konservierungstemperatur bei — 15⁰ C oder noch tiefer. H y a t t macht keine detaillierten Angaben über die von ihm operierten Fälle. Er weist vor allem auf die wesentliche Abkürzung des operativen Eingriffs durch die Verwendung konservierter Späne hin. Die Zeitersparnis betrug im Durchschnitt ungefähr 30%. Dadurch, daß die Spanentnahme wegfällt, soll auch die Schockgefahr während des Eingriffs wesentlich kleiner und der postoperative Verlauf in jeder Beziehung besser sein. H y a t t verwendet vorzugsweise kleine Späne (Chips).

In der Académie de Chirurgie von Paris machten 1948 Jean J u d e t und Abel A r v i s e t eine vorläufige Mitteilung über die ersten vier Fälle, die sie mit konservierten Knochenspänen operierten. 1949 berichteten dieselben Autoren zusammen mit Robert J u d e t über weitere Erfahrungen mit der „bone bank". In Anlehnung an die Methode von W i l s o n verwenden sie Konservierungstemperaturen von — 15⁰ bis — 20⁰ C. Auf Grund der Erfahrungen bei zirka 30 Patienten schließen die Autoren (ohne auf die Fälle näher einzugehen), daß der konservierte homologe Span genau so gut einheile, wie der frische autologe Span. J u d e t und A r v i s e t erklären sich diese guten Resultate der Homoplastik dadurch, daß die Tiefkühlung die individualspezifischen Eigenschaften des Eiweißes vermindert oder zerstört. Sie nehmen deshalb an, daß auch tiefgekühlte heterologe Späne erfolgreich transplantiert werden können und haben bereits mit der klinischen Verwendung tiefgekühlter Kalbsknochen begonnen. Sie gehen dabei so vor, daß sie den Femur des Tieres steril entnehmen und ihn für 48 Stunden bei — 25⁰ C gefrieren. Die weitere Aufbewahrung erfolgt dann bei einer Temperatur von — 15⁰ C. Mit solchen Spänen machten sie mehrere Wirbelsäulenversteifungen sowie Spanplastiken bei Pseudarthrosen, frischen Frakturen und Knochenzysten. Die ältesten Fälle liegen allerdings erst sechs Monate zurück. Mit Ausnahme eines Falles, bei dem während zwei Monate eine Wundsekretion auftrat, heilten alle Fälle per primam intentionem. Der klinische Verlauf und die Röntgenaufnahmen sollen keine Unterschiede gegenüber der Homoplastik zeigen.

Im Januar 1949 hielt H e r b e r t ebenfalls von der Académie de Chirurgie in Paris einen Vortrag über die Knochenkonservierung. Im März 1950 berichtete er gemeinsam mit P a i l l o t über weitere Erfahrungen bei total 60 Spanoperationen und an der 25. Jahresversammlung der Société française d'Orthopédie über 87 Spanoperationen bei 82 Patienten. Gleich wie J u d e t und A r v i s e t, lernten auch diese Autoren die Methode bei W i l s o n kennen. H e r b e r t verwendet fast ausschließlich homologes Material. Vereinzelte heterologe Späne stammten aus dem großen Metatarsalknochen von Kälbern. Im Hinblick auf das reichlich vorhandene homologe Material hält der Verfasser die routinemäßige Verwendung von Tierknochen nicht für notwendig. H e r b e r t entfernt grundsätzlich das Periost des Spanes. Auf Grund von histologischen Untersuchungen legt er großen Wert auf rasches Gefrieren der Späne. Späne, die sehr rasch abgekühlt wurden, zeigen im histologischen Bild besser erhaltene Zellen als langsam gefrorene Späne. H e r b e r t entwickelte deshalb ein Schnellgefrierverfahren. Es besteht darin, daß das den Span enthaltende Gefäß in einem besonderen Kühlabteil in Alkohol von — 35⁰ C getaucht wird. Da der bei dieser Temperatur noch flüssige Alkohol die Wärme wesentlich besser leitet als die Luft, gefriert der Span sehr rasch. Die spätere Aufbewahrung geschieht bei einer Temperatur von — 15⁰ bis — 18⁰ C, ohne Zusatz einer Konservierungsflüssigkeit. Nach der Ansicht von H e r b e r t und P a i l l o t können die Späne bei dieser Temperatur praktisch beliebig lange aufbewahrt werden.

Es wurden folgende Eingriffe ausgeführt:

61 Wirbelsäulenversteifungen (zehn davon bei Spondylitis tbc.),

 4 Osteotomien,

 8 Arthrodesen,

 2 Arthrorisen,

 1 Osteosynthese bei frischer Fraktur,

 2 Pseudarthrosen,

 2 Knochentumoren,

 2 verschiedene Operationen.

An der Wirbelsäule wurden zum Teil sehr ausgedehnte Spanversteifungen gemacht, wobei in einigen Fällen mehr als 30 cm lange Späne verwendet wurden. Mit Ausnahme von zwei Fällen, bei denen eine purulente Infektion zum Spanverlust führte, erfolgte die Wundheilung immer komplikationslos. In einem Fall entstand durch Druck des Gipsverbandes ein Decubitus, wodurch ein Teil des Spanes freigelegt wurde. Es kam trotzdem nicht zu einer Ausstoßung, sondern die Wunde schloß sich über ihm per secundam. In einem Fall von Arthrodese des Hüftgelenkes bei inveterierter Arthritis purulenta wurden im Laufe der Operation mehrere Staphylokokkenabszesse eröffnet. Auch in diesem infektiösen Bett heilte der Span ein. H e r b e r t schreibt diesen Erfolg in erster

Linie der lokalen Penicillintherapie zu. Bei sehr großen Spänen wurden gelegentlich Spanfrakturen beobachtet (total 6). Durch erneute Ruhigstellung und in einigen Fällen durch neue Knochenimplantation konnten diese Frakturen geheilt werden. Resorptionserscheinungen bei großen Spänen traten immer nur dort auf, wo kein genügender Kontakt mit dem Knochengewebe des Wirtes bestand. In einigen Fällen konnte ein deutliches Dickenwachstum des Spanes festgestellt werden. Bei einem achtjährigen Knaben mit paralytischer Kyphose und einer sehr ausgedehnten Spanversteifung der Wirbelsäule soll auch ein Längenwachstum des Spanes stattgefunden haben. — Irgendwelche Intoleranzerscheinungen konnten die Verfasser bei den 60 Operationen nicht beobachten. H e r b e r t hält es für erwiesen, daß der Einbau der homologen und heterologen konservierten Späne sich nicht von demjenigen der autologen Späne unterscheidet. Auch in Fällen, wo gleichzeitig verschiedene Späne nebeneinander verwendet wurden (autologe und homologe oder heterologe), konnte nicht der geringste Unterschied der Einheilung festgestellt werden.

Am Schluß seiner Ausführungen vor der Académie de Chirurgie erklärte H e r b e r t: „Je crois, que l'avenir de la chirurgie des greffes osseuses est dans les greffes conservées. Je les pratique de plus en plus et je ne vois aucune contre-indication. Je dirais même que ces greffes permettent d'élargir encore le champs de la chirurgie osseuse ... Les greffes osseuses conservées, dont la technique a été mise au point par les Américains, constituent une des plus belles acquisitions de la chirurgie osseuse. Il est certain que dans quelques années on trouvera désuète la prise d'un greffon sur le malade lui-même. La technique des greffes osseuses conservées deviendra aussi naturelle en chirurgie orthopédique que l'est devenue la réanimation en chirurgie tout court."

Im Februar 1950 veröffentlichten S i c a r d und B i n e t ihre Erfahrungen mit 203 homologen konservierten Knochenspänen. Die beiden Autoren gewinnen ihre Späne zum Teil operativ (Rippenresektionen, Extremitätenamputationen), zum größten Teil aber durch Entnahme an Leichen zwei bis acht Stunden nach dem Tode. Das französische Gesetz (J. O. du 23 octobre 1947, art. 27) erlaubt ausdrücklich Gewebsentnahmen im wissenschaftlichen Interesse, sobald der Tod mit Sicherheit festgestellt wurde. Wie alle andern Autoren, scheiden auch S i c a r d und B i n e t Spender mit Infektionskrankheiten (Lues, Tuberkulose usw.), aber auch solche mit malignen Tumoren aus. Sie machen am Tage nach der Entnahme eine bakteriologische Kontrolle, die bis zur Verwendung des Spanes alle 14 Tage wiederholt wird. Der Übereinstimmung von Blutgruppe und Rhesus-Faktor wurde keine Beachtung geschenkt. Das Alter des Spenders ist nach den Erfahrungen von S i c a r d und B i n e t ohne große Bedeutung. Sie sahen z. B. einen ausgezeichneten Erfolg mit dem Span eines 78jährigen Spenders und erlebten umgekehrt einen Mißerfolg (Resorption) mit dem Span eines 20jährigen. — Die Konservierungsmethode gleicht derjenigen von H e r b e r t und P a i l l o t, d. h. die Späne werden zuerst bei — 35° C eingefroren und kommen nach zehn bis zwölf Stunden zur weiteren Aufbewahrung in eine Temperatur von — 15° C. S i c a r d und B i n e t führten folgende Operationen aus:

159 Lumbosacralversteifungen (Arthronosen, Spondylolisthesis, Diskushernien, Frakturen);

 17 Wirbelsäulenversteifungen (Spondylitis tbc., Skoliosen, frische und alte Wirbelfrakturen);

  8 Spanpseudarthrosen nach autoplastischen Wirbelsäulenversteifungen;

  4 Arthrodesen (Ileosacralgelenk, Hüftgelenk);

  7 Hüftgelenksplastiken (Arthronose, kongenitale Luxation);

3 Pseudarthrosen;
3 Arthrorisen;
2 verschiedene Operationen.

Bei diesen 203 Implantationen heilten die Wunden in 196 Fällen ohne Störung per primam intentionem. In sieben Fällen traten Wundstörungen auf. Viermal (bei Lumbosacralversteifungen) handelte es sich um Fisteln, ohne daß Bakterien nachgewiesen werden konnten. In einem dieser Fälle mußte der Span entfernt werden. In den drei andern Fällen wurde lediglich die Fistel exzidiert und die Wunde nach lokaler Penicillininfiltration geschlossen. Zwei Fälle heilten auf diese Weise, während im dritten Fall eine Spanresorption auftrat. In drei weiteren Fällen trat eine richtige Eiterung ein, die ein Spreizen der Wunde notwendig machte (Staphylokokken, Streptokokken). Dies führte zweimal zum Verlust des Spanes, während im dritten Fall Sekundärheilung mit Erhaltung des Spanes eintrat. (Eine frühere Operationsserie derselben Verfasser mit autologen Frischspänen zeigt einen höheren Prozentsatz von Infektionen: fünf Eiterungen auf hundert Fälle). Bei 43 Patienten liegen die Spätresultate vor: 26 zeigen eine vollständige röntgenologische und klinische Heilung. Zehn weitere Patienten sind klinisch mit einem guten, funktionellen Resultat geheilt, während die Röntgenaufnahmen noch keinen vollständigen Einbau des Spanes ergeben. Bei sechs Patienten (Versteifung der Lumbosacralgegend mit einem Corticalisspan) heilte der Span pseudarthrotisch ein. Bei einem Patienten trat sechs Monate nach der Operation eine Spanfraktur auf. Diese Spätresultate sind besser als diejenigen bei der Vergleichsserie mit frischen autologen Spänen.

Histologische Untersuchungen konservierter Knochenspäne vor der Implantation zeigten nach 48stündiger Aufbewahrung normale Struktur. Selbst nach drei Wochen sahen die Späne zum Teil noch normal aus. Die Verfasser nehmen deshalb an, daß der konservierte Knochen lange Zeit überlebt und sich bei der Transplantation genau so verhält, wie ein frischer autologer Span. Genau wie dieser, stirbt er nach der Implantation ab und wird allmählich substituiert. Bioptische Untersuchungen, die anläßlich einer zweiten Operation gemacht werden konnten, bestätigten diese Auffassung. Sie zeigten einen toten Span, der im Begriffe ist, durch neues Knochengewebe ersetzt zu werden.

S i c a r d und B i n e t kommen zum Schluß, daß nichts die Einheilung konservierter Späne von derjenigen autologer frischer Späne unterscheidet. Die homologen konservierten Späne werden ebensogut vertragen wie die frischen autologen Späne. Es scheint lediglich, daß beim konservierten Span die Einheilung etwas langsamer vor sich geht als beim autologen frischen Span.

G u i l l e m i n e t , S t a g n a r a und D u b o s t - P e r r e t berichteten an der 25. Jahresversammlung der Société Française d'Orthopédie über experimentelle heteroplastische Knochentransplantationen. Die Autoren verpflanzten Knochenspäne von Kälbern, die bei — 35° bis — 70° konserviert wurden in künstlich gesetzte Defekte des Radius von Hunden. Alle Übertragungen wurden ins knöcherne Lager gemacht (inlay-Graft). Auf Grund röntgenologischer und histologischer Kontrollen (nach 30 bzw. 60 Tagen) kommen die Autoren zum Schluß, daß gefrorene heterologe Späne praktisch gleich gut einheilen, wie autologe. Nicht gefrorene heterologe Späne dagegen verhielten sich wie aseptische Fremdkörper, sie wurden größtenteils resorbiert. Das Gefrieren der Späne wirkt sich also offenbar auf irgendeine Weise günstig auf deren Einheilung aus. Die drei Autoren verwendeten tiefgekühlte Kalbsspäne mit angeblich gutem Erfolg für 16 Eingriffe bei 14 (?) Patienten:

2 Tumoren,
2 Zysten,
1 Diastase der Symphyse,
1 Oberschenkelpseudarthrose,
7 Wirbelsäulenversteifungen.

Im Februar 1950 hielt A. Velazco Z i m b r o n vor der Académie de Chirurgie in Paris einen Vortrag über seine Erfahrungen mit konservierten Spänen bei einer ersten Serie von 128 Operationen. Die von ihm benützte „bone bank" in Mexiko wurde im November 1947 eröffnet. Sie lieferte bisher Späne für 325 Operationen. Im Anfang wurden nur operativ gewonnene Späne konserviert. Schon nach wenigen Monaten wurden jedoch die Spanentnahmen ausschließlich bei Leichen gemacht. Als Spender dienten vorwiegend junge Patienten, die an einem Schädeltrauma gestorben waren. Neuestens prüft Z i m b r o n auch die Frage der Spanentnahme bei Totgeburten. Spender mit Infektionskrankheiten werden eliminiert. In der Regel wird die Tibiadiaphyse und ein großes Stück der Darmbeinschaufel entnommen. Die Sterilität der Späne wird durch bakteriologische Kulturen geprüft. Die entnommenen Knochenstücke werden in Späne von der gewünschten Größe zerlegt und nach dem Verfahren von B u s h und G a r b e r in zwei dicht verschlossenen ineinandergestellten Flaschen aufbewahrt. Die Konservierungsdauer schwankte zwischen einer Woche und drei Monaten. Häufig wurden Späne nach auswärts versandt. Zu diesem Zwecke wurden die Flaschen, zusammen mit Kohlensäureschnee, in einen Holzbehälter verpackt. Z i m b r o n führte folgende Operationen aus:

35 Wirbelsäulenversteifungen;
20 Arthrodesen (Schulter, Hüftgelenk, Kniegelenk);
 6 Arthrorisen;
41 Pseudarthrosen langer Röhrenknochen;
 2 Schenkelhalspseudarthrosen;
 4 frische Schenkelhalsfrakturen;
 4 kongenitale Hüftgelenksluxationen (Pfannendachplastik);
 7 Unterkieferzysten;
 5 Knochentumoren;
 4 Osteogenesis imperfecta;
 2 Schädelplastiken;
 4 Osteotomien [1].

Die Wundheilung erfolgte in 114 Fällen per primam intentionem, in zwölf Fällen per secundam intentionem, jedoch ohne tiefe Eiterung. In zwei Fällen trat ein massiver Wundinfekt auf. In einem Falle wurde der Span resorbiert. 117 Fälle führten klinisch zu einer knöchernen Einheilung des Spanes. Elfmal heilte der Span nicht knöchern ein. In zwei Fällen trat eine Spanfraktur auf.

Der Verfasser vergleicht seine Heilungsziffern mit denjenigen anderer Autoren, die frische autologe Späne verwendeten.

	Knöcherne Einheilung	Infektionen
Zimbron (homoplastisch Kons.)	91,4%	11%
Albee (autoplastisch frisch)	92,8%	—
Campbell (autoplastisch frisch)	89 %	16%

---

[1] Die Addition dieser Fälle ergibt ein Total von 134 Operationen. Der Verfasser spricht aber an anderer Stelle von einer ersten Serie von 128 Fällen und legt bei seinen Prozentberechnungen auch die Zahl 128 zugrunde.

Aus einem Span konnte sechs Monate nach der Implantation eine Biopsie gemacht werden. Der Span war „fest verwachsen und gut durchblutet".

Z i m b r o n hält die Kältekonservierung für besser als die Konservierung in Merthiolat-Lösung. Er selbst verwendete Merthiolat nur in vier Fällen, bei denen das klinische Resultat noch nicht feststeht. I n c l a n soll jedoch bei zwei Patienten nach Implantation von Merthiolat-Spänen eine „schuppende Quecksilberdermatitis" gesehen haben. Gegen die Merthiolat-Konservierung spricht nach Z i m b r o n auch die Beobachtung, daß die Konservierungslösung größere Späne nicht vollständig durchtränkt. Dies kann dadurch gezeigt werden, daß man der Lösung einen Farbstoff, z. B. Methylenblau, beimischt.

Abschließend hält Z i m b r o n den konservierten, homologen Span in bezug auf die klinische Einheilung dem autologen frischen Span für nahezu ebenbürtig. Die Verwendung homologer Späne ist mit sehr großen praktischen Vorteilen verbunden. Die „bone bank" eröffnet der orthopädischen Chirurgie neue Möglichkeiten.

1950 berichteten S t u c k und D a n d r i d g e über 60 Transplantationen mit konservierten, homologen Spänen. Die Verfasser benützten seit Januar 1948 eine „bone bank" (*Brooke* General Hospital Fort Sam Houston Texas). Sie verwendeten sowohl Corticalisspäne als auch Spongiosaspäne. Sie gewannen die Späne ausschließlich operativ (Amputationen, autoplastische Knochentransplantationen usw.). Das Alter der Spender schwankte zwischen 18 und 78 Jahren. Die Späne wurden, nach Entnahme einer Probe zur bakteriologischen Untersuchung, in zwei ineinander gestellten Glasgefäßen bei — 12° C aufbewahrt. Wenn die bakteriologische Prüfung nach 96 Stunden kein Wachstum zeigt, kann der Span verwendet werden. Von 106 entnommenen Spänen mußten die Verfasser 35 ausscheiden, weil sie nicht steril waren. S t u c k und D a n d r i d g e legen großen Wert auf langsames Auftauen der Späne vor der Verwendung. Ihre Späne kommen zunächst für zwölf Stunden in einen gewöhnlichen Kühlschrank und werden dann zwei Stunden lang bei Zimmertemperatur völlig aufgetaut. Späne, die nach dem Auftauen nicht oder nur teilweise gebraucht wurden, können nach Entnahme einer neuen Sterilitätsprobe wieder gefroren werden. Dieses Auftauen und Gefrieren wurde in einzelnen Fällen — ohne Nachteil — bis fünfmal wiederholt. Die Konservierungsdauer betrug bis zu 198 Tagen.

S t u c k und D a n d r i d g e operierten folgende Fälle:

  8 Wirbelsäulenversteifungen;

  5 Arthrodesen;

33 Spanplastiken bei Pseudarthrosen;

12 frische Frakturen;

  2 Knochendefekte (Tumor, Osteomyelitis).

In 56 Fällen heilten die Späne komplikationslos knöchern ein, dabei war die Konsolidierung (röntgenologisch und klinisch) 53mal nach sechs Monaten erreicht. Drei Mißerfolge (keine knöcherne Einheilung des Spanes) betrafen eine Claviculapseudarthrose, eine Radiusfraktur und eine Kniegelenksarthrodese. In allen drei Fällen handelte es sich um Implantationen in ein infiziertes Lager. Bei einem vierten Fall, einer osteomyelitischen Pseudarthrose der Tibia, trat eine Fistel auf und blieb lange Zeit bestehen. Schließlich erfolgte doch vollständige Heilung mit knöcherner Konsolidierung.

Die erzielten Heilungsziffern übertrafen die Erwartungen der Verfasser. Sie halten die Vorteile der Methode für so groß, daß sie für eine wesentlich vermehrte Verwendung konservierter Knochenspäne eintreten.

In einem Diskussionsvotum zu den Mitteilungen von Stuck und Dandridge teilte Okelberry mit, daß er bei einer Serie von gut 30 Operationen mit konservierten homologen Spänen ausgezeichnete Resultate hatte. Er erlebte eine einzige Infektion bei einer Defektpseudarthrose der Tibia nach offener Unterschenkelfraktur. Okelberry operierte sechs Tibiapseudarthrosen und machte vor allem zahlreiche Spanversteifungen der Wirbelsäule. Er macht jedoch keine näheren Angaben über die verwendete Konservierungsmethode sowie über die Einzelheiten der klinischen Resultate.

Ronald Adams (Boston, Mass.) wies auf die Möglichkeit hin, konservierte Knochenspäne zur primären operativen Fixation offener Frakturen zu verwenden. Er tat dies bisher in sechs Fällen, ohne sich heute schon über die Endresultate äußern zu können. Im übrigen operierte er ungefähr 160 Patienten mit konservierten homologen Knochenspänen.

In Schweden besteht an der orthopädischen Klinik des Karolinska Institutes (Stockholm) seit September 1948 eine „bone bank“. 1950 berichtete Hult kurz über die dort gemachten Erfahrungen. Die Späne werden ausschließlich auf operativem Wege an Lebenden gewonnen. Neben einer negativen Wassermannschen Reaktion fordert Hult auch eine normale Senkungsreaktion des Spenders. Alle Weichteile werden sorgfältig vom Span entfernt. Hult verwendet keine Konservierungsflüssigkeit, weil er befürchtet, diese könnte die osteogenetische Substanz aus den Spänen extrahieren. Die Konservierungstemperatur beträgt — 13° bis — 15° C. Die Späne werden vor ihrer Verwendung 30 bis 60 Minuten lang bei Zimmertemperatur aufgetaut. Die Konservierungsdauer betrug bis zu 67 Tage. Es wurden mit diesen Spänen 48 Operationen ausgeführt:

39 Wirbelversteifungen (Skoliosen, Bandscheibendegeneration);
4 Arthrodesen (Hüftgelenk, Handgelenk);
3 Pseudarthrosen;
1 Hüftgelenksplastik;
1 Zyste.

Im allgemeinen wurden die Späne in Form von kleinen „Chips“ implantiert. Nur dort, wo es auf mechanische Stabilität ankam, wurden außerdem massive Späne verwendet.

44mal heilte die Wunde störungsfrei. In vier Fällen trat eine leichte Wundinfektion auf. Doch war auch in diesen Fällen das Endresultat in jeder Beziehung gut. Hult ist der Meinung, daß Leichenknochen und wahrscheinlich auch Tierknochen ebensogute Resultate geben würden.

J. F. Le Cocq, E. A. Le Cocq und Anderson operierten 74 Patienten mit tiefgekühlten homologen Knochenspänen. Auch sie verwenden ausschließlich operativ entnommenes Material, das bakteriologisch auf Sterilität geprüft wird. Spender mit Infektionskrankheiten oder malignen Tumoren werden nicht verwendet. Die Verfasser konservieren nach der Methode von Bush (— 20° bis — 25° C). Die Konservierungsdauer betrug fünf bis neunzig Tage. Es wurden folgende Eingriffe ausgeführt:

55 Wirbelsäulenversteifungen;
6 Arthrodesen;
3 Pseudarthrosen;
2 Osteosynthesen frischer Frakturen;

4 Knochenzysten;

1 Osteogenesis imperfecta;

3 verschiedene Operationen.

Neben massiven Spänen wurden auch „Chips" verwendet. — In drei Fällen trat eine postoperative Wundinfektion auf. In einem Fall (onlay graft bei Osteogenesis imperfecta) wurde eine starke Fremdkörperreaktion beobachtet. Der Span heilte aber trotzdem ein und der Eingriff war erfolgreich. In allen andern Fällen heilten die Operationswunden per primam intentionem.

Das Spätresultat steht von 56 Operationen fest. 48 davon waren erfolgreich, acht ohne Erfolg. Alle acht Mißerfolge betrafen Lumbosakralversteifungen. Bei fünf dieser Fälle handelte es sich um Recidivoperationen.

Bei acht Patienten mit Spondylitis tuberculosa und bei vier Patienten mit Gelenkstuberkulosen stammten die Späne von tuberkulosekranken Spendern. Alle diese Fälle waren erfolgreich.

Die Autoren machten einige wenige histologische Untersuchungen an konservierten Knochenspänen und sahen dabei wohlerhaltene Strukturen.

Die „bone bank" wird nach ihrer Meinung die Autoplastik nicht verdrängen. Konservierte Späne leisten jedoch dort ausgezeichnete Dienste, wo nicht genug Eigenmaterial erhältlich ist.

P. H. H a r m o n berichtet über 131 homoplastische Transplantationen mit konservierten Spänen. Er gewann die Späne zum Teil operativ (Thoraxoperationen) und zum Teil an Leichen. H a r m o n konservierte meistens mit dem Tiefkühlverfahren (keine genaue Angabe der verwendeten Temperatur). In 27 Fällen verwendete er die Merthiolatkonservierung nach der Methode von R e y n o l d s und O l i v e r. Die längste Konservierungsdauer betrug bei den tiefgekühlten Spänen zwei und bei den Merthiolatspänen drei Monate. Die Operationsserie von H a r m o n besteht aus folgenden Fällen:

51 Wirbelsäulenversteifungen,

35 Arthrodesen,

16 Pseudarthrosen,

9 Osteosynthesen bei frischen Frakturen,

8 Knochenzysten,

2 Osteomyelitiden,

10 verschiedene Operationen.

Nach den 131 Operationen trat nur einmal ein eindeutiger Wundinfekt auf und viermal eine Fistel mit teilweiser Sequestrierung des Spanes. Diese Wundstörungen betrafen ausschließlich Fälle, bei denen große, zusammenhängende Späne implantiert wurden. H a r m o n schließt daraus auf eine Überlegenheit der kleinen spongiösen Späne und der Corticalischips. Das klinische Spätresultat war mit Ausnahme eines Falles gut. Bei allen 16 Pseudarthrosen führte die Spanimplantation zur Konsolidierung. Bei einer im gleichen Zeitraum operierten Serie von 103 autoplastischen Transplantationen trat kein Infekt und keine Fistelbildung auf. Wenn auch die Verwendung konservierter Späne zahlreiche Vorteile bietet, so ist nach der Meinung H a r m o n s die Autoplastik in bezug auf Wundheilung und Einbau der Homoplastik überlegen.

C o n v e r s e und C a m p b e l l verwenden die Knochenkonservierung seit 1948 mit gutem Erfolg sowohl für homoplastische, als auch für autoplastische (mehrzeitige) Eingriffe. Sie konservieren bei einer Temperatur von — 20⁰ C. Neben Knochen bewahren sie auch Knorpelspäne (Ohrmuschelplastik) auf. Sie führten im ganzen bei 20 Patienten 36 Eingriffe mit konservierten Spänen aus. Homologe konservierte Knochenspäne verwendeten sie fünfmal:

    2 Stirnplastiken;
    2 Sattelnasen;
    1 Unterkieferplastik.

Aus Österreich berichtete zuerst Jörg B ö h l e r über die Errichtung einer „Knochenbank" am Unfall-Krankenhaus in Wien. Seine Erfahrungen sind allerdings noch sehr klein. Es wurden vier Fälle mit konservierten Spänen operiert. Das Material für die Knochenbank wurde an frisch amputierten Extremitäten entnommen. B ö h l e r entfernt das Periost sorgfältig und bewahrte die Späne anfänglich bei einer Temperatur von — 3⁰ bis — 4⁰ C und später bei — 25⁰ bis — 27⁰ C auf. Von den vier Spänen heilten drei reaktionslos ein, während im vierten Fall eine Infektion auftrat. Es handelte sich dabei um eine Defektpseudarthrose nach infizierter Tibiafraktur, bei der schon anläßlich der Spanimplantation im Narbengewebe Colibazillen gefunden wurden.

Wesentlich besser fundiert ist eine Arbeit von O. S c h m i d - S c h m i d s - f e l d e n aus dem Unfall-Krankenhaus Graz. S c h m i d weist darauf hin, daß die autoplastische Deckung von Knochendefekten, außer bei Kindern, besonders bei Amputierten oft auf große Schwierigkeiten stößt. Am Unfall-Krankenhaus Graz wurden bisher bei 41 Patienten konservierte homologe Knochenspäne verwendet. Alle Späne wurden operativ an lebenden Patienten entnommen. Das Periost wurde in allen Fällen entfernt. Die Aufbewahrung geschah im wesentlichen nach der ursprünglichen Methode von B u s h: trockene Konservierung bei Kühlschranktemperatur (+ 2⁰ bis + 4⁰ C). Die Konservierungsdauer betrug maximal vier Wochen. Ältere Späne wurden grundsätzlich nicht mehr verwendet. Auf die Übereinstimmung der Blutgruppe zwischen Spender und Empfänger wurde kein Wert gelegt. Hingegen wurde der Rhesus-Faktor in acht Fällen berücksichtigt. Dies geschah bei Frauen im gebärfähigen Alter, bei denen eine Sensibilisierung vermieden werden sollte. Die Späne dienten für folgende Eingriffe:

    4 Wirbelsäulenversteifungen;
   17 Arthrodesen;
    8 Osteosynthesen bei veralteten Frakturen;
    1 frische Tibiakopffraktur;
    6 Pseudarthrosen (darunter 2 Navicularepseudarthrosen);
    2 Pfannendachplastiken des Hüftgelenkes;
    3 verschiedene Operationen.

Bei neun dieser Fälle wurde ausschließlich Spongiosa implantiert. Nach den größeren Eingriffen wurde prophylaktisch Penicillin verabfolgt.

Die Operationswunden heilten in 38 Fällen per primam intentionem. In drei Fällen trat ein Infekt auf, so daß die Wundheilung per secundam erfolgte. Der weitere Verlauf war jedoch auch in diesen drei Fällen komplikationslos. Die klinischen Resultate sind, soweit sie sich schon beurteilen lassen, durchwegs gut. S c h m i d schreibt am Schluß seiner Ausführungen: „Auf Grund unserer bisherigen Erfahrungen mit der ‚Knochenbank' glauben wir, die ermutigenden Aspekte der amerikanischen Autoren bestätigen und das Verfahren der Konservierung und Transplantation von homoplastischem Knochenmaterial empfehlen zu können."

Im Austral. N. Zealand J. Surg. veröffentlichte H. K. C h r i s t i e neun Fälle von Transplantation homologer konservierter Knochen- oder Knorpelspäne [1]. Der Verfasser verwendet eine „feuchte Konservierungsmethode (wet storage)“. Er prüft vor der Implantation nicht nur die Sterilität der Späne, sondern auch der Konservierungsflüssigkeit. Bei der Transplantation in ein infiziertes Milieu appliziert er örtlich Sulfathiazol und Penicillin oder Streptomycin. C h r i s t i e bevorzugt Spongiosaspäne, und zwar vor allem solche, die rotes Knochenmark enthalten. Aus diesem Grunde hält er Späne aus dem Darmbeinkamm, aus Rippen oder aus Fußwurzelknochen für besser als solche aus dem proximalen Tibiaende. Nach seiner Ansicht eröffnet die Knochenkonservierung, zusammen mit den Antibiotica, neue Perspektiven für die Knochenchirurgie. Die Anwendung konservierter homologer Späne hält er für besonders vorteilhaft bei kleinen Kindern, bei Patienten mit generalisierten Skeletterkrankungen oder bei solchen mit reduziertem Allgemeinzustand, insbesondere bei der Spondylitis tbc.

Die Zusammenstellung des bisherigen Schrifttums zeigt, daß die Knochenkonservierung bereits eine große Verbreitung gefunden hat. Die Zahl der zum Teil allerdings sehr summarisch publizierten Fälle beträgt mehr als 1600. Die Tab. 1 auf S. 60 gibt einen Überblick über die *Art der Operationen*, die mit konservierten Knochenspänen ausgeführt wurden. Es konnten dabei nur jene Autoren berücksichtigt werden, die detaillierte Zahlenangaben darüber machten. Weitaus an erster Stelle stehen die Spanversteifungen der Wirbelsäule (717 Fälle). Außer den in der Tabelle aufgeführten Autoren verwendeten auch J u d e t und A r v i s e t die Späne hauptsächlich zur Wirbelsäulenversteifung. Neben Kyphoskoliosen, Arthronosen und Lumbosacralbeschwerden, wurden vor allem Fälle von Spondylitis tuberculosa mit konservierten Spänen versteift. Gerade bei dieser Erkrankung, bei der der Allgemeinzustand der Patienten oft reduziert ist, ist die verminderte Operationsbelastung von großer Bedeutung. Die früher gelegentlich geübte zweizeitige Operation (S p e e d, S m i t h u. a.) ist ohne Zweifel belastender als die Implantation konservierter Späne.

An zweiter Stelle, in bezug auf die Häufigkeit, kommen die Pseudarthroseoperationen mit konservierten Spänen (209 Fälle). Im Vordergrund stehen dabei Pseudarthrosen langer Röhrenknochen. Aber auch Schenkelhalspseudarthrosen wurden mehrfach (I n c l a n, Z i m b r o n) und Pseudarthrosen des os naviculare vereinzelt (S c h m i d - S c h m i d s f e l d e n) mit konservierten Spänen operiert. Bei den Pseudarthroseoperationen hat das konservierte Material den großen Vorteil, daß es in beliebiger Menge zur Verfügung steht. In vielen Fällen handelte es sich um große Defektpseudarthrosen nach infizierten offenen Frakturen (Kriegsverletzungen). Gerade hier zeigt sich, daß die Knochenkonservierung, zusammen mit den modernen Antibiotica, neue Möglichkeiten eröffnet. Mit Recht wird von vielen Autoren darauf hingewiesen, daß der Erfolg weitgehend von einer genügenden und gesunden Weichteilbedeckung abhängt. Diese Verhältnisse müssen gegebenenfalls vor der Pseudarthroseoperation durch plastische Eingriffe saniert werden. Wenn diese Voraussetzung erfüllt ist, sind die Erfolgschancen auch bei großen Defekten und in ehemals infizierten Lagern erstaunlich gut.

An dritter Stelle der Häufigkeit folgen die Arthrodesen (143 Fälle). Am häufigsten wurden Spanversteifungen am Knie- und Hüftgelenk durchgeführt. Eine weitere Indikation bildeten Defekte nach Entfernung von Knochentumoren (32 Fälle) und Zysten (35 Fälle). Auch osteomyelitische Defekte (22 Fälle) wurden mit konserviertem Material gedeckt.

---

[1] Die Arbeit war uns bisher nur im Auszug zugänglich.

Tabelle 1. *Die bisherigen Anwendungsgebiete konservierter Knochenspäne.*

Autoren	Total der Fälle	Wirbelsäulen-versteifung	Pseudarthrosen und veraltete Frakturen	Arthrodesen	Knochen-tumoren	Frische Frakturen	Knochenzysten	Hüftgelenks-plastiken	Osteomyelit. Defekte	Arthrorisen	Osteogenesis imperfecta	Defekte nach Osteotomie	Schädeldefekte	Verschiedene Operationen
Inclan	52	26	13	3		8								2
Bush, Garber	104	69	19	2		4	6				4			
Wilson	259	163	30	20					12					34
Weaver	49		20	14	9				2		2			2
Reynolds, Oliver	42	15	9	5	3	2			5		2			1
Coley, Higinbotham	16				9		7							
Herbert, Paillot	82	61	2	8	2	1				2	4			2
Sicard, Binet	203	184	3	4				7		3				2
Guilleminet, Stagnara	(?)13	7	1		2		2							1
Zimbron	(?)134	35	43	20	5	4	7	4		6	4	4	2	
Stuck, Dandridge	60	8	33	5	1	12			1					
Hult	48	39	3	4			1	1						
Le Cocq, Anderson	74	55	3	6		2	4				1			3
Harmon	131	51	16	35		9	8		2			2	1	7
Schmid-Schmids-felden	41	4	14	17	1	1			2					2
	1308	717	209	143	32	43	35	14	22	11	9	14	3	56

Zur operativen Fixation frischer Frakturen werden immer häufiger konservierte Späne verwendet (Inclan, Bush, Zimbron, Stuck und Dandridge, Adams). Gegenüber den Metallosteosynthesen oder andern Alloplastiken hat diese Methode den Vorzug, daß eine spätere Entfernung des Materials nicht nötig ist und daß außerdem die Osteogenese zusätzlich angeregt wird.

In einigen Fällen wurden auch Hüftgelenksplastiken, insbesondere Pfannendachplastiken bei kongenitalen Luxationen, mit konserviertem Knochenmaterial ausgeführt (Sicard und Binet, Zimbron, Schmid-Schmidsfelden).

Für Arthrorisen wurden konservierte Späne bis jetzt nur vereinzelt verwendet (Sicard und Binet, Zimbron, Herbert und Paillot). Dasselbe gilt für Pseudarthrosen und andere Defekte bei Osteogenesis imperfecta (Bush und Garber, Zimbron). Bei dieser, allerdings seltenen Erkrankung, sind die Vorteile des konservierten homologen Spanes besonders überzeugend. Über die Deckung von Schädeldefekten mit konservierten Spänen berichteten bisher nur Zimbron, Harmon, Converse und Campbell.

In bezug auf *Spender* und *Spanentnahme* zeigen sich bei den verschiedenen Autoren einige Unterschiede. Die meisten Autoren gewannen ihre Späne vorwiegend oder ausschließlich operativ an lebenden Patienten. Bei autoplastischen Knochentransplantationen wurde überschüssiges Material entnommen und in der Knochenbank aufbewahrt. Eine weitere, verhältnismäßig ergiebige Quelle bilden Thoraxoperationen oder transthorakale Eingriffe. Die entfernten Rippen liefern vorwiegend spongiöse Späne. Daneben geben (aseptische) Amputationen beliebig große Corticalisspäne sowie Spongiosa (Fußwurzelknochen, Tibiakopf). Nur wenige Autoren verwendeten freiwillige Knochenspender, die sich den Span operativ entnehmen ließen (Inclan, Bush und Garber). In diesen wenigen Fällen handelte es sich meist um nahe Verwandte des Patienten (Eltern oder Geschwister). Diese Art der Übertragung wurde auch Syngenesioplastik genannt.

Verschiedene Autoren verwendeten neben diesen operativ entnommenen Spänen auch solche von frisch verstorbenen Patienten. Rojas, Sanchez und Zimbron konservieren sogar ausschließlich solches Material, ebenso Sicard und Binet. Die Entnahme der Späne erfolgt in der Regel in den ersten zwei bis drei Stunden nach dem Tode. Einheilungsunterschiede zwischen diesen und an Lebenden entnommenen Spänen konnten nicht festgestellt werden. Die Entnahme an Leichen hat den Vorteil, daß praktisch beliebig große Späne gewonnen werden können. Während in Frankreich die Spanentnahme an Leichen gesetzlich erlaubt ist (Sicard und Binet), scheinen in Amerika in dieser Hinsicht gewisse Schwierigkeiten zu bestehen. Nach Wilson ist eine Spanentnahme nach dem Tode auch dann nicht erlaubt, wenn sich der Patient vorher ausdrücklich damit einverstanden erklärte. Nur die Angehörigen haben ein Verfügungsrecht. Ihr Einverständnis ist jedoch oft nicht innert nützlicher Frist erhältlich.

Einige französische Autoren sind noch einen Schritt weitergegangen. Sie verwenden als Knochenspender nicht nur menschliche Leichen, sondern auch frisch geschlachtete Kälber. Judet und Arviset, sowie Guilleminet, Stagnara und Dubost-Perret halten diese heterologen Späne für ebensogut wie die homologen. Ähnlicher Auffassung sind Herbert und Paillot. Da jedoch genügend homologes Material zugänglich ist, halten die letzteren eine routinemäßige Verwendung von Tierknochen nicht für notwendig. Die Ansicht dieser Autoren von der Gleichwertigkeit der Heteroplastik stützt sich im wesentlichen auf die Erfahrung an klinischen Fällen. Sie ist bis jetzt experimentell noch nicht genügend fundiert. Die Heteroplastik besitzt zudem den Nachteil, daß eine zuverlässige sterile Knochenentnahme an Tieren auf beträchtliche Schwierigkeiten stößt.

Ob das Alter des Knochenspenders eine wesentliche Rolle spielt, ist noch nicht mit Sicherheit entschieden. Im allgemeinen werden, rein gefühlsmäßig, jugendliche Spender bevorzugt. Inclan verwendete in einem Falle einen Span eines neun Monate alten Fötus. Zimbron prüft die Frage einer allgemeinen Verwendung fötaler Knochen. Anderseits verwendeten Sicard und Binet, sowie Stuck und Dandridge mit gutem Erfolg Späne von über 75jährigen Spendern.

Alle Autoren sind sich darüber einig, daß auf die Vermeidung einer Infektionsübertragung besonderes Gewicht gelegt werden muß. Wenn Walsh glaubt, daß die Tiefkühlung davor schütze, so ist dies zweifellos unrichtig. Wir sahen, daß verschiedene Krankheitserreger sehr tiefe Temperaturen zu ertragen vermögen. Die Spanentnahme wird deshalb von allen Autoren unter streng aseptischen Kautelen ausgeführt. Die meisten prüfen die Sterilität ihrer Späne durch bakteriologische Untersuchungen. Spender mit positiver Wassermannscher Reaktion, oder solche, die kürzlich eine Hepatitis epidemica oder Malaria durchmachten, werden eliminiert. Wilson erlebte in zwei Fällen nach der Spanimplantation eine Hepatitis und in einem Fall eine Malaria. Alle drei Patienten erhielten jedoch auch Bluttransfusionen, und er konnte einwandfrei nachweisen, daß diese für die Übertragung der Krankheiten verantwortlich waren.

Weniger einheitlich sind die Auffassungen in bezug auf die Möglichkeit einer Tumorübertragung. Während besonders Lipscomb, aber auch Weaver, Sicard und Binet, sowie Le Cocq und Anderson alle Träger neoplastischer Prozesse als Spender grundsätzlich ausscheiden, sind Coley und Higinbotham viel weniger ängstlich. Sie verwenden Rippen von Patienten, die wegen Lungen- oder Mediastinaltumoren operiert wurden ohne Bedenken, sofern sie nicht gerade makroskopisch sichtbare Metastasen enthalten. Die beiden Autoren stützten sich dabei auf die Tatsache, daß bisher noch kein Fall von homoplastischer Tumorübertragung beim Menschen bekannt geworden ist.

Eine Übereinstimmung der Blutgruppen zwischen Spender und Empfänger ist nach allgemeiner Auffassung für die Einheilung des Spanes nicht von Belang (Smith, Bush, Wilson, Sicard und Binet). Dasselbe trifft nach der Ansicht von Bush und Garber auch für den Rhesus-Faktor zu. Einzig Schmid-Schmidsfelden berücksichtigte ihn bei Frauen im gebärfähigen Alter.

Die meisten Autoren verwenden sowohl konservierte Corticalisspäne als auch Spongiosaspäne. Einzig Speed und Smith brauchten bisher ausschließlich Corticalisspäne, während Coley und Higinbotham nur Rippenstücke (vorwiegend Spongiosa) implantierten.

Das Periost wird von der Mehrzahl der Autoren vor der Konservierung sorgfältig entfernt. Herbert und Paillot halten die Mitverpflanzung von Periostresten nicht nur für unnütz, sondern geradezu für schädlich. Weaver dagegen konservierte seine Späne samt dem Periost.

Die *Konservierungsmethoden* der verschiedenen Autoren zeigen zum Teil nicht unerhebliche Unterschiede. Die überwiegende Mehrzahl verwendet zwar irgendein Kälteverfahren (Kühlschrank oder Tiefkühlung). Reynolds und Oliver dagegen konservierten ausschließlich in einer wässerigen Merthiolat-Lösung. Dabei spielt es keine Rolle, ob die Aufbewahrung bei Kühlschranktemperatur oder bei Zimmertemperatur erfolgt. Auch R o j a s und S a n c h e z, sowie Z i m b r o n und I n c l a n machten vereinzelte Versuche mit der Merthiolat-Konservierung. Während R e y n o l d s und O l i v e r keine Nachteile dieses Verfahrens beobachteten, soll I n c l a n bei zwei Patienten eine schuppende Quecksilberdermatitis gesehen haben (Z i m b r o n).

Bei der Kältekonservierung müssen wir unterscheiden zwischen der gewöhnlichen Kältekonservierung (Kühlschranktemperatur) und Tiefkühlung (Temperaturen unter — 10° C). Kühlschranktemperatur verwendeten I n c l a n, S c h m i d - S c h m i d s f e l d e n und im Anfang auch B u s h und G a r b e r, sowie B ö h l e r. Die übrigen Autoren konservieren bei Temperaturen unter — 10° C. W e a v e r ging anfänglich bis auf — 40° C, später auf — 20° C bis — 25° C. Bei einer ähnlichen Temperaturstufe konservieren B u s h und G a r b e r (— 20° bis — 30° C), W i l s o n (— 23° bis — 29° C), C o l e y und H i g i n b o t h a m (— 23° bis — 29° C), S p e e d und S m i t h (— 20° bis — 30° C), L e C o c q und A n d e r s o n (— 20° bis — 25° C), sowie B ö h l e r (— 25° bis — 27° C). H u l t konserviert bei — 13° bis — 15° C, S t u c k und D a n d r i d g e bei — 12° C. Auch die französischen Autoren verwenden im allgemeinen etwas höhere Temperaturen (J u d e t und A r v i s e t — 15° bis — 20° C). H e r b e r t und P a i l l o t verwenden ein Schnellgefrierverfahren, indem sie das den Span enthaltende Gefäß in Alkohol von — 35° C tauchen.

Dem Auftauen der gefrorenen Späne wird im allgemeinen keine besondere Beachtung geschenkt. Einzig S t u c k und D a n d r i d g e legen großen Wert darauf, daß dieser Prozeß möglichst langsam vor sich geht (zwölf Stunden Kühlschrank, zwei Stunden Zimmertemperatur).

Die meisten Autoren konservieren trocken, d. h. sie verwenden als Konservierungsmilieu gewöhnliche Luft. I n c l a n dagegen legte seine Späne entweder in Zitratblut oder gelegentlich in Ringerlösung. Im allgemeinen verwendete er das Zitratblut des Spenders. Der Zweck der Konservierungslösung besteht in erster Linie darin, ein Austrocknen der Späne zu verhindern. C h r i s t i e verwendet ebenfalls die „feuchte Konservierung".

In Tab. 2, S. 64, sind die verschiedenen Konservierungsarten zusammengestellt.

Die Konservierungsdauer variiert bei den verschiedenen Autoren stark. Nach B u s h und G a r b e r bleiben die Späne bei Kühlschranktemperatur drei Wochen lang, bei Tiefkühlung für eine unbegrenzte Dauer verwendungsfähig. In der Operationsserie von I n c l a n schwankte die Konservierungsdauer zwischen drei und 63 Tagen, bei W i l s o n betrug sie ein bis 705 Tage, bei W e a v e r drei bis 308 Tage und bei Z i m b r o n ein bis drei Wochen. S c h m i d - S c h m i d s f e l d e n verwendete mehr als vier Wochen alte Späne nicht mehr. W i l s o n schlägt vor, die maximale Konservierungsdauer auf ein Jahr zu beschränken.

W e a v e r und Z i m b r o n versandten Späne zu Transplantationszwecken nach auswärts. Sie verwendeten dazu isolierte Behälter, wie sie für Ice-Cream gebraucht werden. Als Kühlmittel diente Kohlensäureschnee.

Die Tab. 2, S. 64, gibt einen Überblick über die von den verschiedenen Autoren erzielten *Resultate*. Wir unterscheiden zwischen dem Frühresultat (Wundheilung) und dem Spätresultat. In der Rubrik „postoperative Wundinfektionen" wurden auch die, von den Autoren als leichte, oberflächliche Wundinfekte bezeichneten Störungen, die oft in kurzer Zeit heilten, mitgerechnet. Ebenso figurieren darunter alle Eiterungen nach Spanimplantation in ein bereits infiziertes Lager. Auf diese Weise kommen auf 1372 Fälle 65 infektionsbedingte Wundheilungsstörungen. Dies macht rund 4,7%. Die Ziffer darf

Tabelle 2. *Die verschiedenen Konservierungsmethoden, Infekte und Spätresultate.*

Autoren, Publikationsjahr	Konservierungsverfahren		Anzahl der Operationen	Infektionen	Klin. Spätresultate	
	Temperatur	Milieu			gut (knöch. Heilung)	schlecht (Pseudarthro. Resorpt. etc.)
Inclan 1941	$+2^0$ bis 5^0C	Zitratblut, Ringerlösg.	52	—	32	10
Bush, Garber 1947	Kühlschrank -20^0 bis -30^0C	Luft	104	2	101	3
Wilson 1947/51	-23^0 bis -29^0C	Luft	307	14	216	37
Weaver 1949	-40^0, -20^0 bis -25^0	Luft	49	4	$40^1/_2$	$8^1/_2$
Reynolds, Oliver 1949/50	Kühlschrank- od. Zimmertemp.	Merthiolat	42	1	35	7
Rojas, Sanchez 1949	unter -10^0C	Luft, vereinzelt Merthiolat	18	2	16	2
Coley, Higinbotham 1949	-23^0 bis -29^0C	Luft	16	1	5	1
Speed, Smith 1949	-20^0 bis -30^0C	Luft	30	—	—	—
Judet, Arviset 1949	-15^0 bis -20^0C	Luft	ca. 30	1	—	—
Herbert, Paillot 1949/50	Gefrier. b. -35^0C Aufbew. b. -15^0C	Luft	87	2	—	—
Sicard, Binet 1950	Gefrier. b. -35^0C Aufbew. b. -15^0C	Luft	203	3	36	7
Guilleminet, Stagnara 1950	-35^0 bis -70^0C	Luft	14	—	—	—
Zimbron 1950	-20^0 bis -30^0C	Luft	128 (325)	14	117	11
Stuck, Dandridge 1950	-12^0C	Luft	60	4	57	3
Okelberry 1950	?	?	ca. 30	1	—	—
Adams 1950	?	?	ca. 160	—	—	—
Hult 1950	-13^0 bis -15^0C	Luft	48	4	48	—
Le Cocq, Anderson 1950	-20^0 bis -25^0C	Luft	74	3	48	8
Harmon 1950	Tiefkühlung	Luft Merthiolat	131	5	130	1
Böhler 1950	-3^0 bis -4^0C -25^0 bis -27^0C	Luft	4	1	—	—
Schmid-Schmidsfelden 1950	$+2^0$ bis $+4^0$C	Luft	41	3	—	—
Christie 1950	?	Flüssigkeit	9	—	—	—
			1637	65 =4,7%	$881^1/_2$ =90%	$98^1/_2$ =10%

als niedrig bezeichnet werden. C a m p b e l l (1931) verzeichnete — allerdings vor der Ära der Chemotherapie — bei 104 autoplastischen Spantransplantationen wegen Pseudarthrosen 17 postoperative Infekte, das heißt mehr als 16%.

Die Spätresultate liegen nur etwa bei der Hälfte aller publizierten Fälle vor. Vor Ablauf von mindestens 6 Monaten kann darüber nichts ausgesagt werden. Als „gut" bezeichneten wir Fälle, die klinisch und meist auch röntgenologisch eine bereits abgeschlossene oder schon fortgeschrittene knöcherne Einheilung mit entsprechendem funktionellem Resultat zeigten. Als „schlecht" wurden alle klinischen Versager bezeichnet, d. h. Fälle mit keiner oder ungenügender knöcherner Einheilung (mangelhafter Einbau, schleichende Spanfraktur, Spanresorption oder Spanausstoßung).

Wir sind uns bewußt, daß die Zusammenstellung eines so heterogenen Materials nur ein ungefähres, grobes Bild vermitteln kann. Die Operationsserien stammen von 22 verschiedenen Autoren oder Autorengruppen. Die Heilungsziffern hängen nicht nur von den zahlreichen Faktoren der Operationsvorbereitung, der Operationstechnik und der Nachbehandlung, sondern entscheidend auch von der Art und Auswahl der Fälle ab. Außerdem gibt es bei der Beurteilung Grenzfälle, wo es weitgehend Ermessenssache ist, ob man sie als Erfolg oder als Mißerfolg buchen will. Unsere Zusammenstellung der Spätresultate kann deshalb nicht den Wert einer exakten einheitlichen Operationsstatistik haben.

Auf total 980 Fälle, deren Endresultat einigermaßen feststeht, kommen $881^{1}/_{2}$ Heilungen und $98^{1}/_{2}$ Versager [1]. In Prozente umgerechnet macht dies 90% Heilungen und 10% Versager. Die Zahl der Versager erscheint verhältnismäßig hoch. C a m p b e l l sah jedoch bei seiner oben zitierten Serie von 104 autoplastischen Transplantationen ebenfalls 11% Versager. Aus der neuesten Zeit liegt keine Publikation einer größeren Operationsserie vor, die einen Vergleich mit der Autoplastik erlauben würde. Einzig S i c a r d und B i n e t verglichen ihre Resultate mit konservierten Spänen mit einer entsprechenden Serie von 100 autoplastischen Transplantationen. Sie stellten fest, daß die Heilungsziffern bei den konservierten Spänen sogar besser waren.

Im ganzen äußern sich alle Autoren über die Verwendung konservierter homologer Knochenspäne auffallend positiv. Eine Stimme, die nach eigener Prüfung die Methode ablehnt, fanden wir nirgends. Der Grad der Begeisterung läßt allerdings deutliche Nuancen erkennen. Am zurückhaltendsten ist wohl L i p s c o m b, der jedoch bisher keine eigene Operationsserie veröffentlichte. Er hält gefühlsmäßig die Autoplastik mit frischen Spänen für überlegen und möchte sie deshalb als Standardmethode beibehalten. Dort jedoch, wo die Autoplastik gefährlich oder unmöglich ist, leistet nach seiner Ansicht der konservierte Span wertvolle Dienste. Die Mehrzahl der amerikanischen Autoren geht jedoch weiter, sie halten eine ausgiebigere Anwendung der Knochenkonservierung schon heute für angezeigt. Sie sehen keinen grundsätzlichen Unterschied in der Einheilung zwischen frischen autologen und konservierten homologen Spänen. Die Einheilung geht beim konservierten Span lediglich etwas langsamer vor sich. Dieser eine Nachteil wird aber, nach ihrer Meinung, durch zahlreiche Vorteile reichlich aufgewogen. — Am rückhaltslosesten setzen sich die französischen Autoren für die Knochenkonservierung ein. J u d e t und A r v i s e t, sowie G u i l l e m i n e t, S t a g n a r a und D u b o s t - P e r r e t empfehlen und üben bereits die Heteroplastik (tiefgekühlte Knochen von Kälbern). H e r b e r t

---

[1] Der halbe Fall geht auf die Operationsserie von W e a v e r zurück, der bei einer Pseudarthrose beider Vorderarmknochen nur eine Konsolidierung des Radius erzielte und dies als halben Erfolg taxierte.

nennt die Knochenkonservierung eine der größten Errungenschaften der Knochenchirurgie. Er schreibt weiter: „Es ist sicher, daß bis in einigen Jahren die Spanentnahme beim Patienten selbst außer Gebrauch kommen wird."

Der verhältnismäßig großen Zahl klinischer Arbeiten über die Knochenkonservierung steht eine nur kleine Zahl wissenschaftlicher und experimenteller Arbeiten gegenüber. Im Rahmen der klinischen Publikationen berichteten zwar einzelne Autoren über histologische Untersuchungen an konservierten Spänen. Inclan, Wilson, Herbert, Sicard und Binet, sowie Le Cocq und seine Mitarbeiter versuchten auf diese Weise festzustellen, welche Veränderungen die Knochenspäne durch die Konservierung erleiden. Sie fanden übereinstimmend, daß die morphologische Struktur, mindestens im Anfang, auffallend gut erhalten bleibt. Herbert sah besonders gut erhaltene Knochenzellen bei rascher Abkühlung und entwickelte deshalb sein Schnellgefrierverfahren. Sicard und Binet nehmen auf Grund der wohlerhaltenen Struktur an, daß die Späne am Leben bleiben. Wir können diese Schlußfolgerung allerdings nicht teilen, denn erhaltene Struktur heißt noch lange nicht erhaltenes Leben.

Neben diesen Untersuchungen gefrorener Späne hatten einige Autoren vereinzelt Gelegenheit, einen konservierten Span längere Zeit nach der Implantation bioptisch oder autoptisch zu untersuchen (Inclan, Bush, Wilson, Sicard und Binet, Zimbron). Sie fanden in allen Fällen einen abgestorbenen Span, der im Begriffe stand, durch neues, junges Knochengewebe ersetzt zu werden. Diese Befunde entsprechen also genau denjenigen, die man auch bei frischen autoplastischen Transplantaten erheben kann.

Implantationsversuche an Tieren wurden bisher nur von wenigen Autoren gemacht. Inclan stellte fest, daß drei Wochen lang konservierte Späne bei Kaninchen und Hunden glatt einheilten. Ob er ins knöcherne Lager oder ins Weichteillager implantierte, schreibt er nicht. — Ausführlicher berichtete Bush über Implantationsversuche an 19 Kaninchen. Er transplantierte Späne aus dem Darmbeinkamm, und zwar wieder in die Beckenschaufel. Dabei verglich er das Verhalten autologer und homologer, frischer, tiefgekühlter und gekochter Späne. Die Einheilung erfolgte bei allen diesen Spänen auf die gleiche Weise. Die Einheilungsdauer zeigte jedoch beträchtliche Unterschiede, über die wir auf S. 44 näher berichteten. — Sehr schöne Transplantationsversuche an Hunden machten Reynolds und Oliver. Wie wir auf S. 48 ausführlich berichteten, untersuchten sie die Einheilung verschiedener Corticalisspäne in der Tibia (frische, gekochte, tiefgekühlte und in Merthiolat aufbewahrte Späne). Auch sie stellten grundsätzlich gleiche Vorgänge, jedoch leicht verzögerte Einheilung bei den konservierten Spänen fest. Zu ähnlichen Resultaten kommt Wilson, der das Verhalten frischer autologer und konservierter homologer Späne verglich (S. 46). Guilleminet, Stagnara und Dubost-Perret machten heteroplastische Transplantationsversuche (S. 53).

1947 berichtete de Bruyn am amerikanischen Zoologenkongreß über interessante Transplantationsversuche an Kaninchen. Er pflanzte in die Oberschenkelmuskulatur homoplastisch und autoplastisch kleine Knochenspäne, Knochenmarkstücke und Perioststücke. Neben frischen, unveränderten Implantaten untersuchte er auch solche, die vorher in flüssigem Stickstoff oder in Kohlensäureschnee gefroren wurden. Die Tiere wurden nach sechs bis vierundzwanzig Tagen getötet und die Implantationsstellen auf Knochenneubildung untersucht. De Bruyn fand in keinem Falle eines homologen Implantates

Knochenneubildung. Bei allen autologen Implantaten bewirkte sowohl der flüssige Stickstoff, als auch der Kohlensäureschnee eine Verminderung der Osteogenese. So zeigten z. B. von 23 frisch implantierten Knochenspänen elf, von 23 gefrorenen Spänen nur vier Knochenneubildung. Daß d e B r u y n bei den homologen Implantaten nie Knochenneubildung sah, steht im Widerspruch zu den Ergebnissen von zahlreichen anderen Untersuchern und beruht wohl auf der kurzen Beobachtungszeit von längstens 24 Tagen.

K i m b a l l (1949) implantierte frische, tiefgekühlte und gekochte, homologe und heterologe Knochenspäne in die vordere Augenkammer von Meerschweinchen. Er kommt zum Schluß, daß die frisch transplantierten, homologen Späne überleben, während die heterologen zwar absterben, aber trotzdem die Umgebung zu Knochenneubildung anregen. Die osteogenetische Kraft der Späne wurde durch neuntägiges Gefrieren praktisch nicht beeinträchtigt. K i m b a l l nimmt deshalb an, daß das Gefrieren eine Zersetzung der Knochenzellen verhindert, so daß sie ihre osteogenetische Kraft behalten.

K i e h n , F r i e d e l l und M c I n t y r e untersuchten das Verhalten von Knochentransplantaten gegenüber intravenös verabreichtem radioaktivem Phosphor (P^{32}). Sie gingen dabei von der Überlegung aus, daß ein Transplantat, das den Ernährungsanschluß und damit auch den Anschluß an den Gesamtstoffwechsel gefunden hat, auch radioaktiven Phosphor aufnehmen muß. Die mit einem G e i g e r - M ü l l e r - Zähler gemessene Menge des aufgenommenen Phosphors kann somit als Gradmesser für den lebenden Einbau des Spanes gelten. Die Autoren untersuchten auf diese Weise das Verhalten frischer, bei 0° C konservierter und gekochter Späne. Frische und gefrorene Späne beginnen schon vom zweiten Tage an P^{32} aufzunehmen. Diese Assimilation nimmt in den folgenden Tagen rasch zu. Die Kurven für gefrorene und frische Späne laufen ungefähr parallel, doch bleiben die von den gefrorenen Spänen aufgenommenen P^{32}-Werte bis zum 37. Tag immer hinter den Werten der frischen Späne zurück. Die Konservierungsdauer der gefrorenen Späne blieb ohne Einfluß auf die Phosphoraufnahme. Ganz anders verhalten sich gekochte Späne. Sie nehmen zwar von Anfang an — offenbar durch Diffusion — geringe Mengen Phosphor auf, ohne daß aber im weiteren Verlauf diese Menge noch ansteigt. K i e h n schließt aus diesen Ergebnissen, daß der tote, gekochte Knochen keinen lebendigen Anschluß findet, während die bei 0° C konservierten Späne wie lebende Implantate eingebaut werden [1].

Zusammenfassend ergaben die bisher veröffentlichten experimentellen Untersuchungen über die Knochenkonservierung folgendes:

1. Histologische Untersuchungen gefrorener Späne zeigen im allgemeinen gut erhaltene Struktur. Vergleichende Untersuchungen mit verschiedenen Konservierungsverfahren wurden bisher noch nicht gemacht.

2. Transplantationsversuche ins knöcherne Lager zeigten grundsätzlich gleiche Vorgänge (Absterben des Spanes und Substitution durch junges Knochengewebe) bei frischen autologen und bei konservierten homologen Spänen. Im gleichen Sinne sprechen bioptische und autoptische Untersuchungen menschlicher Späne. Die Einheilung scheint jedoch beim konservierten Span, mindestens in der Anfangszeit, langsamer vor sich zu gehen als beim frischen Span.

---

[1] Anmerkung bei der Korrektur: Über ähnliche Untersuchungen berichteten kürzlich R. T. O d e l l, C. B. M u e l l e r und J. A. K e y (Journ. Bone and Joint Surg. **33 A**, 324 [1951]).

3. Die wenigen Transplantationen ins Weichteillager ergaben widersprechende Resultate: D e B r u y n fand bei Implantationsversuchen in die Muskulatur in der Umgebung autologer gefrorener Späne weniger Knochenneubildung als bei frischen Spänen. Auch W i l s o n beobachtete späteres Einsetzen der Regenerationsprozesse bei konservierten Spänen. Transplantationen in die vordere Augenkammer dagegen zeigten keine Herabsetzung der Osteogenese durch Gefrieren der Späne (K i m b a l l).

4. Assimilationsversuche mit radioaktivem Phosphor sprechen dafür, daß gefrorene Späne grundsätzlich auf dieselbe Weise, aber etwas langsamer eingebaut werden als frische. Gekochte Späne zeigen bei diesen Versuchen keinen lebenden Einbau.

5. Eigene experimentelle Untersuchungen.

Unsere Kenntnisse über die Veränderungen, die die Späne bei der Konservierung erleiden, sind noch sehr lückenhaft. Keine der bisher empfohlenen Konservierungsmethoden stützt sich auf exakte Untersuchungen. Im Gegenteil, beim Studium des Schrifttums erkennt man, daß es meist nur Zufälligkeiten oder gefühlsmäßige Einstellungen waren, die die Autoren veranlaßten, diese oder jene Konservierungsart zu wählen. Besonders deutlich kommt dies z. B. in der Publikation von Jörg B ö h l e r zum Ausdruck. Nachdem er über vier eigene Fälle verfügt, schreibt er, daß er ursprünglich bei — 3⁰ bis — 4⁰ C konservierte, seit er jedoch eine Tiefkühltruhe besitze, konserviere er bei — 25⁰ bis — 27⁰ C. Weder experimentelle Tatsachen, noch theoretische Überlegungen sprechen jedoch für den primitiven Grundsatz: je kälter, desto besser. Es ist im Gegenteil anzunehmen, daß es eine optimale Temperaturstufe gibt, die ohne Schaden weder über- noch unterschritten werden kann. Ein erstes Ziel der Forschung wird es sein, diesen günstigsten Temperaturbereich herauszufinden. Wir berichten im folgenden über eine Anzahl eigener Untersuchungen in dieser Richtung.

Wenn wir uns nur mit der Kältekonservierung beschäftigen, soll dies nicht heißen, daß wir die Lösung der Knochenkonservierungsfrage einseitig in dieser Richtung suchen. Wir dürfen uns beim heutigen Stand der Dinge auf keinen Fall schon endgültig festlegen. Wir könnten uns vorstellen, daß die Kältekonservierung durch bessere Methoden abgelöst werden kann. Vorläufig scheint es uns aber das aussichtsreichste Verfahren zu sein. Gegen alle chemischen Konservierungsmethoden und gegen die Merthiolat-Konservierung im besonderen hegen wir jedoch grundsätzliche Bedenken. Jede Konservierung, bestehe sie nun in der Anwendung von Hitze, Kälte oder chemischen Mitteln, beruht letzten Endes auf einer Hemmung oder Abtötung der Mikroorganismen, sowie auf einer Hemmung der autolytischen Vorgänge im Gewebe. Um diese Wirkung zu erzielen, muß immer eine gewisse Mitschädigung des zu konservierenden Gewebes in Kauf genommen werden. Bei der chemischen Konservierung ist diese Schädigung — genau wie beim Kochen — irreversibel. Der große Vorteil der Kältekonservierung liegt demgegenüber darin, daß die durch sie gesetzte Schädigung weitgehend reversibel ist. Aus diesen Überlegungen geben wir der Kältekonservierung den unbedingten Vorzug. Beim Merthiolat kommt dazu, daß es als organisches Quecksilberpräparat — abgesehen von der lokalen Gewebstoxizität — auch allgemein toxisch wirken kann. Die Erfahrungen I n c l a n s, der zweimal im Anschluß an die Implantation von „Merthiolat-Spänen“ eine Dermatitis sah, scheinen dies zu bestätigen.

a) Histologische Untersuchungen an konservierten Knochenspänen.

Wir wollten mit diesen Untersuchungen die Veränderungen der Späne (Corticalis, Spongiosa, Periost und Mark) nach verschieden langer Konservierungsdauer bei verschiedenen Temperaturstufen und verschiedenem Konservierungsmilieu kennen lernen. Es war uns dabei klar, daß erhaltene Zellstruktur nichts Sicheres über die Erhaltung des Lebens aussagt. Immerhin ist die Erhaltung des Lebens weitgehend an erhaltene Strukturen gebunden. Es kann jedenfalls angenommen werden, daß eine Zerstörung der histologischen Struktur auch mit einer beträchtlichen Alteration des Eiweißes einhergeht. Die histologische Prüfung diente uns deshalb dazu, diejenigen Konservierungsverfahren auszuscheiden, die grobe Strukturzerstörungen verursachen. Nur diejenigen Methoden wurden weitergeprüft, die bei diesen ersten Versuchen befriedigende Resultate ergaben.

Bei total 624 Konservierungsversuchen prüften wir jeweils gleichzeitig ein kleines Stück Rippe (Spongiosa) und einen kleinen Corticalisspan aus der Tibia. Das Material entnahmen wir bei menschlichen Leichen, und zwar spätestens eine Stunde nach Eintritt des Todes. Die Aufbewahrung der Knochenstücke erfolgte in kleinen Petrischalen, deren Deckel mit Paraffin luftdicht verschlossen wurde. Die Konservierungsdauer schwankte zwischen drei Tagen und acht Wochen. Wir prüften gleichzeitig verschiedene Temperaturstufen und verschiedene Konservierungsmilieus. Nach Abschluß des Konservierungsversuches fixierten wir das Material in 5%iger Formalinlösung. Dann wurde es auf übliche Weise entkalkt, in Paraffin eingebettet geschnitten und mit Hämalaun-Eosin gefärbt.

Die Aufbewahrung geschah bei folgenden *Temperaturstufen:*

1. Zimmertemperatur ($+ 18^0$ bis $+ 20^0$ C);
2. Kühlschranktemperatur ($- 0^0$ bis -2^0 C);
3. $- 10^0$ C;
4. Tiefkühlung ($- 35^0$ bis $- 38^0$ C).

Bei den Temperaturstufen $- 10^0$ C und $- 35^0$ C wendeten wir teilweise ein Schnellgefrierverfahren an. Dieses bestand darin, daß wir die die Proben enthaltenden Gefäße bis zum völligen Gefrieren in ein Gemisch von Azeton und Kohlensäureschnee von $- 75^0$ C stellten. In allen übrigen Fällen stellten wir das die Knochenprobe enthaltende Gefäß einfach in einen Kühlraum von der gewünschten Temperatur.

Als *Konservierungsmilieu* verwendeten wir:

1. Gewöhnliche Luft (Trockenkonservierung);
2. Ringersche Lösung;
3. gruppengleiches und gruppenfremdes Zitratblut;
4. Zitratplasma;
5. Serum;
6. „Balanced salt solution" (gepufferte Salzlösung);
7. „Nährlösung" (Aminosäuren-Präparat mit Glukosezusatz);
8. Flüssiges Paraffin.

Als „Balanced salt solution" bezeichneten wir eine von H a n k s zum Zwecke der Blutgefäßkonservierung angegebene gepufferte Salzlösung von ähnlicher Zusammensetzung wie die Tyrodelösung. Unsere Stammlösung enthielt auf 250 ccm: 20,0 g NaCl. 1,0 g KCl, 0,2 g $MgSO_4$. 7 H_2O, 0,2 g $MgCl_2$. 6 H_2O, 0,35 g Ca Cl_2, 0,15 g Na_2HPO_4 ($= 0,38$ g Na_2HPO_4 . 12 H_2O), 0,15 g $KHPO_4$, 2,5 g Glukose, 12,5 ccm 0,4%iges Phenolphthalein. — Zur Herstellung der Konservierungslösung verdünnten wir die Stammlösung im Verhältnis 1 : 10 mit destilliertem Wasser. Dieser verdünnten Lösung fügten wir zur Pufferung pro 20 ccm 0,5 ccm einer 1,4%igen NaHCO₃-Lösung bei.

Die „Nährlösung" bestand aus einer 5%igen wässerigen Lösung eines Proteinhydrolysates mit einem Zusatz von 5% Glukose. Dieses versuchsweise hergestellte Aminosäurenpräparat wurde uns von der Firma H o f f m a n n - L a R o c h e & C o., Basel, in freundlicher Weise zur Verfügung gestellt.

Wir verzichten darauf, die zahllosen einzelnen Versuchsanordnungen (Variationen von Temperatur, Konservierungsmilieu und Konservierungsdauer) und Befunde im Detail aufzuzählen. Wir beschränken uns darauf, im folgenden die wesentlichen Ergebnisse der recht ausgedehnten Untersuchungen zusammenzufassen:

Das Knochenmark erwies sich fast durchwegs als sehr empfindlich. Es zeigte meist die ersten und ausgedehntesten Strukturveränderungen. Weniger empfindlich ist das Periost und am widerstandsfähigsten das eigentliche Knochengewebe. Eine leichte Schädigung von Mark und Periost zeigte sich darin, daß vereinzelte Zellkerne ein pyknotisches Aussehen hatten. Bei schwerer Schädigung färbten sich zahlreiche Mark- und Periostzellen schlecht, oft waren sie kernlos und nur noch als Schattenstrukturen erkennbar. Bei noch stärkerer Schädigung war die Struktur des Markes und des Periostes oft überhaupt nicht mehr zu erkennen. Auch beim eigentlichen Knochengewebe zeigte sich eine leichte Schädigung darin, daß einige Osteozytenkerne pyknotisch waren. Bei schwerer Schädigung waren die meisten Knochenhöhlen unbewohnt (siehe Abb. 23 und 24). Die Grundsubstanz des Knochens selbst zeigte auch in diesen Fällen keine Strukturveränderungen. Meistens verhielten sich Spongiosa und Kompakta gleich. Nur in einigen Fällen war die Kompakta stärker geschädigt als die Spongiosa. Das Umgekehrte, eine stärkere Schädigung der Spongiosa, wurde merkwürdigerweise nie beobachtet.

Die verschiedenen *Temperaturstufen* ergaben sehr unterschiedliche Konservierungsresultate. Bei Zimmertemperatur waren sie, schon nach wenigen Tagen — spätestens nach acht Tagen —, durchwegs schlecht. Die Temperaturstufe 0° C zeigte bis zu einer Konservierungsdauer von zwei bis maximal vier Wochen befriedigende Ergebnisse. Bei einer Konservierungsdauer von über vier Wochen waren jedoch die Resultate auch im Kühlschrank schlecht. Die bei — 10° C und bei — 35° C aufbewahrten Knochenstücke zeigten keine wesentlichen Unterschiede. Anfänglich hatten wir sogar den Eindruck einer Überlegenheit der Stufe — 10° C; auf größere Zahlen glichen sich die Ergebnisse jedoch ungefähr aus. Schlechte Resultate erhielten wir bei diesen Temperaturstufen regelmäßig bei Verwendung der Salzlösungen oder der „Nährlösung". Schon nach zwei bis drei Tagen zeigten alle diese Schnitte starke Destruktionserscheinungen. Bei längerer Konservierungsdauer nahm jedoch die Destruktion nicht mehr zu.

Das Schnellgefrierverfahren änderte die Resultate bei der Temperaturstufe — 35° C nicht. Offenbar geschieht hier die Abkühlung ohnehin rasch genug. Bei der Temperaturstufe — 10° C wirkte sich das Gefrieren in Azeton-Kohlensäureschnee nur bei der Trockenkonservierung, d. h. in Luft günstig aus.

Auch das *Konservierungsmilieu* scheint von großer Bedeutung zu sein. Bei allen Temperaturstufen und bei allen Gefrierverfahren waren die in flüssigem Paraffin aufbewahrten Knochenspäne am besten erhalten. Zitratplasma und Serum verhielten sich ungefähr gleich, sie gaben beide annähernd so gute Resultate wie Paraffin. Beim Zitratblut waren die Resultate eher etwas schlechter, besonders bei den Temperaturstufen + 18° C und 0° C. Ein Unterschied zwischen gruppengleichem und gruppenfremdem Blut konnte nicht festgestellt werden. Die in R i n g e r scher Lösung und in „Balanced salt solution" aufbewahrten Proben zeigten ebenfalls kein unterschiedliches Verhalten. Die „Nährlösung" gab Resultate, die teils mehr denjenigen des Plasmas und teils mehr denjenigen der Salzlösung glichen.

Die in Luft konservierten Späne zeigten bei den Temperaturen + 18⁰ C und 0⁰ C stärkere Strukturzerstörungen als die in Salzlösungen aufbewahrten Stücke. Bei tieferen Temperaturen jedoch (— 10⁰ C und — 35⁰ C) erwies sich die Luft den wässerigen Lösungen als überlegen. Dies läßt sich vielleicht durch das Austrocknen der Späne in Luft bei + 18⁰ C und bei 0⁰ C erklären. Exakte

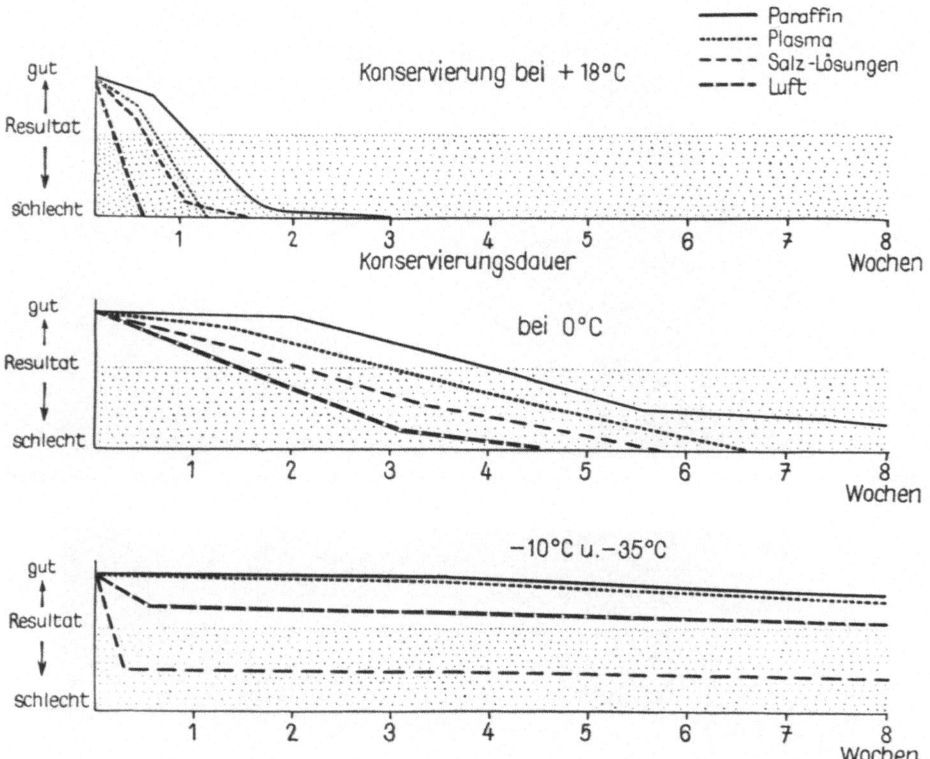

Abb. 22. Resultate unserer Konservierungsversuche mit Knochengewebe. Erläuterung siehe Text.

Wägungen zeigten tatsächlich, daß besonders Spongiosaspäne, auch in dicht verschlossenen Gefäßen, nicht nur bei Zimmertemperatur, sondern auch im Kühlschrank erhebliche Gewichtsverluste durch Eintrocknung erleiden. Bei Tiefkühlung treten nur unbedeutende Gewichtsverluste ein. Die wässerigen Lösungen verhindern dieses Eintrocknen und geben wohl deshalb bei 18⁰ C und 0⁰ C bessere Konservierungsresultate. Die auffallend schlechten Ergebnisse mit den Salzlösungen und der Nährlösung bei tiefen Temperaturen können wir uns nicht ohne weiteres erklären. Möglicherweise wirken sich die starken Volumenschwankungen beim Ausfrieren der großen Wassermengen ungünstig aus.

In der Abb. 22 versuchten wir, die Ergebnisse unserer histologischen Untersuchungen etwas übersichtlicher darzustellen. Selbstverständlich können diese Kurven keinen Anspruch auf mathematische Genauigkeit erheben. Wir erhielten sie dadurch, daß wir die 624 Konservierungsresultate punktmäßig taxierten. Die besterhaltenen Präparate erhielten die Punktezahl 10, die schlechtesten 0.

Die Ergebnisse mit der Punktezahl 6 oder mehr können als gut bezeichnet werden, diejenigen mit 5 oder weniger Punkten als schlecht. Im Interesse der

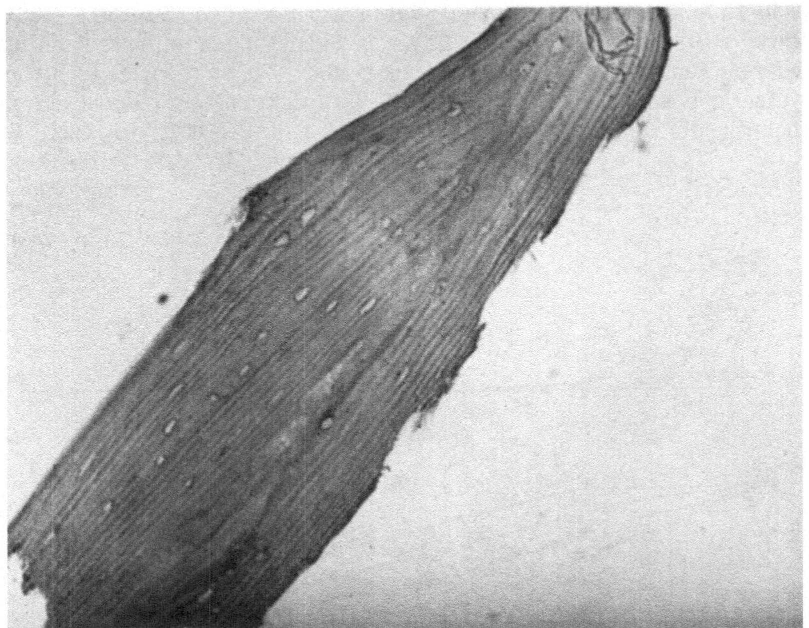

Abb. 23. Schlecht erhaltenes Spongiosabälkchen nach viertägiger Aufbewahrung in Ringerlösung bei —35⁰ C.

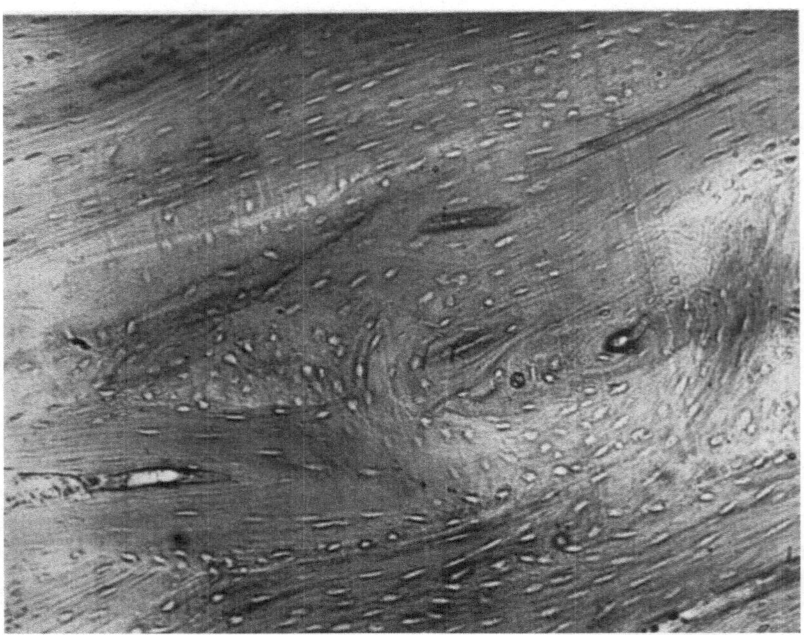

Abb. 24. Schlecht erhaltenes Corticalisstück nach viertägiger Aufbewahrung in Ringerlösung bei —35⁰ C.

größeren Klarheit faßten wir die Temperaturstufen — 10⁰ C und — 35⁰ C in einer Kurve zusammen. Auch die Resultate mit Plasma, Serum und Blut, sowie diejenigen mit Ringerlösung, gepufferter Salzlösung und „Nährlösung" stellten wir in je einer Kurve dar.

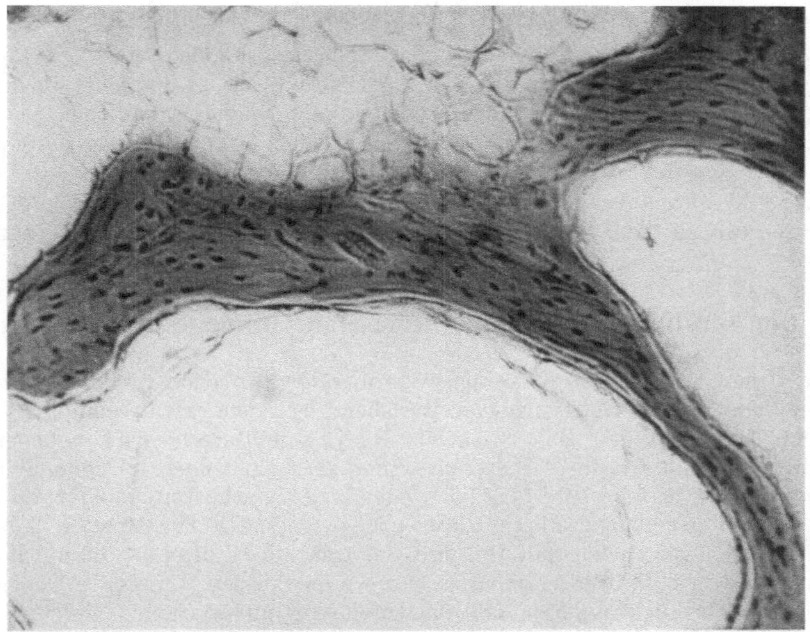

Abb. 25. Gut erhaltenes Spongiosabälkchen. 3¹/₂ Wochen lang in flüssigem Paraffin bei 0⁰ C konserviert.

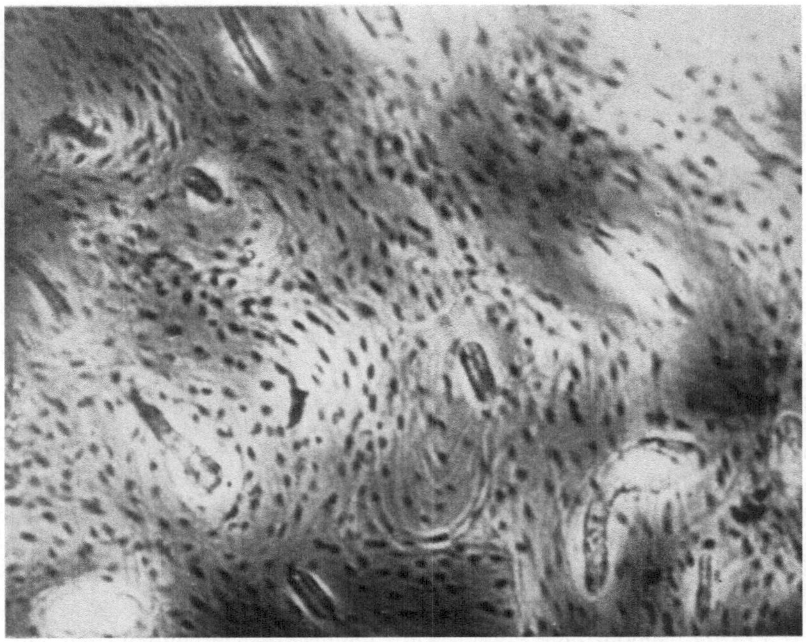

Abb. 26. Gut erhaltenes Corticalisstück. 3¹/₂ Wochen lang in flüssigem Paraffin bei 0⁰ C konserviert.

Die Kurven zeigen die eindeutige Überlegenheit des flüssigen Paraffins bei allen Temperaturstufen. Die Temperaturstufe 0⁰ C gibt mit Paraffin gute Konservierungsresultate bis zu vier Wochen. Beim Plasma bleiben die Späne nur knapp drei Wochen, bei Trockenkonservierung (Luft) nur zehn Tage gut erhalten. Bei der Tiefkühlung geben alle Konservierungsmilieus — mit Ausnahme der Salzlösungen — auch nach acht Wochen noch sehr gute Resultate.

Abb. 23 zeigt ein schlecht erhaltenes Spongiosabälkchen nach viertägiger Aufbewahrung in Ringerlösung bei — 35° C, die Abb. 24 ein entsprechendes Corticalisstück. Die Abb. 25 und 26 zeigen ein Spongiosabälkchen und ein Corticalisstück, die dreieinhalb Wochen lang bei 0° C unter flüssigem Paraffin aufbewahrt wurden. Während die schlecht erhaltenen Knochenstücke (Abb. 23 und 24) nur noch unbewohnte Knochenhöhlen aufweisen, sind in den gut konservierten Proben (Abb. 25 und 26) die Knochenzellen noch deutlich zu erkennen.

b) Der Einfluß tiefer Temperaturen auf Bindegewebskulturen.

Die Frage, ob bei der Kältekonservierung des Knochens zellige Elemente (Osteozyten, Bindegewebszellen) weiterleben, ist noch nicht endgültig entschieden. S i c a r d und B i n e t, sowie R o j a s und S a n c h e z nehmen an, daß dies der Fall ist. Ihre Argumente sind aber nach unserer Meinung nicht stichhaltig. Wir legten oben dar, daß weder histologische Untersuchungen noch Transplantationsversuche allein diese Frage eindeutig beantworten können. Das Überleben von Zellen läßt sich nur dadurch einwandfrei beweisen, daß sie sich in der Gewebskultur vermehren und weiterwachsen. Da sich erwachsenes Knochengewebe nicht züchten läßt, machten wir entsprechende Versuche mit Bindegewebe. Wir setzten sowohl Mutterstücke vor der Explantation, als auch bereits im Wachstum begriffene, normale Kulturen verschiedenen Temperaturstufen aus und prüften ihr weiteres Verhalten.

In einer ersten Versuchsreihe verwendeten wir menschliche Bindegewebskulturen in Extrakt-Serum-Tyrode-Mischung und Hühnerplasma. Wir teilten das operativ gewonnene Material (Peritoneum, Muskelsepten, Periost aus der Umgebung von Frakturen) in mehrere Portionen auf. Eine Portion diente als Kontrolle und wurde sofort angesetzt. Die anderen Portionen wurden in verschiedenen Milieus bei verschiedenen Temperaturen zwei bis zehn Tage lang aufbewahrt. Als Aufbewahrungsmilieu verwendeten wir Zitratplasma, flüssiges Paraffin oder „Nährlösung" (5%iges wässeriges Proteinhydrolysat mit 5% Glukose). Die Aufbewahrung erfolgte bei 0° C, bei — 15° C und bei — 35° C. Obwohl die frisch angesetzten Kontrollen in zahlreichen Fällen wuchsen, konnte mit aufbewahrtem Gewebe kein einziges Mal eine Kultur erzielt werden. *Eine zwei- oder mehrtägige Aufbewahrung bei 0° C bei — 15° C oder bei — 35° C scheint also menschliche Bindegewebszellen regelmäßig abzutöten.*

In einer zweiten Versuchsreihe ließen wir normal wachsende Kulturen von menschlichem Bindegewebe bei 0° C, — 15° C und — 35° C kurz gefrieren und sofort wieder auftauen. Auch diese Versuche gaben ein negatives Resultat, das heißt keine dieser Kulturen wuchs nach dem Gefrieren weiter. *Im Wachstum begriffene menschliche Bindegewebskulturen sterben nach kurzem Gefrieren bei 0° C, — 15° C und — 35° C regelmäßig ab.*

Wir prüften sodann den Einfluß *kurz dauernder* Kälteeinwirkung auf frisch entnommene menschliche Bindegewebsstücke. Als Material verwendeten wir Periost aus der Umgebung einer Unterschenkelfraktur eines 28jährigen Patienten Die Kulturen wurden in Extrakt-Tyrode-Serum-Hühnerplasmamischung in

Carrel-Flaschen angelegt. Von acht frisch angesetzten Kontrollkulturen zeigten vier nach 96 Stunden deutliches Wachstum. Die übrigen Ausgangsstücke wurden

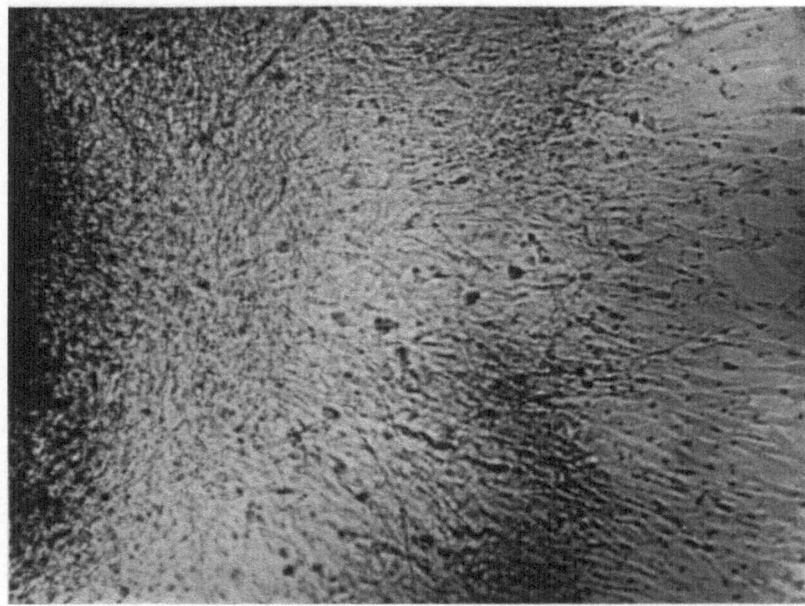

Abb. 27. 48 Stunden alte Fibroblastenkultur. Das Ausgangsstück wurde 30 Minuten lang bei 0° C aufbewahrt (Nativ). Als Ausdruck einer leichten Schädigung ist die Struktur etwas striemig und zeigt vermehrte Makrophagen.

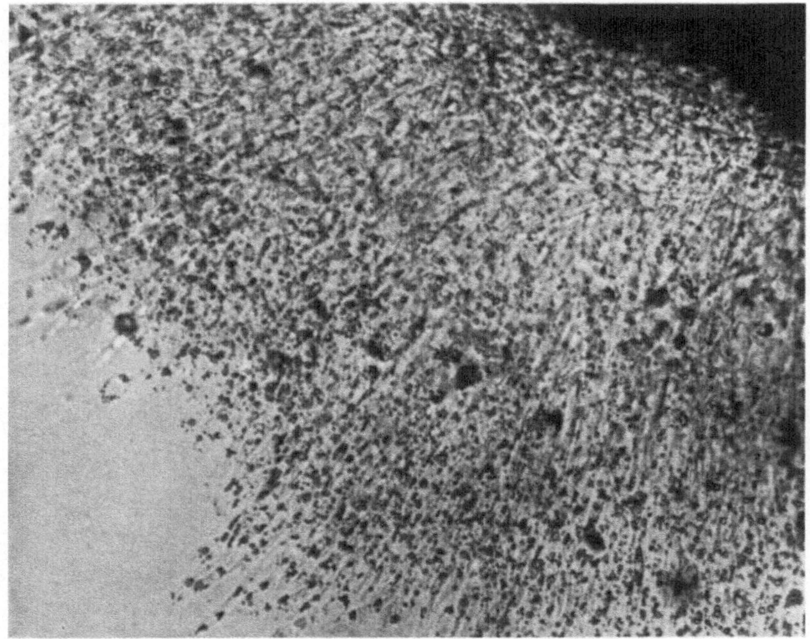

Abb. 28. 48 Stunden alte Fibroblastenkultur. Das Ausgangsstück wurde 30 Minuten lang bei —35° C aufbewahrt. Sehr unregelmäßige Struktur. Zahlreiche Makrophagen.

vor der Explantation 30 Minuten lang bei $+ 5°$ C, $— 4°$ C, $— 15°$ C und $— 35°$ C in Serum aufbewahrt. Von acht bei $+ 5°$ C aufbewahrten Mutterstücken zeigte

eines deutliches Wachstum. Die sieben andern Ausgangsstücke, sowie sämtliche
bei — 4⁰ C, — 15⁰ C und — 35⁰ C aufbewahrten Gewebsstücke erwiesen sich als

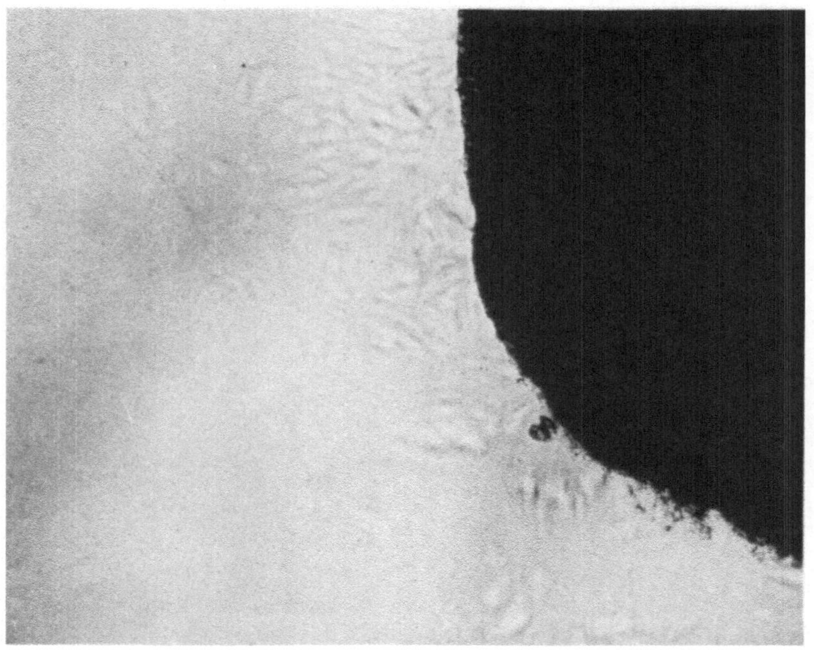

Abb. 29. 48 Stunden alte Fibroblastenkultur. Das Ausgangsstück wurde 30 Minuten lang bei —35⁰ C aufbewahrt. Kein Wachstum.

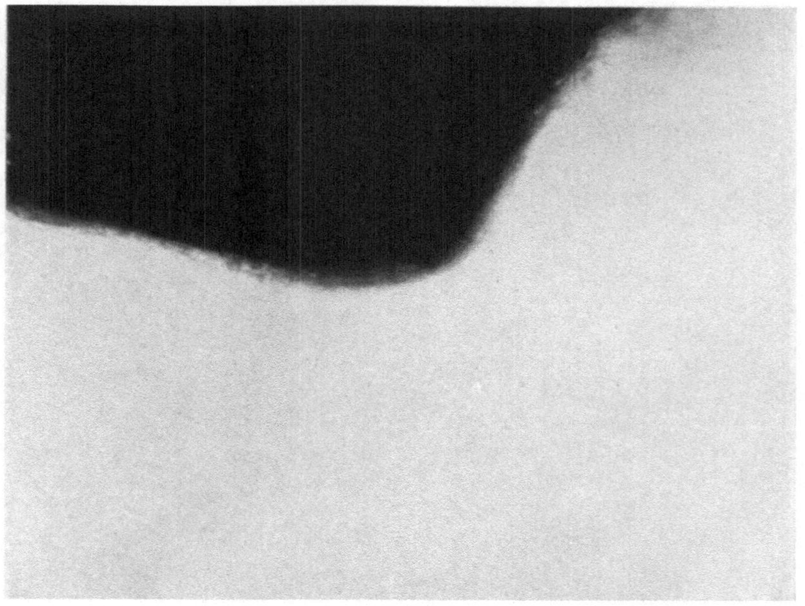

Abb. 30   Fibroblastenkultur. Frisches Ausgangsstück, unmittelbar nach der Explantation.

abgestorben. *Eine 30 Minuten lang dauernde Einwirkung von — 4⁰ C, — 15⁰ C
und — 35⁰ C scheint menschliche Bindegewebszellen abzutöten.*

In einer weiteren Versuchsreihe prüften wir das Verhalten von Hühner-Gefäß-Fibroblasten. Diese sind resistenter und wachsen im Explantat wesentlich besser als menschliches Bindegewebe. Wir nahmen deshalb an, daß sie auch tiefe Temperaturen besser ertragen.

Es wurden zunächst je fünf frisch entnommene Gewebsstücke 30 Minuten lang bei 0⁰ C und bei — 35⁰ C aufbewahrt und dann explantiert. Als Aufbewahrungsmilieu diente Serum. Alle fünf bei 0⁰ C aufbewahrten Gewebsstücke zeigten nach der Explantation Wachstum. Die Kulturen waren allerdings etwas

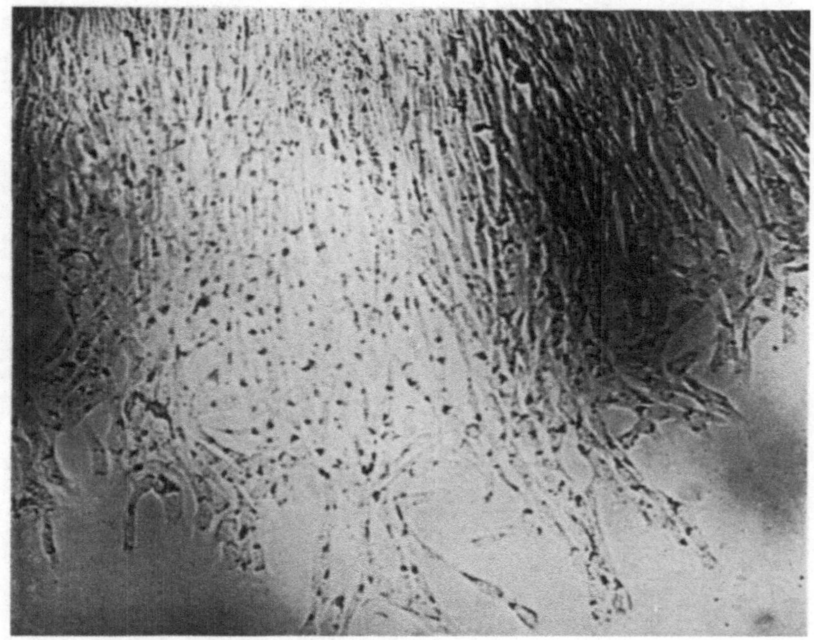

Abb. 31.   Dieselbe Kultur wie Abb. 30, 48 Stunden später: normales Wachstum der Fibroblasten.

striemig und zeigten als Ausdruck einer Schädigung vermehrte Makrophagen (Abb. 27). Von den bei — 35⁰ C gefrorenen Gewebsstücken wuchsen zwei in der Kultur. Sie zeigten sehr unregelmäßige Struktur, sowie zahlreiche Makrophagen (Abb. 28). Die andern drei Mutterstücke wurden durch die Abkühlung auf — 35⁰ C abgetötet (Abb. 29). Die Abb. 30 zeigt zum Vergleich ein nicht gekühltes Kontrollstück unmittelbar nach der Explantation. Abb. 31 dieselbe Kultur 48 Stunden später: normales Wachstum.

Im Gegensatz zu menschlichem Gewebe zeigten Ausgangsstücke aus Hühnerbindegewebe nach 30 Minuten langem Gefrieren bei 0⁰ C in allen Fällen Wachstum in der Kultur. Von fünf bei — 35⁰ C gefrorenen Gewebsstücken wuchsen zwei nach der Explantation weiter.

In einer letzten Versuchsreihe setzten wir schließlich — entsprechend den Versuchen mit menschlichem Bindegewebe — gut wachsende Kulturen von Hühnerfibroblasten 30 Minuten lang einer Temperatur von 0⁰ C bzw. — 35⁰ C aus. Die bei 0⁰ C gekühlten Kulturen wuchsen in allen Fällen weiter, wiesen aber deutliche Zeichen der Schädigung auf (Wachstumsverminderung, vermehrte Makrophagen). Alle bei — 35⁰ C gefrorenen Kulturen starben ab. Die Abb. 32

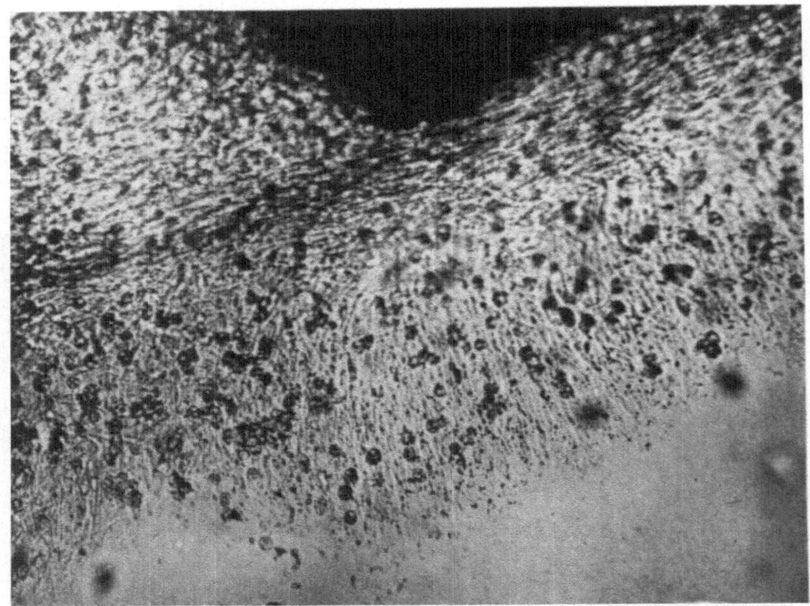

Abb. 32. 48 Stunden alte Fibroblastenkultur, die nach 24stündigem Wachstum 30 Minuten lang bei 0⁰ C gehalten wurde. Vermindertes Wachstum, unregelmäßige Struktur.

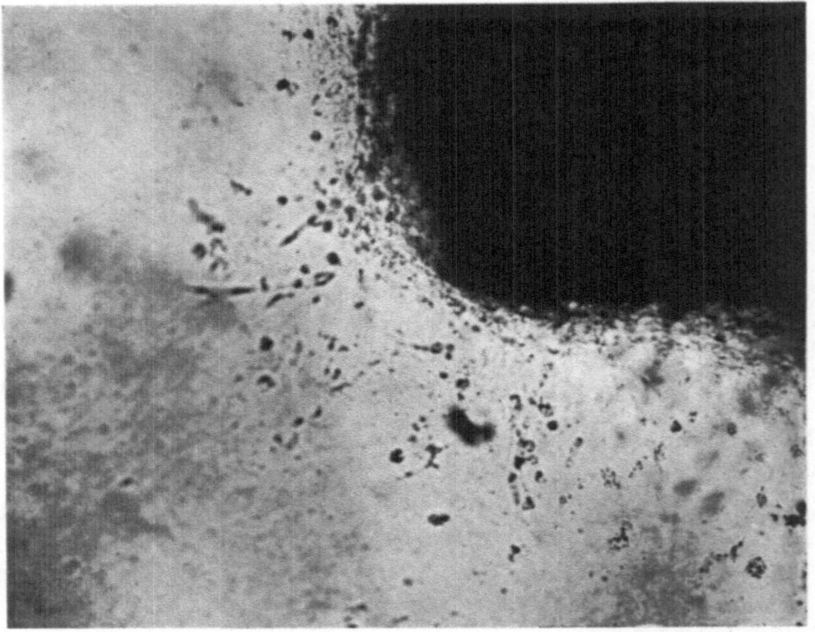

Abb. 33. 48 Stunden alte Fibroblastenkultur, die 30 Minuten lang bei —35⁰ C gefroren wurde. Vollständige Nekrose.

zeigt eine 48 Stunden alte Kultur, die nach 24stündigem Wachstum 30 Minuten bei 0⁰ C gehalten wurde. Neben dem verminderten Wachstum fällt die unregelmäßige Struktur und die starke Makrophagenbildung auf. Abb. 33 zeigt eine 48 Stunden alte Kultur, die nach 24stündigem Wachstum 30 Minuten lang bei — 35° C gefroren wurde. Die Kultur ist vollständig abgestorben.

Im Wachstum begriffene Kulturen von Hühnerfibroblasten leben nach kurzem Gefrieren bei 0° C weiter; bei Abkühlung auf — 35° C sterben sie jedoch ab.

Interessant an diesen Resultaten ist die Tatsache, daß Ausgangsstücke von Hühnerbindegewebe eine Abkühlung auf — 35° C überlebten, während wachsende Kulturen bei dieser Temperatur regelmäßig abstarben. Es scheint also, daß das im Wachstum befindliche Gewebe kälteempfindlicher ist. Offenbar wirkt die Kälte, ähnlich wie andere Noxen, z. B. Röntgen- und Radiumstrahlen, auf das wachsende Gewebe stärker schädigend als auf das ruhende.

c) Stoffwechseluntersuchungen an konserviertem Knochengewebe.

Es ist anzunehmen, daß der Stoffwechsel des Knochengewebes während der Kühlhaltung weitgehend eingeschränkt oder sogar sistiert wird. Durch Bestimmungen von Glykolyse und Atmung im W a r b u r g schen Versuch wollten wir feststellen, ob und wie weit diese Unterbindung des Stoffwechsels reversibel ist. Wir hofften auch, vielleicht auf diese Weise ein Testverfahren zu finden, um die verschiedenen Konservierungsmethoden auf ihre Eignung zu prüfen. So weit wir die Literatur übersehen, wurden bisher noch keine derartigen Stoffwechselversuche am isolierten Knochen gemacht. Dies ist verständlich, da der Knochen dafür kein besonders geeignetes Objekt darstellt. Einmal ist zu erwarten, daß sein Stoffwechsel, entsprechend der Armut an Zellen, nicht besonders rege ist. Außerdem ist es sehr schwer, ein einigermaßen homogenes Material zu bekommen.

Es ist nicht möglich, reines Knochengewebe (Osteozyten und Grundsubstanz) allein zu untersuchen. Selbst der kortikale Knochen enthält immer auch Bindegewebe, Blutgefäße und Blut. Beim spongiösen Knochen kommen noch die Elemente des Markgewebes dazu. Das Mischungsverhältnis von Knochengewebe, Markgewebe, Bindegewebe und Blut ist außerordentlich wechselnd und unberechenbar. Dieses Mischungsverhältnis muß die Stoffwechselausschläge wesentlich beeinflussen. Denn beim zellreichen Mark ist ein intensiverer Stoffwechsel zu erwarten als beim Bindegewebe oder gar beim eigentlichen Knochengewebe. Auch wenn man getrennte Untersuchungen an kompakten und an spongiösen Knochen durchführt, sind die „Gewebsmischungen" innerhalb der beiden Kategorien noch sehr verschieden. Die Gewinnung eines homogenen Materials stößt auch aus rein technischen Gründen auf Schwierigkeiten. Die Zerkleinerung der Späne mit einem feinen Lüer gibt kein gleichmäßig feines Material. Auch die Verwendung einer Knochenmühle gibt, besonders bei feuchten, spongiösen Knochen, nicht immer gute Resultate. Am ehesten gelingt es noch, durch Mahlen von Corticalisspänen ein einigermaßen homogenes Pulver herzustellen. Nun können aber dabei beträchtliche Temperatursteigerungen auftreten. Wir wissen nicht, wie weit dadurch Stoffwechselenzyme geschädigt und die Resultate der Untersuchungen beeinflußt werden. Wir versuchten durch langsames Mahlen und Abkühlen der Mühle diese Temperatursteigerungen in gewissen Grenzen zu halten.

Trotzdem die erwähnten Schwierigkeiten die Resultate zum vornherein als problematisch erscheinen ließen, machten wir orientierungshalber eine größere Anzahl solcher Untersuchungen.

Entsprechend der W a r b u r g schen Versuchsanordnung wurde die Glykolyse manometrisch bestimmt durch die aus dem bikarbonathaltigen Milieu freigesetzte, der gebildeten Milchsäure äquivalenten Menge Kohlendioxyd. Die „Atmung" wurde ebenfalls manometrisch bestimmt. Die Sauerstoffaufnahme wurde dabei ausgedrückt in Kubikmillimeter Sauerstoff. Die Glykolyse und Atmungsversuche wurden teilweise ohne und teilweise mit Zusatz von Glukose vorgenommen. Die Messungen erfolgten bei einer Temperatur von 37,5° C.

Schon die ersten Versuche zeigten, daß das Knochenpulver nur wenig Sauerstoff aufnimmt und aus dem bikarbonathaltigen Milieu nur wenig Kohlendioxyd entwickelt. Um meßbare Anschläge zu erhalten, mußten größere Mengen, nämlich 500 mg, des ziemlich voluminösen Materials eingewogen werden. Dies ergab folgende Ansätze:

„Atmungsversuch": 500 mg Knochenpulver + 2,8 cm „Atmungslösung". Im Gasraum befindet sich Luft; im Einsatz der Gefäße 0,2 ccm NaOH zur Absorption von Kohlensäuredioxyd.

„Atmungslösung": 80 ccm Salzlösung (96 Teile 0,9%ige NaCl + 2 Teile 1,15%iges KCl + 2 Teile 0,11-n $CaCl_2$) + 20 ccm 0,1-n Phosphatpuffer, pH = 7,4.

Tabelle 3. *Warburgscher Stoffwechselversuch am isolierten Knochen.*

Nr.	Material	Meßzeit in Minuten	„Atmung" mm^3 O_2		Glykolyse mm^3 CO_2	
			ohne Glukose	mit Glukose	ohne Glukose	mit Glukose
1	Frische Rippe (Spongiosa)	30	9	10	35	44
		60	22	21	51	68
		180	48	45	86	130
2	Frische Tibia (Corticalis)	30	8	5	14	14
		60	13	11	19	19
		120	20	16	25	26
3	Rippe, 7 Tage kons. bei Zimmertemp.	30	—	11	—	13
		60	—	18	—	19
		120	—	31	—	21
4	Rippe, 7 Tage kons. bei +3° C	30	—	10	—	28
		60	—	17	—	37
		120	—	31	—	47
5	Rippe, 8 Tage kons. bei —38° C	30	—	21	—	16
		60	—	31	—	23
		120	—	40	—	28
6	Tibia, 5 Tage kons. bei —38° C 20 Minuten gekocht	60	24	18	20	24
		120	35	22	27	33

„Glykolyseversuch": 500 mg Knochenpulver + 3,0 ccm „Glykolyselösung". Im Gasraum befindet sich N_2 mit 5% CO_2. Der Einsatz bleibt leer.

„Glykolyselösung": 100 ccm Salzlösung (Zusammensetzung wie bei „Atmungslösung") + 30 ccm 1,3%iges $NaHCO_3$ + 4 ccm 0,1-n Phosphatpuffer. pH = 7,4. Die Glykolyselösung wird mit N_2/CO_2 durchströmt.

Bei den Versuchen mit Glukosezusatz enthielten die Lösungen 0,3% Glukose.

Die Inhomogenität des Materials bedingte, daß in Parallelversuchen häufig nur schlecht übereinstimmende Werte erhalten wurden. In Tab. 3 sind die Ergebnisse von einigen wenigen Versuchen wiedergegeben, in denen die doppelt oder dreifach ausgeführten Analysen einigermaßen genau übereinstimmten. Sie zeigt, was unter den geschilderten Versuchsbedingungen ungefähr zu erwarten ist.

Im Versuch Nr. 1 der Tabelle, der mit einer frischen Rippe gemacht wurde, gaben „Atmung" und Glykolyse relativ hohe Werte. Bei Zusatz von Glukose war eine deutliche Vermehrung der Kohlendioxydentwicklung festzustellen. Dies wurde auch bei mehreren anderen Versuchen beobachtet. Man darf daraus schließen, daß die Ausschläge tatsächlich auf einer Glykolyse beruhen. In keinem unserer Versuche bewirkte jedoch der Zusatz von Glukose eine Steigerung der „Atmung"; oft sahen wir sogar eine Hemmung derselben.

Der Versuch Nr. 2 der Tabelle wurde mit einer frischen Tibia gemacht, wobei Periost und Mark möglichst vollständig entfernt wurden. Die Ausschläge sind hier wesentlich kleiner. Der Zusatz von Glukose bewirkte keine Zunahme der Glykolyse. Dieser viel trägere Stoffwechsel bei kompaktem Knochen läßt vermuten, daß die Glykolyse und wohl auch die „Atmung" größtenteils dem Mark zuzuschreiben sind. Wie weit daran die eigentlichen Markzellen und wie weit die zelligen Elemente des Blutes beteiligt sind, wissen wir nicht.

Abb. 34 stellt die Versuche 1, 3, 4 und 5 der Tabelle kurvenmäßig dar. Alle diese Konservierungsversuche wur-

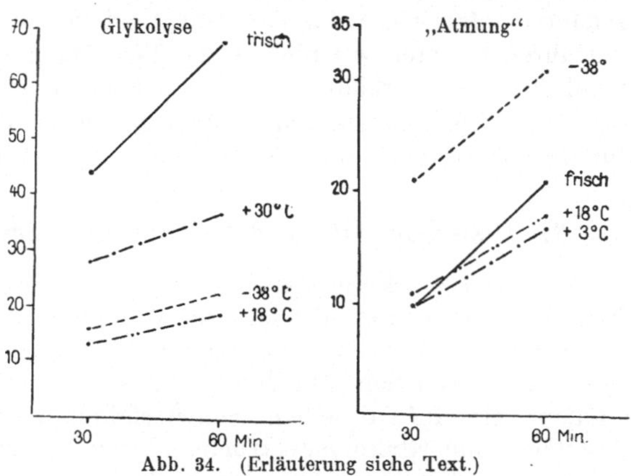

Abb. 34. (Erläuterung siehe Text.)

den mit menschlicher Rippe gemacht. Die Glykolyse und „Atmung" wurden am frischen Material und nach sieben- respektive achttägiger Aufbewahrung bei Zimmertemperatur (+ 18° C), bei + 3° C und bei — 38° C bestimmt. Für die Kurven wurden die mit Glukosezusatz gewonnenen Werte verwendet.

Die Ausschläge bei diesen Versuchen sind so klein, daß die festgestellten Differenzen wohl zum Teil innerhalb der Streuungsbreite liegen. Immerhin scheint die Glykolyse beim frischen Material am intensivsten zu sein. Aus den übrigen Werten könnte man entnehmen, daß Zimmertemperatur und Tiefkühlung die Glykolyse mehr schädigen als Kühlschranktemperatur. Die Kurven liegen jedoch so nahe beieinander, daß Schlußfolgerungen nur mit allen Vorbehalten gezogen werden können. Bei der „Atmung" gibt das tiefgekühlte Material merkwürdigerweise die größten Ausschläge, während das frische Material und die bei Zimmertemperatur und im Kühlschrank aufbewahrten Rippenstücke deutlich kleinere Sauerstoffmengen aufnehmen. Dieser Befund ist ebenso schwer zu interpretieren, wie die Ergebnisse des Versuches Nr. 6 der Tabelle. Die dort untersuchte Corticalis einer Tibia wurde zunächst fünf Tage lang bei — 38° C konserviert. Vor dem Mahlen wurde das Knochenstück 20 Minuten lang in Wasser gekocht. Die Tatsache, daß trotzdem eine Sauerstoffaufnahme sowie eine anaerobe Kohlendioxydentwicklung stattfand, läßt sich nicht ohne weiteres erklären. Entweder zerstörte die Erhitzung eines ganzen Knochenstückes die respiratorischen und glykolytischen Enzyme nicht vollständig, oder aber die kleinen Ausschläge sind durch andere Vorgänge als durch Atmung und Glykolyse bedingt. Bei der Sauerstoffaufnahme muß man daran denken, daß diese auch ohne Beteiligung von Enzymen durch Oxydationsprozesse vor sich gehen kann.

Zusammenfassend ergaben unsere Stoffwechseluntersuchungen, daß frisches Knochenmaterial, besonders spongiöses, markhaltiges Gewebe, Sauerstoff aufnimmt und anaerob Kohlendioxyd freisetzt. Bei der Kohlendioxydproduktion zeigt der Versuch mit Glukosezusatz, daß sie, mindestens zur Hauptsache, auf Glykolyse beruht. Auch die Sauerstoffaufnahme beim frischen Knochen darf wohl als „Atmung" bezeichnet werden, obgleich nur die aufgenommene Sauerstoffmenge und nicht auch die Atmungskohlensäure gemessen wurde. Im Gegensatz zur Spongiosa, sind die Ausschläge bei den markarmen Corticalisspänen äußerst klein. Konserviertes Material gibt derart kleine Ausschläge, daß es fraglich erscheint, ob sie überhaupt auf enzymatischen Vorgängen beruhen. Wir dürfen auf Grund unserer Versuche annehmen, daß jede, auch nur wenige Tage dauernde, Kältekonservierung irreversible Stoffwechselschäden setzt. Gesetzmäßige Unterschiede bei verschiedenen Konservierungsverfahren konnten wir nicht feststellen. Dazu sind die Ausschläge zu klein und wohl auch die Methode zu ungenau (Inhomogenität des Materials). Die geschilderten Stoffwechseluntersuchungen eignen sich deshalb nicht als Testverfahren für die Beurteilung einer Konservierungsmethode.

d) Rest-N-Bestimmungen am konservierten Knochengewebe.

Bei jeder stärkeren Eiweißzersetzung werden stickstoffhaltige Substanzen frei. Wir versuchten deshalb mit der Rest-N-Bestimmung nach Kjeldahl Anhaltspunkte für den Grad der autolytischen Eiweißzersetzung konservierter Späne zu bekommen. Bei der Gewinnung eines möglichst homogenen Materials stießen wir auf dieselben Schwierigkeiten wie bei den Warburgschen Atmungs- und Glykolyseversuchen. Da bei Vorversuchen alle andern Zerkleinerungsarten ungenaue Ausgangswerte gaben, machten wir die Bestimmungen an fein gemahlenem, mit Alkoholäther entfettetem Knochenpulver. 1,0 bis 2,5 g des lufttrockenen Pulvers wurden mit 10%iger Trichloressigsäure extrahiert. Im Filtrat führten wir dann die Rest-N-Bestimmung in üblicher Weise durch. Wir machten im allgemeinen zwei Bestimmungen und berechneten den Durchschnittswert.

Die in frischem Knochenpulver erhaltenen Ausgangswerte zeigten bereits ziemlich große Unterschiede. Bei den ersten Versuchen mit von Hand zerkleinertem Material erhielten wir Werte, die zwischen 76 mg% und 118 mg% schwankten. Bei fein gemahlenem Knochenpulver lagen die Werte wesentlich höher und die Schwankungen waren geringer. Untersuchungen an operativ gewonnenen pulverisierten Rippen gaben z. B. folgende Anfangswerte: 422 mg%, 445 mg%, 422 mg%, 438 mg%.

Die nach Konservierung des Knochenmaterials erhaltenen Werte erwiesen sich oft als recht widerspruchsvoll und schwer zu interpretieren. Aufbewahrte Späne gaben aber im allgemeinen höhere Rest-N-Werte als frische.

Um die Wirkung verschiedener Temperaturstufen auf die Zersetzung von Eiweiß feststellen zu können, machten wir eine große Anzahl von Untersuchungen an menschlicher Skelettmuskulatur. Dieses Material läßt sich mit einer Maschine ohne wesentliche Temperatursteigerung fein zerhacken, wodurch man einen recht homogenen Brei bekommt. Die nach verschieden langer Konservierungsdauer im Muskelbrei erhaltenen Rest-N-Werte waren viel gleichmäßiger und zeigten bei Parallelversuchen gute Übereinstimmung. Die Konservierungsresultate der Muskulatur lassen sich zwar nicht ohne weiteres auf das Knochengewebe übertragen. Es ist aber doch anzunehmen, daß die Kühlhaltung auf die autolytischen Fermente der Muskulatur ähnlich wirkt wie auf die entsprechenden Fermente des Knochengewebes. Unsere Versuche können deshalb doch gewisse

Anhaltspunkte geben für die Autolyse von Knochenspänen bei verschiedenen Temperaturstufen.

Der Muskelbrei wurde, gleich wie die Knochenspäne, in kleinen, mit Paraffin luftdicht verschlossenen Petrischalen aufbewahrt. Wir machten Versuche bei den Temperaturstufen $+ 18^0$ C, 0^0 C, $— 10^0$ C, $— 15^0$ C und $— 40^0$ C.

Bei allen diesen Versuchen zeigten die bei Zimmertemperatur aufbewahrten Proben den höchsten Rest-N-Anstieg. An zweiter Stelle folgten die im Kühlschrank aufgehobenen Proben. Wesentlich kleinere Rest-N-Anstiege gab die Konservierung bei Tiefkühlung ($— 10^0$ C, $— 15^0$ C und $— 40^0$ C). Dabei waren die Rest-N-Anstiege bei der Temperaturstufe $— 40^0$ C im allgemeinen am

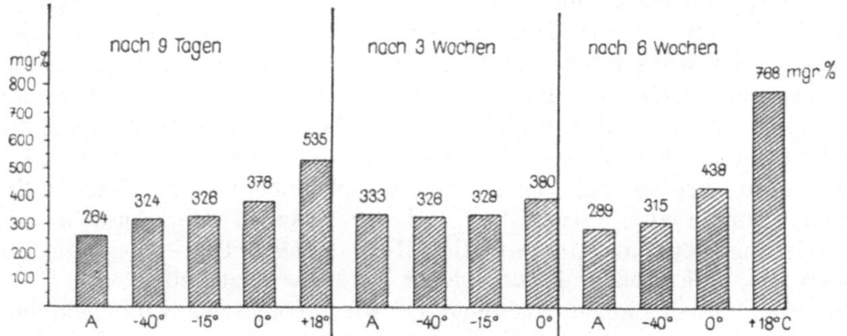

Abb. 35. Rest-N-Anstieg in aufbewahrter Muskulatur.

kleinsten. Der Unterschied gegenüber den bei $— 10^0$ C oder $— 15^0$ C aufgehobenen Proben war allerdings äußerst klein. In vereinzelten Fällen zeigten sogar die bei $— 15^0$ C konservierten Proben etwas kleinere Rest-N-Werte als die bei $— 40^0$ C gehaltenen Proben. Die Unterschiede im Rest-N-Anstieg zwischen den bei 18^0 C und 0^0 C aufbewahrten und den tiefgekühlten Proben wurden im allgemeinen mit zunehmender Konservierungsdauer größer.

Abb. 35 stellt die Resultate einiger Versuche graphisch dar. Die mit A bezeichneten Säulen entsprechen den im frischen Material gefundenen Ausgangswerten.

Während also die Untersuchungen an pulverisierten Knochenspänen widerspruchsvolle Resultate ergaben, sprechen die Untersuchungen am Muskelbrei eindeutig für eine geringere Eiweißzersetzung bei der Verwendung tieferer Temperaturen. Die Unterschiede zwischen 0^0 C einerseits und $— 10^0$ bis $— 15^0$ C anderseits waren konstant und deutlich. Die Temperaturstufe $— 40^0$ C gab ungefähr dieselben Konservierungsresultate wie die Stufe $— 10^0$ bis $— 15^0$ C.

Konservierung von Muskelbrei unter flüssigem Paraffin ergab in bezug auf die Rest-N-Werte keinen Unterschied gegenüber der Trockenkonservierung in gewöhnlicher Luft. Wir erwarteten eigentlich bei der Paraffinkonservierung einen geringeren Rest-N-Anstieg, weil wir glaubten, daß die Fernhaltung der Luft durch das Paraffin die Zersetzung des Eiweißes hemme. Im Gegensatz zu den Verhältnissen bei Knochenspänen wird aber beim Muskelbrei eine Fernhaltung der Luft durch das flüssige Paraffin nicht erreicht. Der fein gehackte Brei erwies sich als stark „porös" und lufthaltig. Beim Übergießen des dickflüssigen Paraffins entweichen die zahllosen kleinen Luftblasen nicht, sondern gefrieren an Ort und Stelle mit ein.

Bei der klinischen Verwendung konservierter Späne kommt es gelegentlich vor, daß ein Span aufgetaut und dann doch nicht benötigt wird. Oft wird auch nur ein Teil des Spanes gebraucht. Es stellt sich deshalb die Frage, ob ein Span, ohne

Schaden, beliebig oft aufgetaut und wieder gefroren werden kann. Untersuchungen am Muskelbrei zeigten, daß einmaliges kurzes Gefrieren (bei — 78⁰ C im Azeton-Kohlensäuregemisch) und Auftauen keinen Rest-N-Anstieg verursacht. Muskelbrei, der jedoch mehrfach aufgetaut und wieder gefroren wurde, zeigte wesentlich höhere Rest-N-Anstiege, als die gleich lang gefroren gehaltenen Kontrollproben.

e) Extraktversuche mit konserviertem Knochengewebe.

Wenn es zutrifft, daß die knochenbildende Kraft eines Spanes in erster Linie von seinem Gehalt an osteogenetischer Substanz abhängt, so besteht die Hauptaufgabe der Knochenkonservierung in der Erhaltung dieses Wirkstoffes. In diesem Falle gibt uns die Prüfung von Extrakten konservierter Späne einen Maßstab für den Konservierungserfolg. Solange wir die osteogenetische Substanz nicht chemisch nachweisen können, müssen die Extrakte zur Prüfung auf ihre Wirksamkeit intramuskulär gespritzt werden. Wirksame Extrakte erzeugen dort — entsprechend den Versuchen L e v a n d e r s und A n n e r s t e n s — in einem hohen Prozentsatz heterotope Knochenneubildung. Solche Extraktversuche könnten als Testverfahren bei der Auswahl oder Ausarbeitung von Konservierungsmethoden eine wichtige Rolle spielen. Diese Überlegungen veranlaßten uns, eine größere Reihe solcher Versuche anzustellen.

Für alle Untersuchungen verwendeten wir erwachsene Kaninchen im Alter von zirka 14 Monaten und von einem Gewicht von 2,5 bis 3 kg. Die Zubereitung des Extraktes erfolgte in ähnlicher Weise, wie sie von A n n e r s t e n angegeben wurde:

Bei frisch getöteten Kaninchen wurden die Extremitätenknochen sowie die Scapula und die Knochen des Beckengürtels steril entnommen und sorgfältig von Muskulatur und Periost befreit. Je nach der Versuchsreihe wurde dieses Material frisch weiter verarbeitet oder bei verschiedenen Temperaturstufen konserviert. Bei der Weiterverarbeitung wurde das Knochenmaterial mit einem feinen Lüer zerkleinert. Infolge der unvermeidlichen Beimengung von etwas Mark entstand eine unansehnliche, breiigbröckelige Masse. Je 8 g dieses Breies wurden mit 20 ccm salzsaurem Alkohol (auf 100 ccm 96%igen Alkohol 5 ccm N/10 Salzsäure) angesetzt und 24 Stunden lang bei + 1⁰ C stehen gelassen. Dann wurde zentrifugiert und die Flüssigkeitsmenge mit der Wasserstrahlpumpe im Vakuum auf ein Viertel des Volumens eingeengt. Der so erhaltene Extrakt wurde (maximal 14 Stunden lang) im Kühlschrank aufbewahrt. Alle Injektionen wurden in die Streckmuskulatur des Oberschenkels erwachsener Kaninchen gemacht. Eine Berührung des Periostes oder des Knochens mit der Injektionsnadel wurde sorgfältig vermieden. Zwei Tage vor der Extraktinjektion wurde an derselben Stelle eine Vorbereitungsinjektion mit 3 ccm 40%igem Alkohol gemacht. Diese Alkoholinjektion setzt eine Muskelnekrose und führt zu einer regenerativen Bindegewebswucherung. Dieses junge, aktive Bindegewebe soll dann durch die spätere Extraktinjektion im Sinne der knöchernen Differenzierung beeinflußt werden. Zur Vermeidung einer Nekrose wurde der Extrakt vor der Injektion mit dem gleichen Volumen physiologischer Kochsalzlösung verdünnt. Die Tiere wurden 36 bis 44 Tage nach der Injektion getötet. Die injizierte Streckmuskulatur der Oberschenkel wurde auspräpariert, fixiert, in Serien geschnitten und mit Hämatoxylin-Eosin gefärbt.

In einer ersten Versuchsreihe spritzten wir bei neun Kaninchen in die rechtsseitige Oberschenkelmuskulatur Extrakt aus frischen Kaninchenknochen. Links wurde als Kontrolle zweimal Alkohol injiziert, und zwar in derselben Menge und Konzentration wie rechts. Von den neun Tieren kam eines an einer interkurrenten Krankheit ad exitum. Die übrigen acht Tiere wurden nach 41 Tagen getötet und die Muskulatur in der beschriebenen Weise untersucht. Resultat: Rechts in fünf Fällen deutliche Knochenbälkchen neben Knochenmarksgewebe.

In drei von diesen Fällen waren außerdem noch Knorpelzellen nachweisbar. Drei Fälle waren vollständig negativ, d. h. an der Injektionsstelle war lediglich eine Bindegewebsnarbe sichtbar. Die Kontrolluntersuchung auf der linken Seite (ohne Extrakt) war in allen acht Fällen negativ. Die Abb. 36 zeigt ein Röntgenbild aus dieser Versuchsreihe. Der unscharfe Schatten an der Streckseite des rechten Femurs entspricht einer heterotopen Knochenneubildung 32 Tage nach der Extraktinjektion.

In einer zweiten Versuchsreihe wurde bei acht Kaninchen rechts Extrakt aus mazerierten Knochen und links Extrakt aus Kaninchenknochen gespritzt, die 20 Minuten lang in Wasser gekocht worden waren. Wir verwendeten als mazerierte Knochen Material, das nach dem Verfahren von O r e l l präpariert wurde (Einlegen in Salzlösung, Kalilauge und Azeton). Dieses „Os purum" nach O r e l l enthält im wesentlichen nur noch die mineralischen Bestandteile und etwas Kollagen. Alle Tiere wurden nach 14 Tagen getötet. Das Resultat war in allen Fällen vollständig negativ.

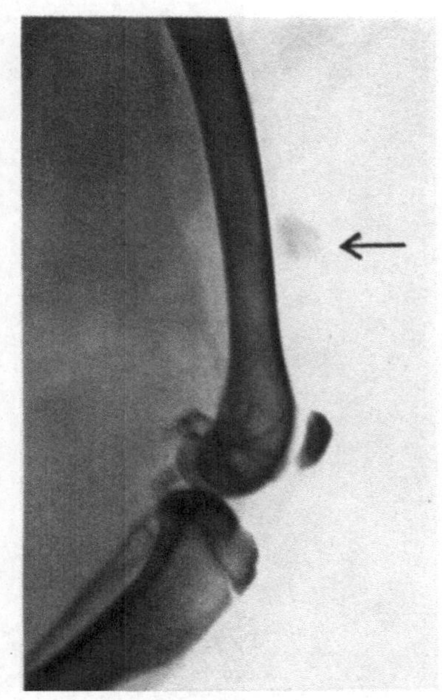

Abb. 36. Heterotope Knochenneubildung in der Streckmuskulatur eines Kaninchens; 32 Tage nach der Injektion von Knochenextrakt.

Eine dritte Versuchsreihe von zehn Kaninchen wurde rechts mit Extrakt aus Knochen gespritzt, die 13 Tage lang bei — 40° C in flüssigem Paraffin aufbewahrt wurden. Links wurde ein Extrakt aus Knochen gespritzt, die 13 Tage lang bei 0° C ebenfalls in flüssigem Paraffin konserviert wurden. Nach 42 Tagen wurden alle Tiere getötet und die Muskulatur in üblicher Weise untersucht. Resultat: Rechts war der Befund in neun Fällen eindeutig negativ. In einem Fall war er insofern fraglich, als in einem Schnitt drei Knorpelzellen zu sehen waren. Alle andern Schnitte zeigten jedoch weder Knorpel- noch Knochengewebe. Links waren vier Fälle positiv (Abb. 37) und sechs Fälle negativ.

Bei einer vierten Versuchsreihe von zehn Tieren spritzten wir rechts einen Extrakt aus Knochen, die fünf Tage lang bei — 40° C gehalten wurden, und links einen Extrakt aus Knochen, die fünf Tage lang bei 0° C aufbewahrt wurden. Alle Tiere wurden nach 42 Tagen getötet und die Muskulatur untersucht. Resultat: Rechts zwei Fälle eindeutig positiv, ein Fall fraglich. Sieben Fälle negativ. Links zwei Fälle positiv, ein Fall fraglich, fünf Fälle negativ.

In Abb. 38 sind die Ergebnisse dieser ersten 72 Extraktversuche zusammengestellt. Die positiven Resultate wurden als ausgefüllte Kreise, die negativen als leere Kreise und die fraglichen Resultate als schraffierte Kreise dargestellt.

Extrakte aus frischem Knochen gaben in unsern acht Versuchen fünfmal ein positives Resultat. Die Kontrollversuche mit Alkohol fielen immer negativ aus. Extrakte aus mazerierten und gekochten Knochen gaben nie positive Resultate. Diese „Knochenkonservierungsarten" scheinen die osteogenetische Substanz immer zu zerstören. Extrakte aus Knochen, die 13 Tage lang bei — 40° C aufbewahrt wurden, gaben, mit Ausnahme eines fraglichen Falles, ebenfalls immer negative Resultate. Wenn dieselbe Temperatur nur fünf Tage lang auf den Knochen einwirkte, so gaben von zehn Extraktversuchen immerhin noch zwei ein positives und einer ein fragliches Resultat. Wesentlich besser waren die Resultate mit Extrakten aus Knochen, die bei 0⁰ C aufbewahrt wurden.

Diese erste Versuchsserie ist zu klein, um endgültige Schlußfolgerungen ziehen zu können. Sie gibt aber bereits einige interessante Hinweise. Die positiven Ergebnisse mit Extrakten aus frischem Knochen bestätigen die Untersuchungen von L e v a n d e r und A n n e r s t e n. Auch die durchwegs negativen

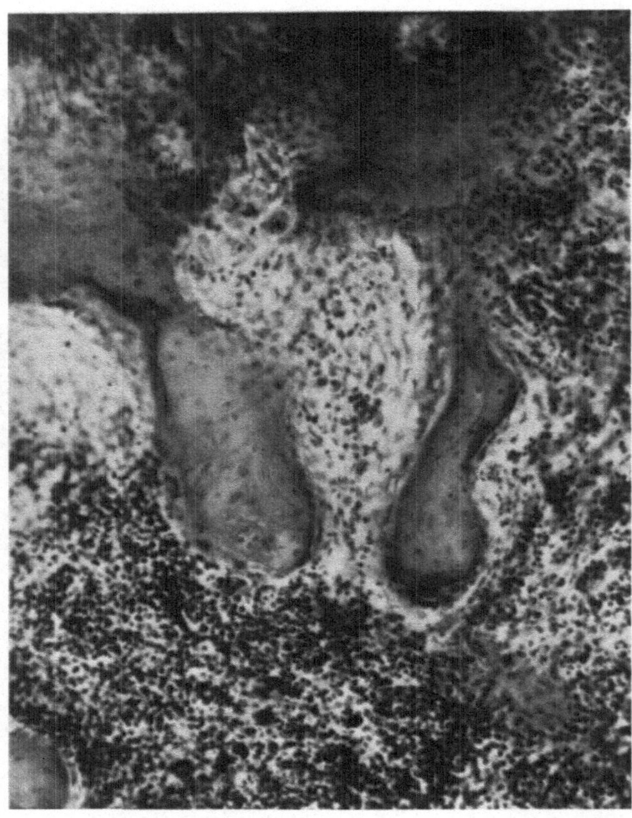

Abb. 37.   Heterotope Knochenneubildung in der Streckmuskulatur eines Kaninchens 42 Tage nach Extrakt-injektion. Das extrahierte Knochenmaterial wurde vorher 13 Tage lang bei 0⁰ C unter flüssigem Paraffin aufbewahrt.

Ergebnisse mit Extrakten aus gekochten Knochen entsprechen der Beobachtung von A n n e r s t e n, der nach einstündigem Erhitzen auf 120⁰ C ebenfalls inaktive Extrakte erhielt. Das negative Ergebnis mit Extrakten aus „Os purum" überrascht uns ebenfalls nicht. Was die Kältekonservierung anbetrifft, so sieht es so aus, als ob die Aufbewahrung bei — 40⁰ C die osteogenetische Substanz in ihrer Wirkung beeinträchtigen würde. Bei einer Konservierungstemperatur von 0⁰ C dagegen scheint die osteogenetische Substanz — wenigstens in den ersten 13 Tagen — keinen Schaden zu erleiden.

Nach diesen vorläufigen Ergebnissen hat es also den Anschein, daß allzu tiefe Konservierungstemperaturen für die osteogenetische Substanz schädlich sind. Auf der andern Seite zeigten unsere Rest-N-Bestimmungen, daß die tiefen

Temperaturen die Autolyse des Eiweißes am besten verhindern. Die Temperaturstufe — 10° bis — 15° C gab allerdings fast gleich gute Resultate wie — 40° C. Zwischen diesen beiden entgegengesetzten Forderungen — einerseits nicht zu tiefe Temperaturen, um die osteogenetische Substanz nicht zu schädigen, und anderseits tiefe Temperaturen, um die Autolyse zu unterbinden — gilt es nun, einen Kompromiß zu finden. Es scheint, daß die optimale Knochenkon-

Ausgangsmaterial	Anzahl der Versuche, Resultate
Frische Knochen	● ● ● ● ● ○ ○ ○
Alkoholinjektion (Kontrolle)	○ ○ ○ ○ ○ ○ ○ ○
»Os purum« (mazerierte Knochen)	○ ○ ○ ○ ○ ○ ○
Gekochte Knochen	○ ○ ○ ○ ○ ○ ○
Knochen kons. 13 Tage bei —40° C	◒ ○ ○ ○ ○ ○ ○ ○ ○
Knochen kons. 13 Tage bei 0° C	● ● ● ● ○ ○ ○ ○ ○ ○
Knochen kons. 5 Tage bei —40° C	● ● ◒ ○ ○ ○ ○ ○ ○
Knochen kons. 5 Tage bei 0° C	● ● ● ● ◒ ○ ○ ○ ○ ○

Knochenneubildung = ●
Fragliche Knochenneubildung = ◒
Keine Knochenneubildung = ○

Abb. 38. Kaninchenversuche mit homologen Knochenextrakten.

servierungstemperatur irgendwo zwischen 0° C und — 15° C liegt. Wir machten deshalb weitere Extraktversuche, um die Wirkung dieses Temperaturbereiches auf die osteogenetische Substanz näher zu prüfen. Wir konservierten Späne — wiederum unter flüssigem Paraffin — bei den Temperaturstufen — 15°, — 4° C, und 0° C. Die Versuchsanordnungen waren im übrigen genau dieselben

Ausgangsmaterial	Anzahl der Versuche, Resultate
Knochen kons. 14 Tage bei 0° C	● ● ● ● ● ○ ○ ○ ○ ○
Knochen kons. 14 Tage bei —4° C	● ● ● ● ● ◒ ○ ○ ○ ○
Knochen kons. 14 Tage bei —15° C	● ● ● ◒ ○ ○ ○ ○ ○
Alkoholinjektion (Kontrolle)	● ● ○ ○ ○ ○ ○ ○

Knochenneubildung = ●
Fragliche Knochenneubildung = ◒
Keine Knochenneubildung = ○

Abb. 39. Kaninchenversuche mit homologen Knochenextrakten. (2. Serie.)

wie bei den ersten Extraktuntersuchungen. Alle Tiere wurden schon nach 36 Tagen getötet.

Bei zehn Tieren spritzten wir rechts Extrakt aus Knochen, die 14 Tage lang bei 0° C aufbewahrt wurden; während links Extrakt aus Knochen gespritzt wurde, die 14 Tage lang bei — 4° C konserviert wurden. Nach 36 Tagen erhielten wir folgendes Resultat: Rechts viermal Knorpel- und Knochenbildung, einmal nur Knorpelbildung, fünfmal weder Knorpel- noch Knochenbildung. Links war das Resultat fünfmal positiv, einmal fraglich und viermal negativ.

Bei zehn weiteren Tieren spritzten wir rechts Extrakt aus Spänen, die 14 Tage lang bei — 15⁰ C konserviert wurden. Links spritzten wir als Kontrolle lediglich Alkohol in derselben Konzentration und Menge wie rechts. Ein Tier dieser Versuchsreihe mußte wegen einer Infektion an der Injektionsstelle des rechten Oberschenkels abgetan werden. Von den neun übrigen Tieren zeigten nach 36 Tagen auf der rechten Seite drei ein positives Resultat, ein Resultat taxierten wir als fraglich (Knorpelzellen nur in einem Schnitt nachweisbar). Bei den übrigen fünf Tieren konnte rechts weder Knorpel- noch Knochenbildung nachgewiesen werden. Links (Kontrollinjektion mit Alkohol) erhielten wir zwei eindeutig positive und sieben negative Resultate. Abb. 39 gibt eine Zusammenstellung der Resultate dieser 38 Versuche.

Extrakte von Knochen, die bei 0⁰ C aufbewahrt wurden, gaben also in der Hälfte der Fälle (bei zehn Versuchen fünfmal) positive Resultate. Wurde der Span während derselben Zeit bei — 4⁰ C aufbewahrt, so erhielten wir ähnliche Resultate, nämlich von zehn Versuchen fünf positiv und einer fraglich. Bei einer Aufbewahrungstemperatur von — 15⁰ C erhielten wir bei neun Versuchen drei positive und ein fragliches Ergebnis. Die Resultate dieser weiteren Untersuchungen scheinen also die ersten Untersuchungen insofern zu bestätigen, als auch hier Späne, die bei tiefen Temperaturen (— 15⁰ C) aufbewahrt wurden, weniger wirksame Extrakte gaben, als solche, die weniger tief (0⁰ bis — 4⁰ C) gekühlt waren. — Die zwei positiven Resultate nach Alkoholinjektionen ohne Extrakt können wir uns nicht erklären. Eine Verwechslung liegt nicht vor. Es wäre denkbar, daß durch zu tiefes Einstechen bei der Injektion der Alkohol aus dem darunterliegenden Femur osteogenetische Substanz extrahierte. Zusammen mit den Untersuchungen der ersten Serie sahen wir also bei 17 Kontrollversuchen ohne Extrakt (zweimalige Alkoholinjektion) zweimal heterotope Knochenneubildung. Dieser Prozentsatz ist zwar im Vergleich zu den Ergebnissen der Extraktinjektionen niedrig. Die beiden Fälle zeigen aber doch, daß bei der Interpretation der Extraktversuche größte Vorsicht am Platze ist.

Wenn wir die Resultate der insgesamt 110 Extraktversuche *zusammenfassen,* so möchten wir dies unter allem Vorbehalt tun. Es kann sich nicht um endgültige Schlußfolgerungen, sondern nur um die Wiedergabe der ersten Eindrücke handeln. Diese Eindrücke gehen dahin, daß Kochen und Mazerieren von Knochenspänen die osteogenetische Substanz zerstört. Auch Tiefkühlung von Knochenspänen vermindert die Wirksamkeit der in ihnen enthaltenen osteogenetischen Substanzen. Dies trifft vor allem für Temperaturen von — 15⁰ C und darunter zu. Temperaturen von — 4⁰ C an aufwärts scheinen keine nachteilige Wirkung auf die osteogenetische Substanz zu haben.

Wie wir eingangs erwähnten, machten wir die ersten Extraktversuche in der Meinung, damit vielleicht eine Methode zur Prüfung von Konservierungsresultaten zu besitzen. Diese Hoffnung hat sich nicht, oder mindestens nicht restlos erfüllt. Die Extraktversuche haben den großen Nachteil, daß sie verhältnismäßig umständlich und recht zeitraubend sind. Das Ergebnis muß mit Hilfe von Serienschnitten kontrolliert werden. Dies erfordert, besonders bei den negativen Resultaten, einen großen Material- und Zeitaufwand, da sehr viele Schnitte gefärbt und durchgesehen werden müssen. Auch dann ist das Ergebnis nicht immer eindeutig. Auf 110 Versuche kamen fünf fragliche Resultate.

Wenn es möglich wäre, die Wirksamkeit der Extrakte statt durch intramuskuläre Injektion, in vitro in der Gewebskultur zu prüfen, so würde dies eine große Vereinfachung bedeuten. Im Gewebszüchtungslaboratorium unserer Klinik wurde bereits geprüft, ob Fibroblastenkulturen mit Knochenextrakt zur Knochenneubildung angeregt werden können. Diese Untersuchungen verliefen aber bis jetzt resultatlos. Knochenextrakt erzeugte bei Kulturen aus aktivem Periost von Ratten keine vermehrte Knochenbildung [1].

Die ganze Frage der osteogenetisch wirkenden Extrakte ist heute noch nicht spruchreif und bedarf in mancher Richtung der weiteren Abklärung. Eine solche Abklärung ist weit über die Knochenkonservierung hinaus von großem theoretischem und praktischem Interesse.

f) Transplantationsversuche mit konservierten Knochenspänen.

Implantationen ins Weichteillager.

Zur Feststellung der knochenbildenden Kraft konservierter Späne eignen sich vor allem Einpflanzungen in Weichteile. Im Weichteillager ist das Knochentransplantat auf sich selbst angewiesen. Knochenbildung beruht hier lediglich

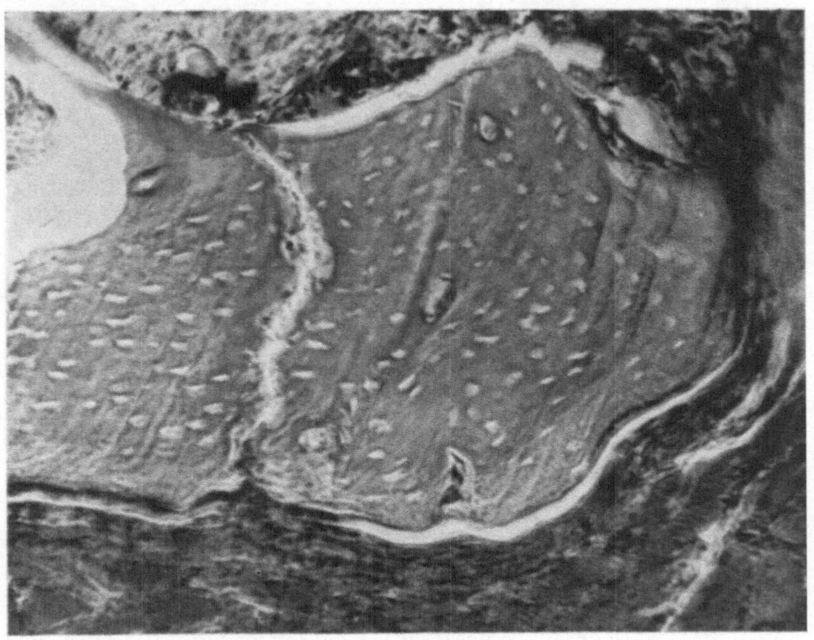

Abb. 40. Frisch verpflanztes autologes Implantat nach 3 Wochen. Die Osteozyten sind abgestorben, die Knochenhöhlen leer. (Vergr. 210:1.)

auf der osteogenetischen Kraft des Implantates. Im knöchernen Lager dagegen kann ein Mangel des Implantates an osteogenetischer Kraft weitgehend von der Umgebung ausgeglichen werden. Nach dem histologischen Bild kann dann nicht entschieden werden, wie weit der Einbau dem Span und wie weit er dem Lager zu verdanken ist. Wir legten deshalb — im Gegensatz zu B u s h, R e y n o l d s und O l i v e r — das Hauptgewicht auf das Verhalten der Späne im Weichteillager und machten insgesamt 68 derartige Versuche. 64mal pflanzten wir 1¹/₂ cm lange Resektionsstücke von Kaninchenrippen in die Streckmuskulatur des Ober-

---

[1] W e i s s h a u p t konnte an in vitro gezüchteten Skelettstückchen von Hühnerembryonen feststellen, daß der Knochenextrakt „Ossopan" der Robopharm AG., Basel, die knöcherne Differenzierung fördert. Ähnliche Beobachtungen machten B u c h e r und W e i l bei der Konsolidation von Frakturen in vitro (Röhrenknochen von Hühnerembryonen).

schenkels oder in die Glutaealmuskulatur von Kaninchen. Viermal pflanzten wir homologe Corticalisspäne ins Subkutangewebe eines Hundes.

Für die *Rippenimplantationen bei Kaninchen* wurden erwachsene Tiere von zirka 2,5 kg Gewicht verwendet. Bei einiger Sorgfalt und Übung gelingt es ohne weiteres, eine oder mehrere Rippen ohne Verletzung der Pleura zu resezieren. Das Periost wurde in allen Fällen sorgfältig vom Implantat entfernt. Alle Rippenstücke legten wir vor der Einpflanzung fünf bis zehn Minuten lang in eine Penicillinlösung von der Konzentration 3000 Einheiten pro Kubikzenti-

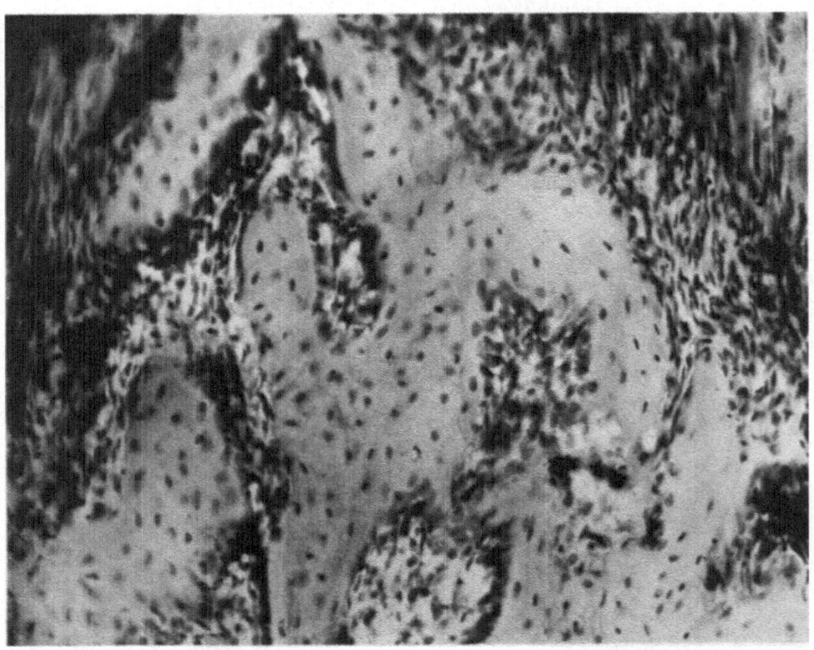

Abb. 41.   Neugebildete Knochenbälkchen in der Umgebung eines frisch verpflanzten autologen Transplantates nach 32 Tagen. Neben dem Anbau (Osteoblastensaum) auch Zeichen des Abbaues (Osteoklasten). (Vergr. 155:1.)

meter. Die in flüssigem Paraffin konservierten Rippenstücke badeten wir in 37° bis 38° C warmer physiologischer Kochsalzlösung, um alles Paraffin abzuwaschen.

In einer *ersten Serie* pflanzten wir bei zwölf Tieren in die Streckmuskulatur des linken Oberschenkels ein demselben Tier entnommenes (autologes) frisches Rippenstück. In die Streckmuskulatur des linken Oberschenkels pflanzten wir ein gleich großes homologes Rippenstück, das drei Wochen lang bei — 35° bis — 40° C unter flüssigem Paraffin aufbewahrt worden war. Je zwei Tiere wurden nach 7, 14, 21, 28, 32 und 40 Tagen getötet. Die Implantationsstelle wurde samt den umgebenden Weichteilen auspräpariert und in Formalin fixiert. Nach der Entkalkung wurden die Präparate in Paraffin eingebettet, geschnitten und gefärbt (H. E., v a n G i e s o n). Die Untersuchungen ergaben folgende Resultate:

Die *autologen frisch transplantierten Späne* erwiesen sich nach 14 Tagen als größtenteils abgestorben. Die Knochenzellen waren schon nach sieben Tagen teilweise schlecht gefärbt, die Kerne pyknotisch. Nach 14 Tagen färbten sich sehr viele Knochenzellen nicht mehr und nach drei Wochen waren die meisten Knochenhöhlen des Implantates unbewohnt (Abb. 40). Die Implantate wurden rasch von einem zellreichen Granulationsgewebe umgeben, das von den beiden

Spanenden aus in die Markhöhle vordrang und schon nach sieben Tagen die ersten Resorptionserscheinungen erkennen ließ. Dabei entstanden oft tiefe H o w s h i p sche Lakunen mit mehrkernigen Osteoklasten. Hand in Hand mit dieser Resorption trat eine Knochenneubildung auf. Die neugebildeten Knochenbälkchen sind oft durch eine Kittlinie mit dem abgestorbenen Implantat verbunden und meist von einem Saum regelmäßig angeordneter Bindegewebszellen („Osteoblasten") umgeben (Abb. 41). Neben der Knochenneubildung und oft schon etwas vorher, sieht man eine Umwandlung des Granulationsgewebes in Markgewebe, das neben den Elementen des Knochenmarkes auch Fettzellen enthält. Diese Umwandlung sahen wir nur in unmittelbarer Nachbarschaft von Knochengewebe, in der Regel in der Markhöhle des Implantates. Die neugebildeten Knochenbälkchen sind sehr kurzlebig, sie werden bald wieder abgebaut (Abb. 41). Im Röntgenbild sieht man

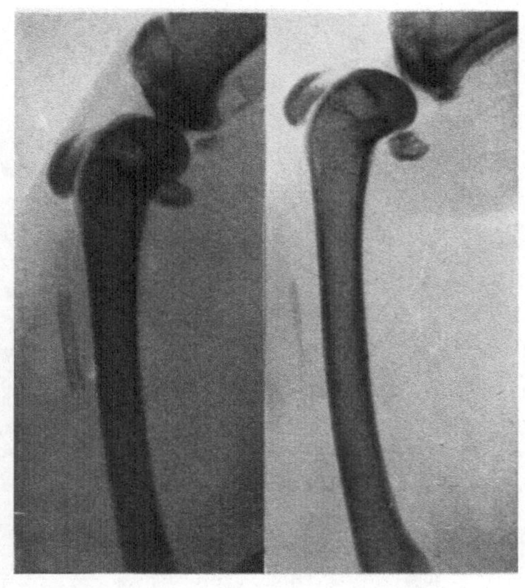

Abb. 42.   Abb. 43.

Abb. 42 und 43. Röntgenkontrolle nach Implantation zweier gleich großer Rippenstücke in die Oberschenkelmuskulatur eines Kaninchens. Abb. 42: autologes Frischtransplantat, in Resorption begriffen. Abb. 43: homologer konservierter Span, noch keine Resorption erkennbar.

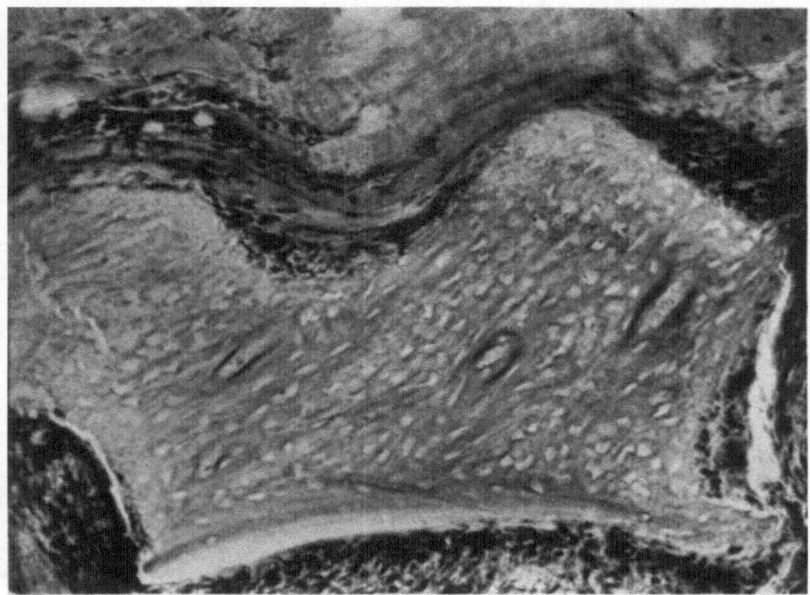

Abb. 44. 3 Wochen lang bei —35° C konservierter homologer Span, eine Woche lang nach der Implantation. Die Knochenhöhlen sind leer oder enthalten pyknotische Kernreste. (Vergr. 198:1.)

deshalb, trotz der Knochenneubildung, einen progredienten Schwund des Spanes (Abb. 42). Bei einem Tier sahen wir nach 40 Tagen an der Implantationsstelle überhaupt kein Knochengewebe mehr. Auch röntgenologisch war kein Knochen-schatten mehr nachzuweisen.

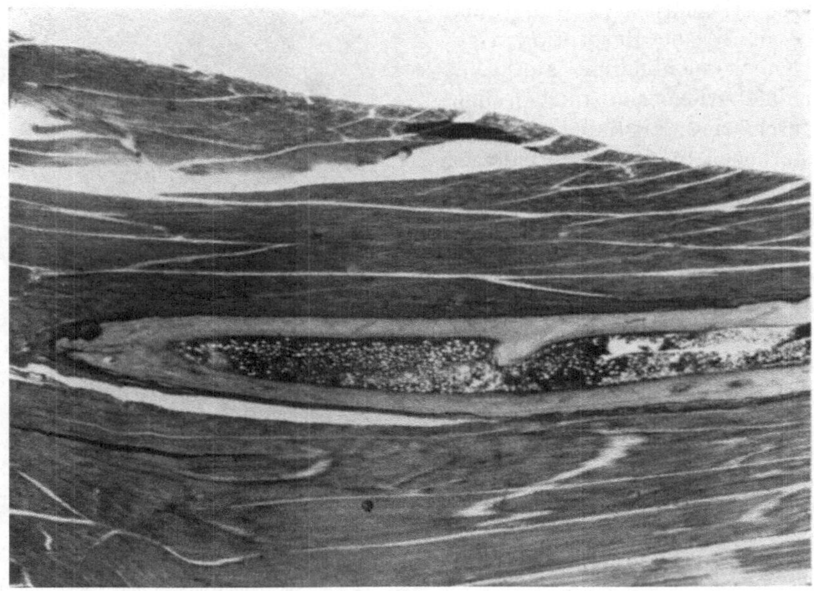

Abb. 45. 3 Wochen lang bei —35⁰ C konservierter homologer Span, 32 Tage nach der Implantation. Spär-liche Resorption. Das in die Markhöhle eingewachsene Keimgewebe hat sich in Knochenmark umgewandelt. (Vergr. 10,5:1.)

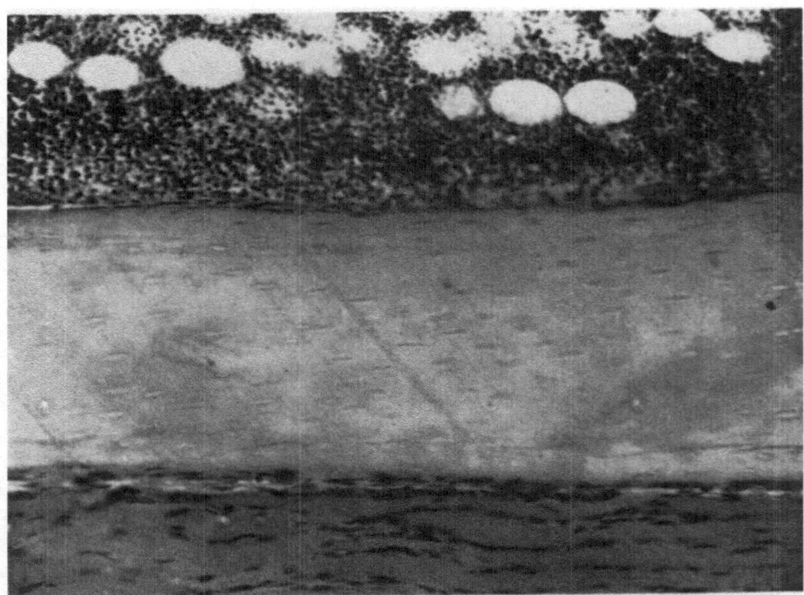

Abb. 46. Stärker vergrößerter Ausschnitt aus Abb. 45. In der Mitte die abgestorbene Corticalis des Implan-tates. Oben neugebildetes Markgewebe und unten eine dünne Bindegewebshülle, die den Span von der Muskulatur trennt. (Vergr. 168:1.)

Homologe, tiefgekühlte Knochenspäne sahen schon nach einer Woche voll-ständig tot aus; ihre Knochenhöhlen waren fast durchwegs leer oder enthielten pyknotische Kernreste (Abb. 44). Sie sahen schon nach dieser kurzen Zeit aus wie drei Wochen alte autologe Frischspäne (vgl. Abb. 40). Sehr bald waren auch diese Späne von einem Granulationsgewebe umgeben. Im allgemeinen war hier das Keimgewebe etwas zellärmer als in der Umgebung der frischen Späne. Das Granulationsgewebe drang wesentlich langsamer in die Markhöhle und in die Spongiosamaschen der konservierten Späne ein. Dementsprechend setzte auch die Resorption viel später ein. So läßt das Röntgenbild der Abb. 43 am homologen konservierten Span noch keine Resorption erkennen, während der ursprünglich gleich große autologe Span (Abb. 42) schon deutlich kleiner

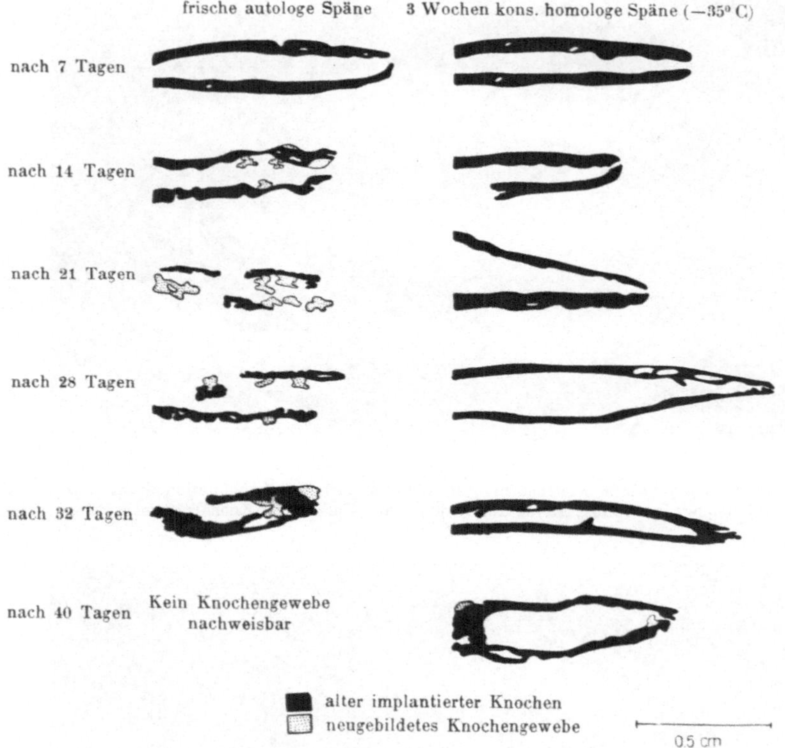

Abb. 47. Resorption und Knochenneubildung im Weichteillager bei frischen autologen Spänen und bei 3 Wochen lang konservierten homologen Spänen.

geworden ist. Erst nach 28 Tagen waren an den konservierten Spänen deutliche Resorptionsvorgänge zu beobachten. Dabei traten Osteoklasten viel weniger zahlreich auf, als bei frischen Spänen. Gleichzeitig mit der beginnenden Resorption wandelte sich das in die Markhöhle eingewachsene Granulationsgewebe in Markgewebe um, während das Bindegewebe an der Außenseite des Spanes fast überall zellarm blieb. Nur an den Stellen, wo resorptive Vorgänge zu sehen waren, zeigte sich auch die äußere Bindegewebshülle zellreicher. Knochenneubildung sahen wir nur bei einem einzigen konservierten Span dieser Serie. Diese trat erst 40 Tage nach der Implantation auf, und zwar nur an ganz wenigen Stellen. Die Abb. 45 zeigt einen Längsschnitt durch einen konservierten Span dieser Versuchsreihe nach 32 Tagen. Die resorptiven Vorgänge sind noch sehr spärlich. Nur am linken Spanende erkennt man einen kleinen Pfropf von Granulationsgewebe, der bereits einen Teil des Knochengewebes resorbiert hat.

Auch die an einigen Stellen leicht wellenförmigen Konturen des Spanes sind ein Zeichen der beginnenden Arrosion. Das in der Markhöhle des Spanes eingewachsene Keimgewebe hat sich schon in Markgewebe umgewandelt.

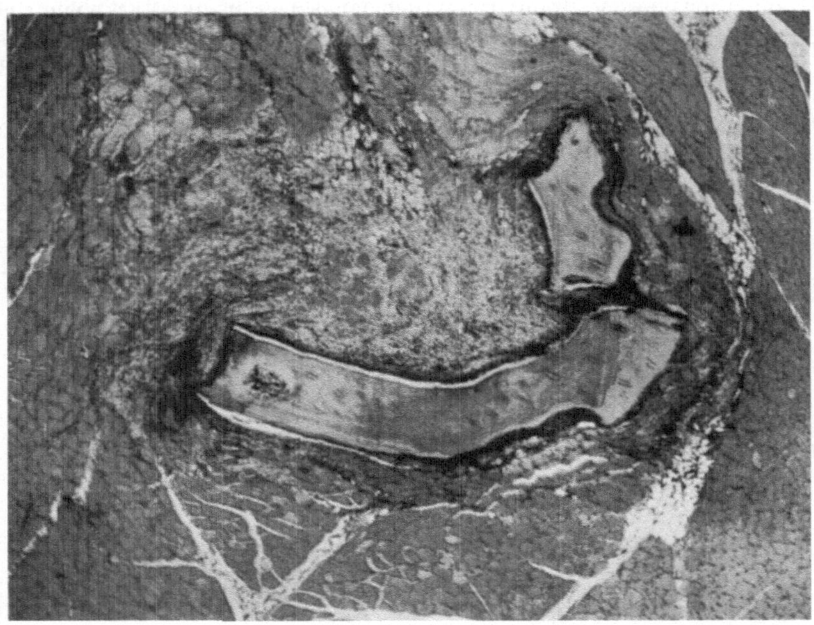

Abb. 48. 30 Minuten lang gekochter Knochenspan, 10 Wochen nach der Implantation. Bindegewebige Abkapselung mit beginnender Resorption. Keine Neubildung von Mark- oder Knochengewebe. (Vergr. 38:1.)

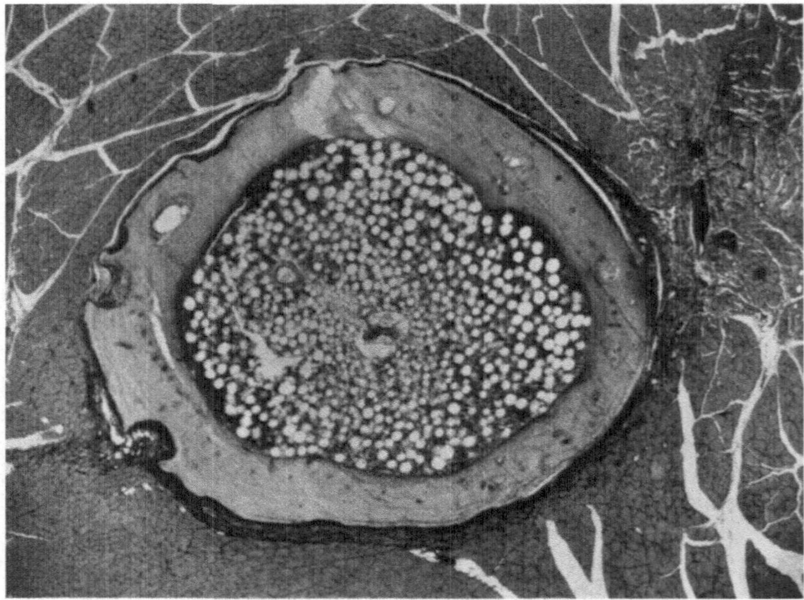

Abb. 49. 3 Wochen lang bei —35° C konservierte Kaninchenrippe, 6 Wochen nach der Implantation (Querschnitt). Beginnende Resorption. Im alten Markraum hat sich neues Knochenmark gebildet. (Vergr. 30:1.)

Abb. 47 zeigt die Befunde bei zwölf Spänen dieser ersten Versuchsreihe 7, 14, 21, 28, 32 und 40 Tage nach der Implantation. Wir zeichneten den implantierten, meist abgestorbenen Knochen schwarz, die neugebildeten Knochen-

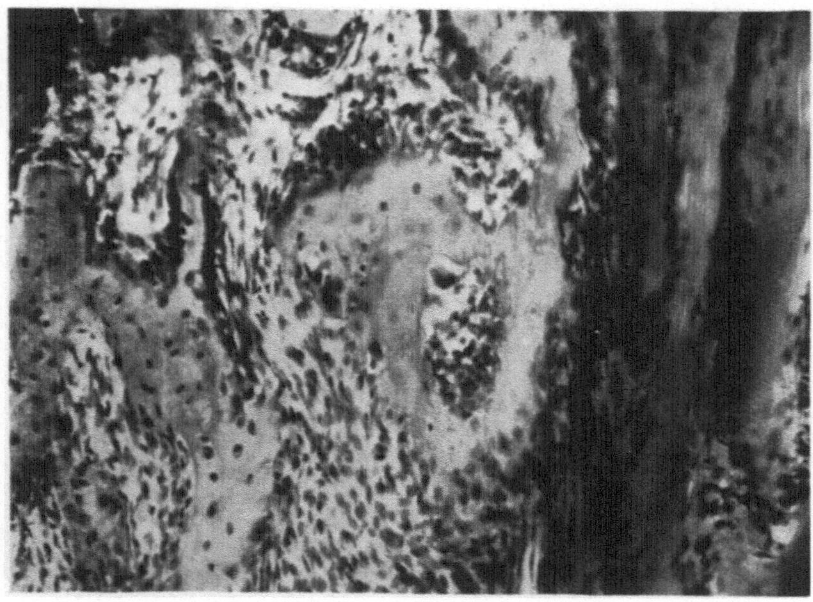

Abb. 50. 3 Wochen lang bei −35⁰ C konservierter Span, 10 Wochen nach der Implantation. Das Implantat wurde fast vollständig resorbiert. An seine Stelle ist ein neues, junges Knochengewebe getreten, das neben Anbau- auch Abbauerscheinungen zeigt. Der Zustand entspricht demjenigen der Abb. 42 (frisch verpflanzter Span nach 42 Tagen). (Vergr. 151:1.)

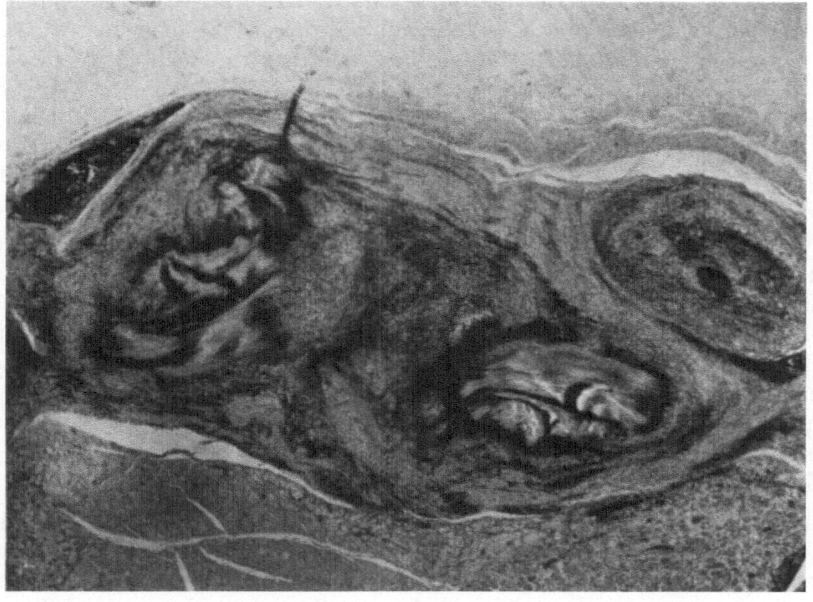

Abb. 51. Konservierter Span, 2 Wochen nach der Implantation. Kokkeninfektion. Der vom Eiter umspülte Span ist schon weitgehend resorbiert. Keinerlei Neubildung von Mark- oder Knochengewebe. (Vergr. 30:1.)

bälkchen punktiert. Die Zusammenstellung zeigt das viel spätere Auftreten der Resorption und der Knochenneubildung bei den konservierten Spänen. Während der autologe, frisch verpflanzte Span schon nach sieben Tagen deutliche Resorption und Knochenneubildung aufweist, sind beide Vorgänge am homologen, konservierten Span erst nach 40 Tagen zu erkennen.

In einer *zweiten Versuchsserie* implantierten wir bei zehn Kaninchen je vier homologe Rippenstücke von ebenfalls 1,5 cm Länge. In die Streckmuskulatur des linken Oberschenkels pflanzten wir einen frisch entnommenen Span, in die

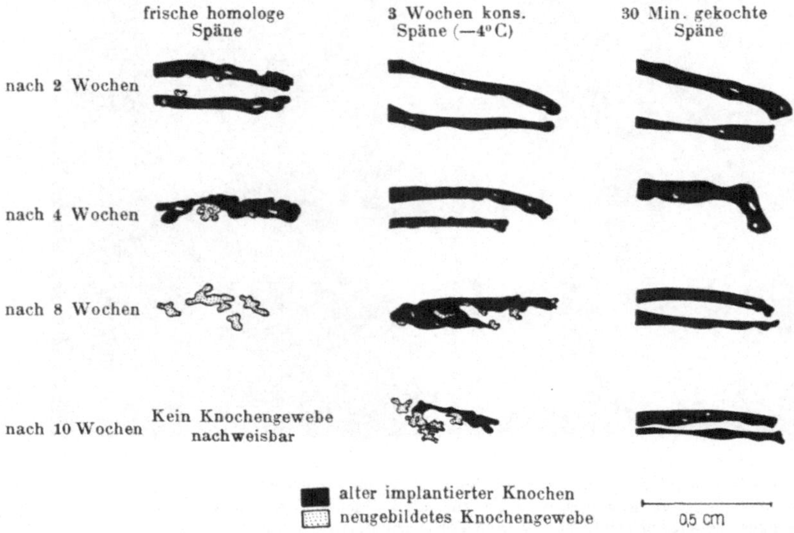

Abb. 52. Resorption und Knochenneubildung im Weichteillager bei frischen, kältekonservierten und gekochten Spänen.

rechte Oberschenkelmuskulatur einen ebenfalls frisch entnommenen Span, der aber vor der Einpflanzung 30 Minuten lang in Wasser gekocht worden war. In die Glutaealmuskulatur implantierten wir links ein drei Wochen lang bei — 35° C bis — 40° C, und rechts ein ebenso lang bei — 4° C aufbewahrtes Rippenstück. Da sich in der ersten Versuchsreihe eine Beobachtungszeit von 40 Tagen bei konservierten Spänen als zu kurz erwiesen hatte, untersuchten wir diese Transplantate nach zwei, vier, sechs, acht und zehn Wochen.

Die *homologen frischen Späne* verhielten sich genau gleich wie die autologen frischen Späne der ersten Serie. Nur scheint die Resorption und die Knochenneubildung beim homologen Span etwas später einzusetzen als beim autologen. Bei beiden, nach sechs Wochen kontrollierten, frisch verpflanzten homologen Spänen sahen wir neben neugebildeten Knochenbälkchen noch Reste des abgestorbenen Implantates. Nach acht Wochen konnten wir nur noch in einem Fall einige neugebildete Knochenbälkchen nachweisen. Nach zehn Wochen war bei beiden Tieren an der Stelle der homologen Frischimplantation kein Knochengewebe mehr zu finden.

Alle *gekochten Späne* wurden lediglich bindegewebig abgekapselt. Sie zeigten auch nach acht und zehn Wochen nur äußerst spärliche Resorptionserscheinungen. Typische Osteoklasten fanden wir in keinem dieser Fälle. Auch sahen wir bei keinem der zehn gekochten Späne die Entstehung von neuem Knochengewebe oder von Knochenmark (Abb. 48).

Die drei Wochen lang bei — 35⁰ C bis — 40⁰ C und bei — 4⁰ C aufbewahrten Späne zeigten kein unterschiedliches Verhalten. Bei beiden setzten Resorption

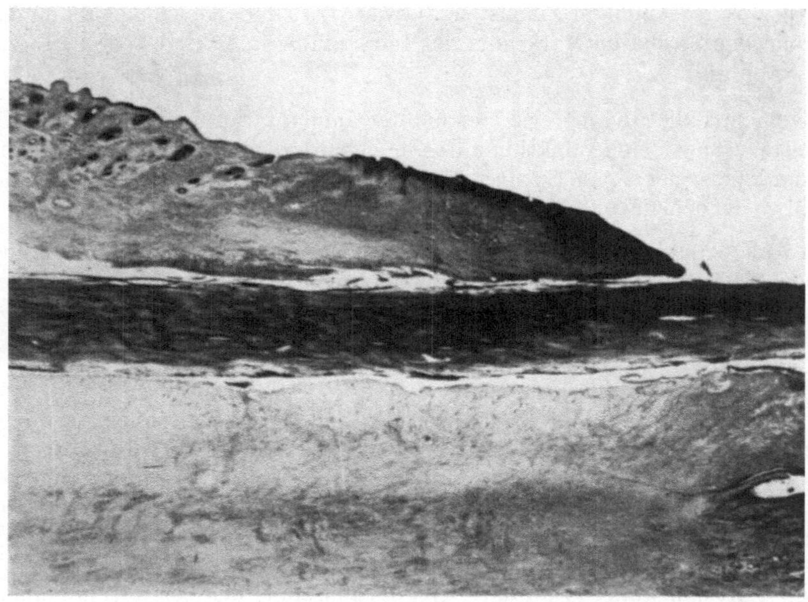

Abb. 53. Subkutan implantierter „os purum"-Span nach 9 Wochen. Spärliche bindegewebige Abkapselung. Rechts eine Fistelöffnung, durch die ein Teil des Spanes herausragt. (Vergr. 8,5:1.)

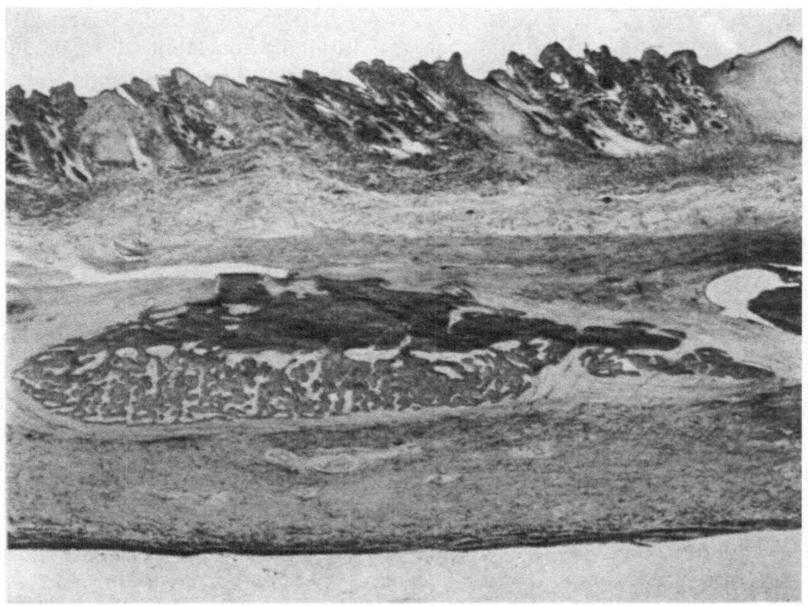

Abb. 54. 2 Wochen lang bei —35⁰ C konservierter Corticalisspan, 9 Wochen nach der Implantation ins Subkutangewebe (Hund). Span in Resorption begriffen. An seiner Unterfläche lebhafte Knochenneubildung. (Vergr. 5,9:1.)

und Knochenneubildung deutlich später ein, als bei den frischen Spänen. Die ersten neugebildeten Knochenbälkchen beobachteten wir nach sechs Wochen.

Wir hatten aber nicht den Eindruck, daß dann die Knochenneubildung mengenmäßig geringer sei, als bei den frisch implantierten Spänen (Abb. 50). Auch bei dieser Serie konnten wir beobachten, daß gleichzeitig mit dem Einsetzen der Resorptionserscheinungen, meistens etwas vor der Knochenneubildung, das Granulationsgewebe im Markraum des Implantates in Markgewebe umgewandelt wird (Abb. 49).

In einem Falle dieser Serie trat bei der Implantation eines bei — 35° C konservierten Spanes eine Infektion auf. Die Abb. 51 zeigt, wie deletär sich dies auswirken kann. Der Span ist in voller eitriger Auflösung begriffen, ohne daß irgendwo Knochenneubildung zu sehen wäre.

In Abb. 52 stellten wir vergleichsweise eine Anzahl von Befunden der zweiten Versuchsreihe zusammen. Wir erkennen auch hier deutlich, daß Resorption und Knochenneubildung beim konservierten Span wesentlich später einsetzen als beim frischen Span. Der gekochte Knochen zeigt auch nach zehn Wochen sehr wenig Resorption und überhaupt keine Knochenneubildung.

In einer *dritten Versuchsreihe* implantierten wir bei einem erwachsenen *Hund* vier homologe Corticalisspäne ins Subkutangewebe. Ein Span wurde frisch, unmittelbar nach der Entnahme, implantiert. Ein Span bestand aus „os purum" (mazerierte Corticalis), ein weiterer Span wurde vor der Implantation 30 Minuten lang gekocht und der vierte Span war zwei Wochen lang bei — 35° C bis — 40° C in flüssigem Paraffin aufbewahrt. Drei Späne heilten glatt ein, während an der Implantationsstelle des „os purum" eine Fistel entstand, aus der ein Stück des Implantates herausschaute. Nach neun Wochen wurde das Tier, dem auch mehrere Implantationen ins knöcherne Lager gemacht wurden, getötet und die Späne histologisch untersucht.

Abb. 53 zeigt einen Schnitt durch die Implantationsstelle des *„os purum"*. Durch die Fistelöffnung (rechts im Bild) tritt das Implantat zum Teil an die Oberfläche der Haut. Es ist nicht zu einer lebenden Einheilung, sondern nur zu einer spärlichen bindegewebigen Abkapselung gekommen. Resorption und Knochenneubildung fehlen vollständig.

Auch der *gekochte Span* wurde lediglich bindegewebig abgekapselt und zeigte weder Resorption noch Knochenneubildung.

Die Befunde am *frisch implantierten und am konservierten Span* waren praktisch dieselben: Ausgedehnte Resorption des vollständig abgestorbenen Implantates, zahlreiche neugebildete Knochenbälkchen. Die Knochenneubildung war in der Umgebung des konservierten Spanes eher noch lebhafter als in der Nachbarschaft des frischen Spanes. Abb. 54 zeigt einen Schnitt durch den konservierten Span. Oben in der Abbildung erkennen wir die Epithelgebilde der Haut, dann folgt das abgestorbene Implantat und darunter das neugebildete Knochengewebe. Es ist auffällig, daß die Knochenneubildung nur an der Unterseite des Implantates erfolgte. Wir machten diese Beobachtung noch bei zahlreichen anderen Versuchen. Vielleicht hängt dies mit der Einwirkung mechanischer Kräfte zusammen. Kürzlich konnte A l t m a n n an Hand von schönen Versuchen zeigen, daß die desmale Verknöcherung, gleich wie die enchondrale (P a u w e l s) zuerst an den Stellen erfolgt, die vor mechanischer Beanspruchung geschützt sind.

Zusammenfassend bestätigen unsere Implantationsversuche ins Weichteillager, daß die Osteozyten frischer autologer und homologer Späne — mindestens in der überwiegenden Mehrzahl — absterben. Schon nach einer Woche zeigen sich die ersten Resorptionserscheinungen, wobei zahlreiche Osteoklasten auftreten. Gleichzeitig beginnt sich das in den Markraum des Implantates eingewachsene Granulationsgewebe in Knochenmarksgewebe umzuwandeln. Bei fortschreitender Resorption setzt bald darauf Knochenneubildung ein. Die neugebildeten Knochenbälkchen unterliegen jedoch auch ihrerseits bald wieder der Resorption. Nach Implantation von 1¹/₂ cm langen frischen Rippenstücken konnten wir deshalb nach sechs bis zehn Wochen kein Knochengewebe mehr nachweisen. Es scheint, daß der geschilderte Prozeß bei frischen homologen Spänen etwas langsamer verläuft, als bei frischen autologen Spänen. Bei konservierten homologen Knochenspänen (Aufbewahrung bei — 35⁰ C bis — 40⁰ C oder bei — 4⁰ C) verläuft der Prozeß in gleicher Weise, jedoch wesentlich langsamer. Die Knochenneubildung setzt bei diesen Spänen frühestens nach 40 Tagen ein. Zwischen Spänen, die drei Wochen lang bei — 35⁰ C und solchen, die gleich lang bei — 4⁰ C aufbewahrt wurden, konnte ein Unterschied in bezug auf Resorption und Knochenneubildung nicht festgestellt werden. Ob die Knochenneubildung bei den konservierten Spänen nur später einsetzt, oder ob sie auch quantitativ hinter der Knochenneubildung der frischen Späne zurücksteht, wagen wir nicht mit Sicherheit zu entscheiden. Wir hatten eher den Eindruck, daß die Menge des neugebildeten Knochengewebes bei den konservierten Spänen gleich groß ist, wie bei den frischen Spänen. — Eindeutig und offensichtlich ist der Unterschied zwischen gekühlten und gekochten Spänen. Die gekochten Späne heilten immer tot ein, d. h. sie wurden wie ein Fremdkörper bindegewebig abgekapselt. Resorptionserscheinungen traten bei ihnen nur äußerst spärlich auf. Bei einer Beobachtungszeit von maximal zehn Wochen sahen wir nie Knochen- oder Knochenmarksneubildung in der Umgebung eines gekochten Spanes. Ein Implantationsversuch mit „os purum" verlief insofern negativ, als sich eine Fistel bildete und der Span tot einheilte. Knochenneubildung trat dabei nicht auf.

Transplantationen ins Knochenlager.

Um uns auch über die Vorgänge bei der Implantation ins knöcherne Lager zu orientieren, machten wir zwölf Spantransplantationen bei Kaninchen und zehn bei Hunden.

Bei den *Kaninchen* sägten wir auf beiden Seiten aus der Corticalis der Femurdiaphyse ein rechteckiges Stück von 1 cm Länge heraus. Den entstandenen Defekt deckten wir rechts durch das aus dem linken Femur entfernte Knochenstück, während wir links einen konservierten homologen Span von entsprechender Form und Größe implantierten. Die Abb. 55 und 56 veranschaulichen dieses Vorgehen.

Die Implantate befestigten wir mit Hilfe von ein bis zwei zirkulären Zwirnumschlingungen. Wir konnten auf diese Weise die Einheilung eines frischen autologen Knochenspanes (rechter Oberschenkel) mit einem konservierten homologen Span (linker Oberschenkel) vergleichen. Die Konservierung der Späne geschah unter flüssigem Paraffin bei einer Temperatur von — 35⁰ C bis — 40⁰ C. Die Konservierungsdauer betrug in acht Fällen drei Wochen und in vier Fällen sechs Wochen. Auf antibiotische oder chemotherapeutische Maßnahmen wurde bei allen diesen Kaninchenversuchen verzichtet. Die Einheilung der Späne wurde zunächst röntgenologisch kontrolliert, indem 10, 20, 30 und 60 Tage nach der Transplantation Aufnahmen gemacht wurden.

7*

In zwei Fällen trat auf der Seite des autologen frischen Spanes ein Wund-infekt auf. Dabei heilte die Wunde einmal per secundam, ohne daß der Span-einbau röntgenologisch gestört erschien. Beim andern Tier war der Infekt so schwer, daß es getötet werden mußte. Die übrigen Tiere wurden nach 30 bzw. 60 Tagen getötet und die Implantationsstelle histologisch untersucht. Die Beurteilung war in drei Fällen dadurch erschwert, daß wenige Tage nach der Operation an der Implantationsstelle eine Femurfraktur auftrat. Die Frakturen heilten in allen drei Fällen, wenn auch mit starker Dislokation. — Die histo-logischen Untersuchungen der übrigen Fälle zeigten übereinstimmend ein in Substitution begriffenes totes Implantat. Bei den 60tägigen Transplantaten war der Ersatz durch junges Knochengewebe wesentlich weiter fortgeschritten als bei den 30tägigen. Einen Unterschied zwischen den frischen und den konser-vierten Spänen konnten wir nicht mit Sicherheit feststellen. Auch der Einbau der drei Wochen lang und sechs Wochen lang konservierten Späne verlief in vollkommen gleicher Weise.

Bei zwei *Hunden* führten wir zehn weitere Implantationen ins knöcherne Lager durch. Beim ersten Hund pflanzten wir, in gleicher Weise wie bei den Kaninchen, in den Femur einen zirka 3 cm langen Corticalisspan. Auch hier implan-

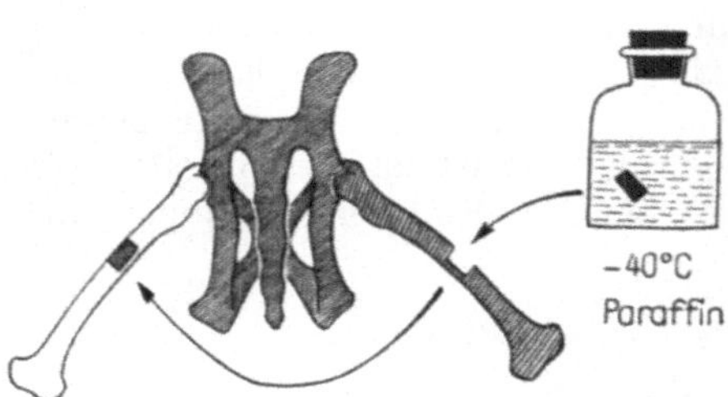

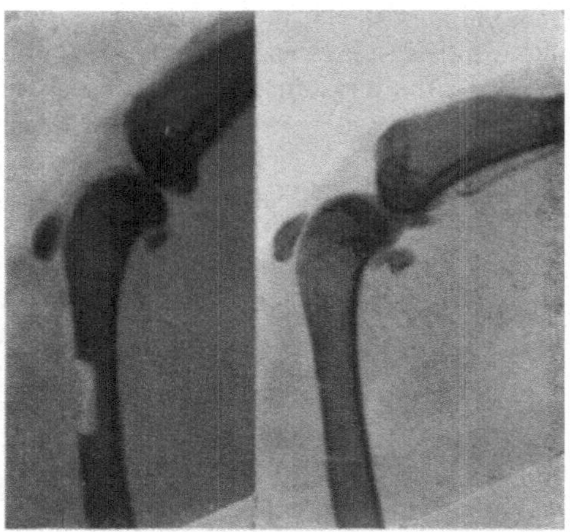

<table>
<tr><td>a</td><td>b</td></tr>
</table>

Abb. 55. Schema der Spantransplantationen ins knöcherne Lager.

Abb. 56a und b. Spantransplantation beim Kaninchen. Operationsaufnahmen. a: aus dem Femurschaft wird ein Knochenstück herausgesägt. b: der Defekt wird durch Implantation eines konservierten Spanes gedeckt.

tierten wir links den auf der rechten Seite entfernten Span (autolog, frisch) und rechts einen homologen konservierten Span. Beim zweiten Hund machten wir dieselben Implantationen am Humerus, während wir am Femur rechts statt tiefgekühlten Knochen einen Span aus „os purum" implantierten. In den linken Femur pflanzten wir zum Vergleich einen frischen autologen Span.

Die Herstellung des „os purum" erfolgte genau nach den Vorschriften O r e l l s: Der Knochen wurde zunächst einige Tage lang in 0,9%ige Kochsalzlösung eingelegt, dann kam er in ein heißes Bad von 5%iger Kalilauge und schließlich zum Entfetten in ein Azetonbad. Zur Sterilisation kochten wir den Span 20 Minuten lang in physiologischer Kochsalzlösung.

Außer diesen sechs Corticalisverpflanzungen bohrten wir bei beiden Hunden rechts und links quer durch den Tibiakopf einen Kanal von 7 mm Durchmesser. Die Bohrkanäle füllten wir mit Spongiosa aus, und zwar in beiden Fällen links mit frischem autologem Material aus dem Trochanter major und rechts mit konservierter homologer Spongiosa (aus dem Trochanter major eines anderen Hundes).

Sowohl die konservierten Corticalisspäne, als auch die Spongiosa wurden unter flüssigem Paraffin bei — 35⁰ C bis — 40⁰ C aufbewahrt. Die Konservierungsdauer betrug zwei bzw. vier Wochen. Die konservierten Späne wurden nach dem Auftauen bei Zimmertemperatur in 38⁰ C warme physiologische Kochsalzlösung eingelegt. Mit einer sterilen Kompresse entfernten wir dabei die Reste des Paraffins. Bei der Spongiosa entfernten wir das Paraffin durch mehrfaches Wechseln des Kochsalzbades. Die Späne wurden dann für fünf bis zehn

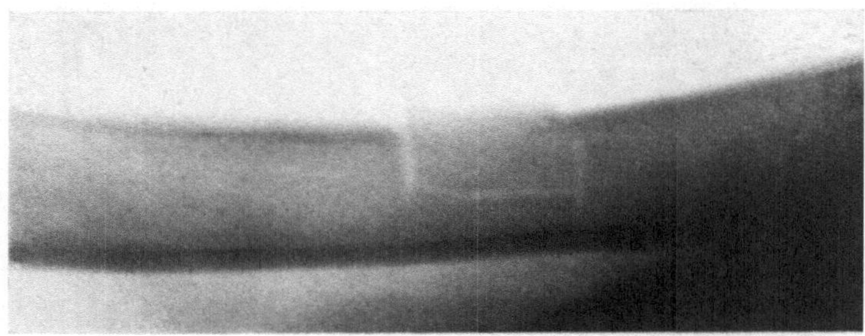

Abb. 57. Röntgenkontrolle unmittelbar nach Implantation eines konservierten homologen Corticalisspanes in den Femur eines Hundes.

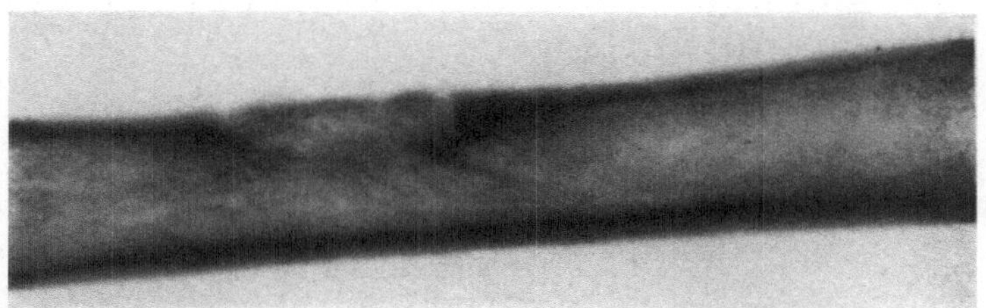

Abb. 58. Kontrollaufnahme eines konservierten Corticalisspanes (Abb. 57) 9 Wochen nach der Implantation. Zwischen Span und Spanbett hat sich ein Kallusgewebe gebildet. Entsprechend den zur Fixation des Spanes angelegten zirkulären Zwirnumschlingungen sind zwei feine Aufhellungslinien (Knochenrinnen) zu erkennen.

Minuten in ein Penicillinbad (3000 Einheiten Penicillin pro Kubikzentimeter) gelegt. Am Operationstag und an den vier ersten postoperativen Tagen erhielten die Hunde außerdem täglich 3000 Einheiten Depot-Penicillin intramuskulär. Sämtliche Wunden heilten ohne Entzündungszeichen per primam intentionem. Auch in dieser Serie trat eine Femurfraktur auf, und zwar an der Implantationsstelle des „os purum". Der Einbau der Späne wurde regelmäßig röntgenologisch kontrolliert. Die Hunde wurden neun Wochen nach der Operation getötet und die Transplantate histologisch untersucht.

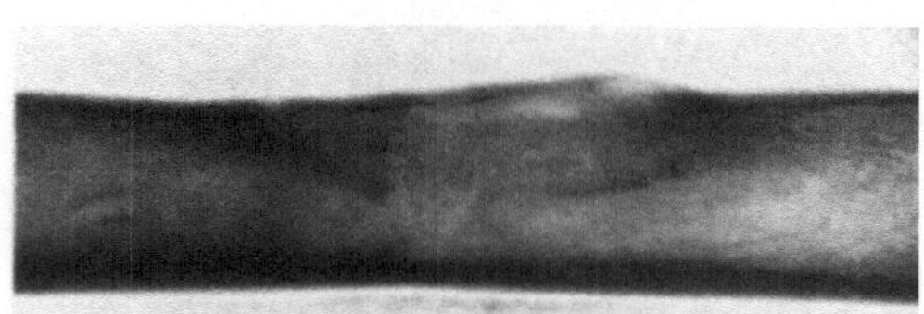

Abb. 59. Kontrollaufnahme eines frisch transplantierten autologen Corticalisspanes, 9 Wochen nach der Implantation. Auch hier sind die Fugen zwischen dem Transplantatbett mit Kallusgewebe ausgefüllt, aber noch deutlich erkennbar.

Die *Röntgenaufnahmen* ließen keinen Einheilungsunterschied zwischen den frischen und den konservierten Spänen erkennen (Abb. 57 bis 60). Ein deutlicher Unterschied zeigte sich jedoch im Einbau zwischen Corticalis und Spongiosaspänen. Während bei Corticalisspänen das Implantat nach neun

Wochen noch keineswegs vollständig eingebaut war (Abb. 58 und 59), zeigten die Röntgenaufnahmen bei Spongiosatransplantaten einen nahezu vollkommenen Einbau (Abb. 61 und 62).

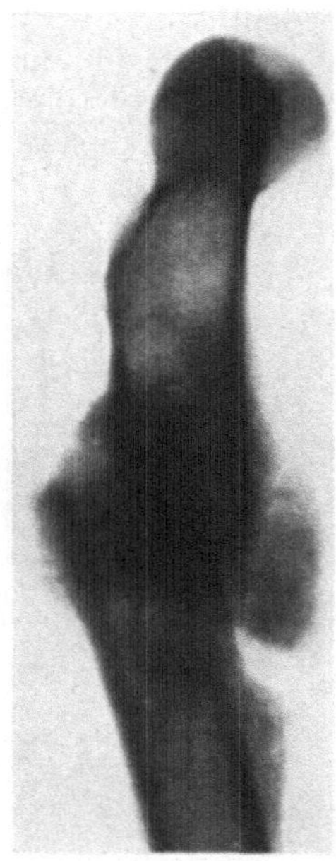
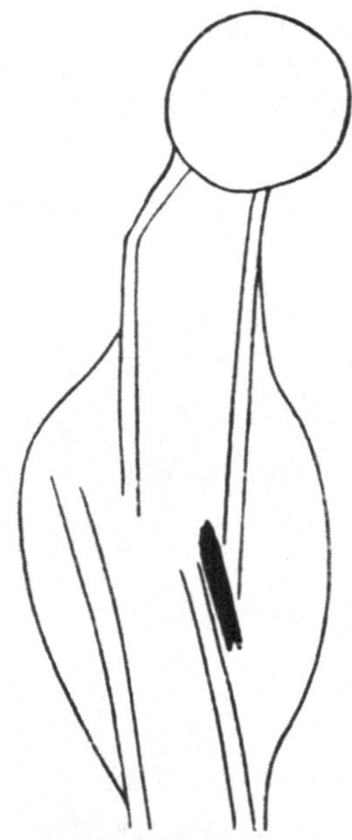

a   b

Abb. 60a und b. Implantationsstelle eines Corticalisspanes aus „os purum" nach 9 Wochen. Zwei Tage nach der Implantation trat eine Fraktur auf. Das Implantat ist im Innern des großen, kugelförmigen Kallus gut erkennbar (in der Skizze 60b schwarz gezeichnet).

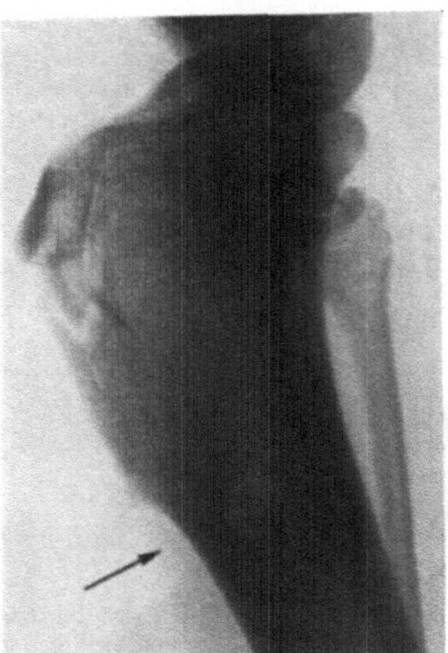
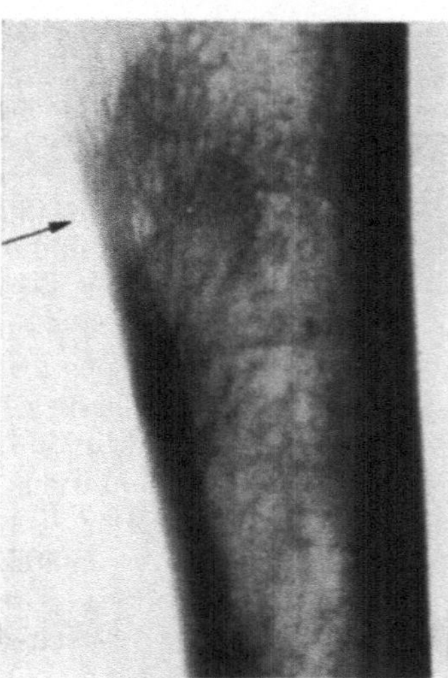

Abb. 61. Bohrkanal quer durch den Tibiakopf, mit konservierter Spongiosa gefüllt. Kontrollaufnahme 3 Wochen nach der Transplantation.

Abb. 62. Derselbe Versuch wie Abb. 61, 6 Wochen später. Röntgenaufnahme nach Entfernung der Weichteile. Die Implantationsstelle ist nur noch in Form einer undeutlichen Verdichtungszone zu erkennen.

Auch die *makroskopische Untersuchung* der Implantationsstellen ergab keine Einheilungsunterschiede zwischen frischen und konservierten Spänen (Abb. 63 und 64).

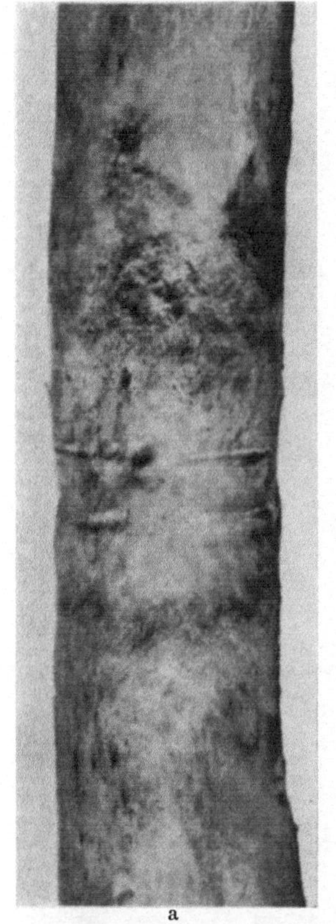

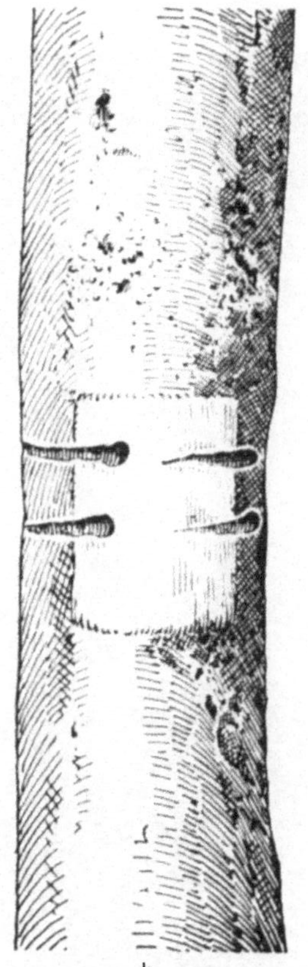

Abb. 63a und b. Implantationsstelle eines konservierten Corticalisspanes im Hunde-femur, nach 9 Wochen. Die Umrisse des Spanes sind noch einigermaßen zu erkennen (Skizze 63b). Die querverlaufenden Rinnen entsprechen zwei Zwirnumschlingungen, die zur Befestigung des Spanes angelegt werden.

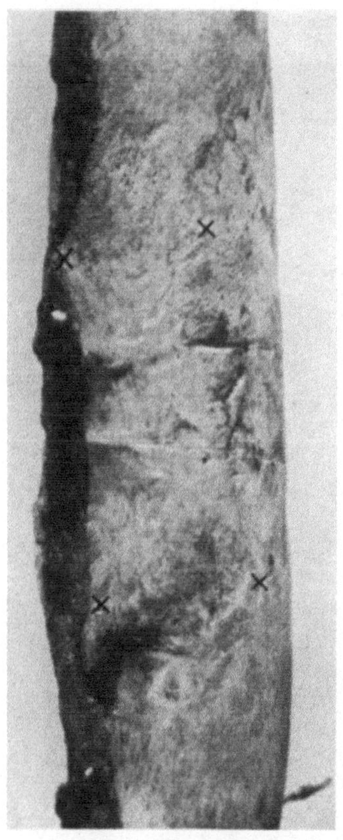

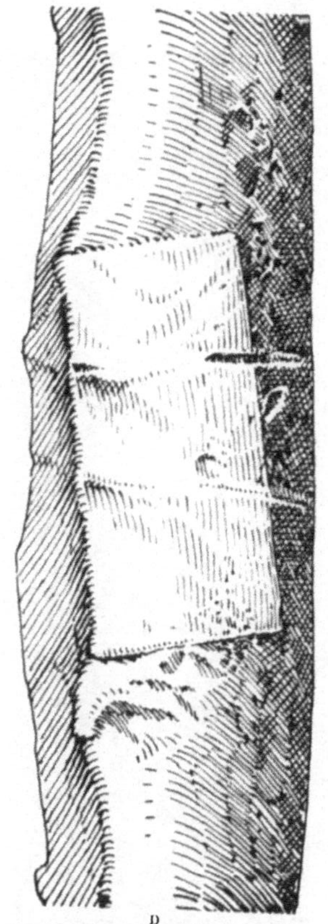

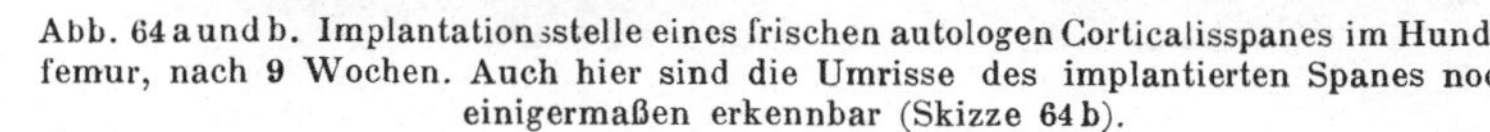

Abb. 64a und b. Implantationsstelle eines frischen autologen Corticalisspanes im Hunde-femur, nach 9 Wochen. Auch hier sind die Umrisse des implantierten Spanes noch einigermaßen erkennbar (Skizze 64b).

Die *histologische Untersuchung* der Implantate ergab im wesentlichen dieselben Befunde wie bei den Kaninchenspänen. Die tiefgekühlten Corticalis-

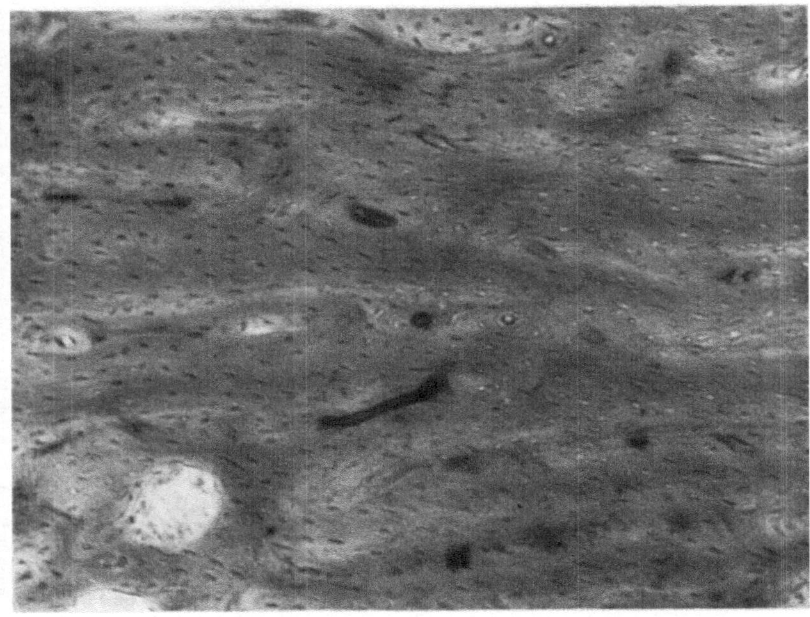

Abb. 65. Frisch implantierter autologer Corticalisspan nach **9** Wochen. Der Span ist abgestorben: die meisten Knochenhöhlen sind leer oder enthalten pyknotische Kernreste (Vergr. 125:1).

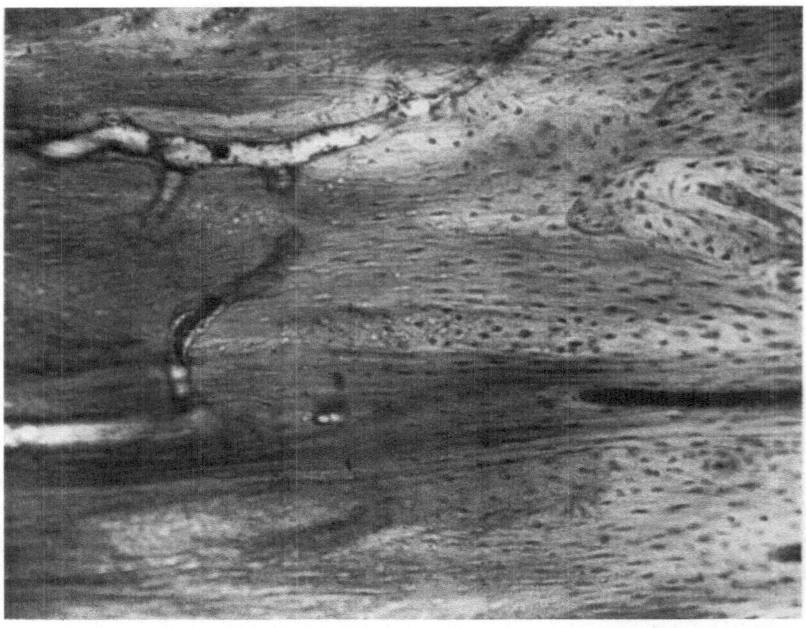

Abb. 66. Eine andere Stelle desselben Spanes wie Abb. 65. Junges Knochengewebe (rechts) ist im Begriff, den toten Knochen (links) zu ersetzen. Die Inseln des jungen Knochengewebes liegen fast immer in unmittelbarer Nähe eines Blutgefäßes (Vergr. 125:1).

späne sind von Anfang an tot, während frisch transplantierte Späne in kurzer Zeit absterben. Jedenfalls konnten wir in allen frisch verpflanzten Corticalis-spänen nach neun Wochen ausgedehnte Bezirke toten Knochengewebes nach-weisen. Die frischen und die konservierten Späne werden allmählich durch ein junges, zellreiches Knochengewebe ersetzt. Dieser Ersatz des toten Knochens

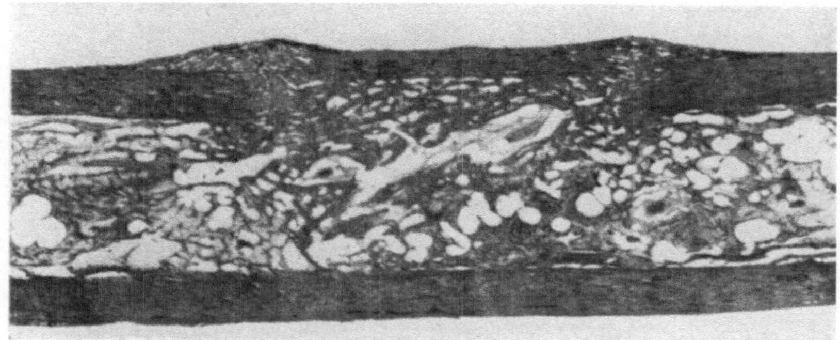

Abb. 67. Längsschnitt durch die Implantationsstelle eines homologen konservierten Corticalisspanes. Oben im Bild erkennt man deutlich die Corticalis des Implantates, die durch ein lockeres Kallusgewebe mit der Corticalis des Transplantatbettes verbunden ist. Unten im Bild die intakte gegenüberliegende Corticalis-schicht des Femurs.

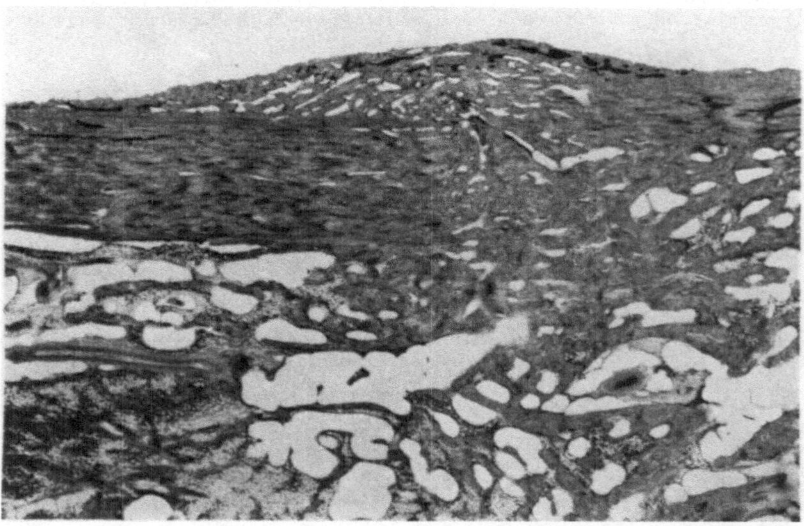

Abb. 68. Ausschnitt aus der Abb. 67. Vergr. 6,5:1. Links oben die Corticalis des Transplantatbettes, die durch ein Netzwerk von Kallusgewebe mit dem Transplantat (rechts oben) verbunden ist.

erfolgte bei beiden Spanarten in derselben Weise. Die ersten Zonen jungen Knochengewebes fanden wir regelmäßig in der Umgebung von Blutgefäßen (Abb. 65 bis 71).

Im Gegensatz zu den tiefgekühlten Spänen fanden wir beim „os purum"-Span nach neun Wochen keine Zeichen einer beginnenden knöchernen Sub-stitution (Abb. 72).

Sowohl bei den frischen, als auch bei den konservierten Spongiosatransplantaten war der knöcherne Ersatz nach neun Wochen bereits vollzogen

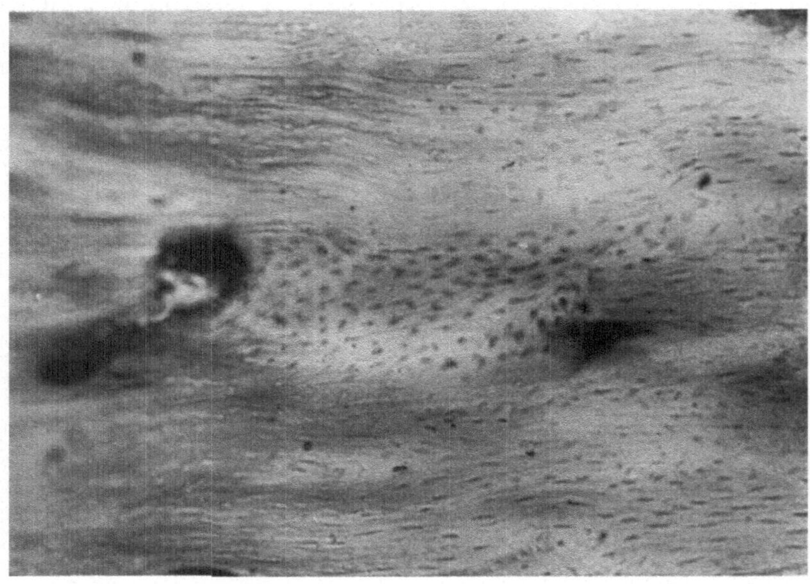

Abb. 69. Ausschnitt aus einem homologen konservierten Corticalisspan 9 Wochen nach der Transplantation. Das tote Implantat wird allmählich durch das einwachsende Keimgewebe substituiert. Junge Knocheninsel in der Umgebung eines Gefäßes (Vergr. 140:1).

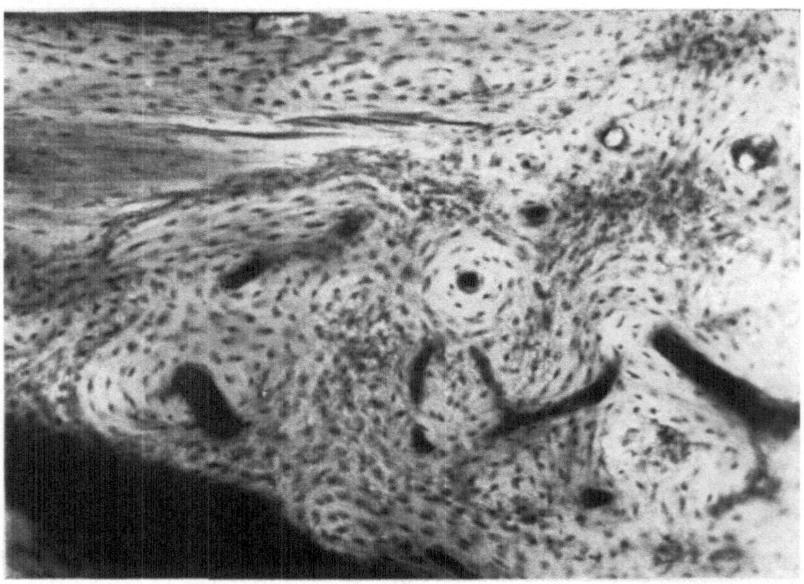

Abb. 70. Eine andere Stelle desselben Transplantates wie Abb. 69. Die knöcherne Substitution ist hier schon weiter vorgeschritten. Das junge Knochengewebe ist schon zum großen Teil lamellär angeordnet (Vergr. 125:1).

(Abb. 73 bis 75). Die Abb. 74 zeigt einen Querschnitt durch die Implantationsstelle des Tibiakopfes. Es wurde in diesem Falle konservierte Spongiosa eingepflanzt. Die genaue Stelle und Ausdehnung des Implantates ist auf der Skizze Abb. 73 ersichtlich. Im Bereich der durch das Bohrloch gesetzten

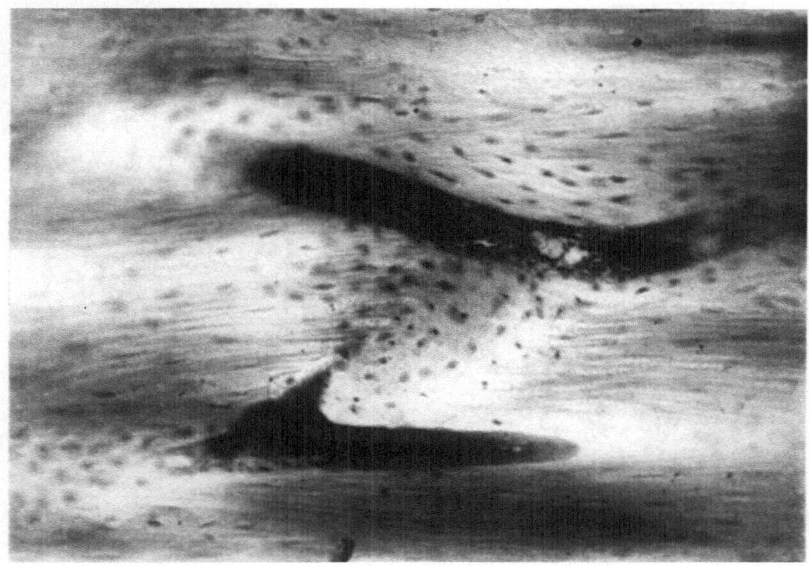

Abb. 71. Konservierter homologer Corticalisspan 9 Wochen nach der Implantation. Eine Insel jungen Knochengewebes in der Umgebung eines eingewachsenen Gefäßes. Die Struktur des toten Implantates ist noch deutlich sichtbar (Vergr. 180:1).

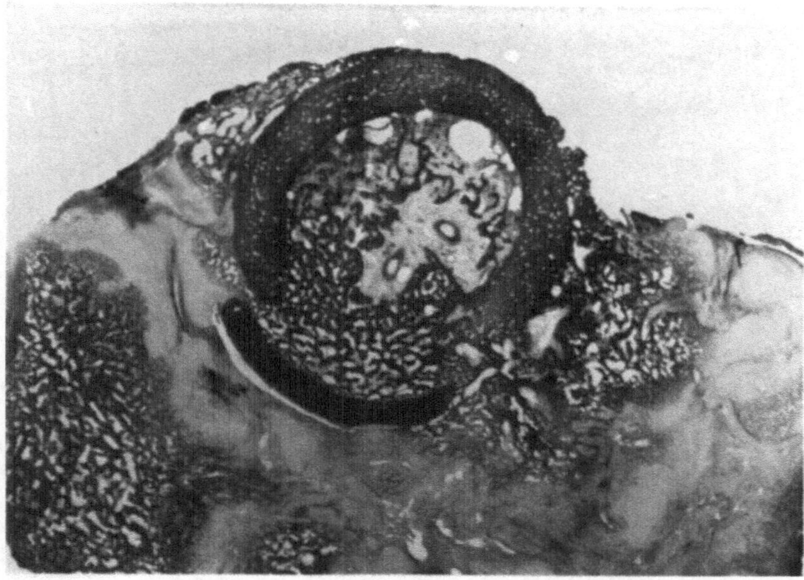

Abb. 72. Querschnitt durch die Implantationsstelle eines „os purum" Spanes nach 9 Wochen. Das Präparat stammt vom selben Fall wie die Röntgenaufnahme Abb. 60. Zwei Tage nach der Implantation trat eine Fraktur auf. Das os purum liegt gewissermaßen unbeteiligt in der großen Kallusmasse. Es zeigt auch bei starker Vergrößerung keine Zeichen der knöchernen Substitution (Vergr. 3,2:1).

Corticalislücke hat die implantierte Spongiosa ein dichtes Maschenwerk von jungem Knochengewebe gebildet.

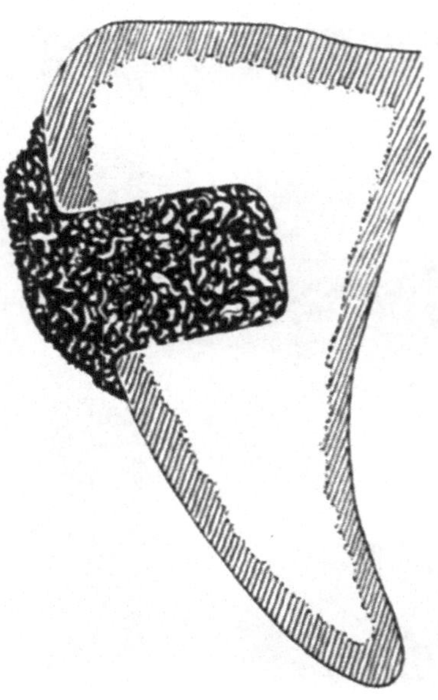

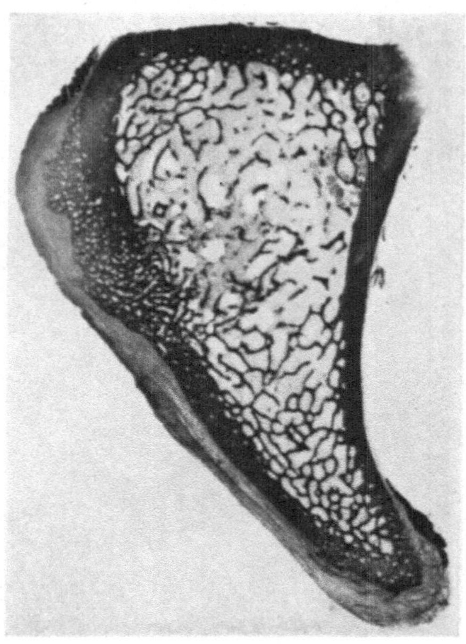

Abb. 73. Schematischer Querschnitt durch den Tibiakopf eines Hundes. Das pilzförmige Gebilde entspricht einem Spongiosatransplantat.

Abb. 74. Querschnitt durch den Tibiakopf eines Hundes 9 Wochen nach Implantation konservierter Spongiosa (siehe Skizze Abb. 73). Im Bereich der Corticalislücke hat das Implantat ein dichtes Maschenwerk von jungem Knochengewebe gebildet.

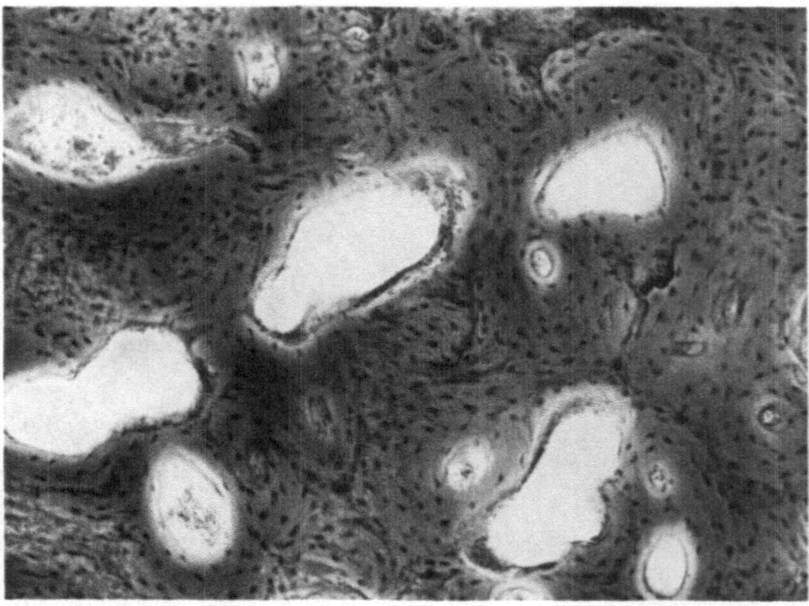

Abb. 75. Stärker vergrößerter Ausschnitt aus der Implantationsstelle Abb. 74. Das junge Knochengewebe hat die konservierte Spongiosa schon vollständig ersetzt (Vergr. 125:1).

Zusammenfassend zeigten unsere Implantationsversuche ins knöcherne Lager dieselben Einbauvorgänge bei frischen autologen und bei gefrorenen homologen

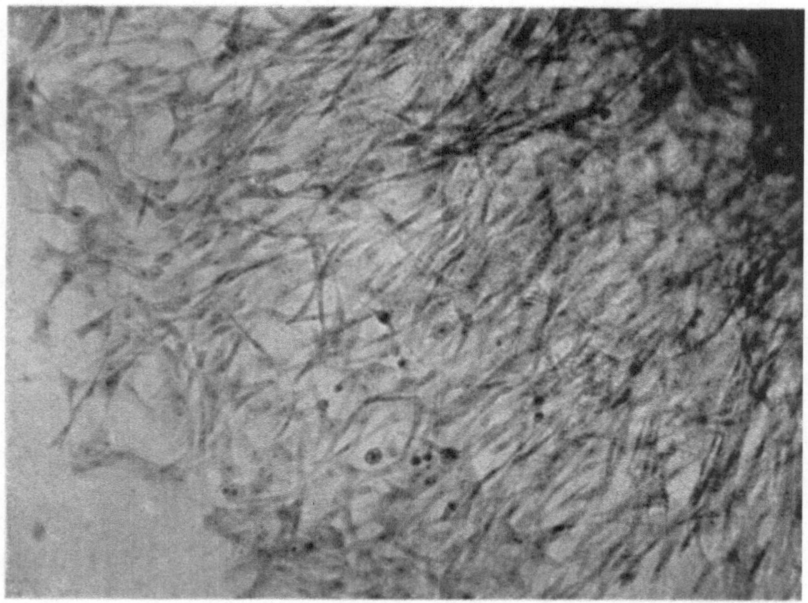

a

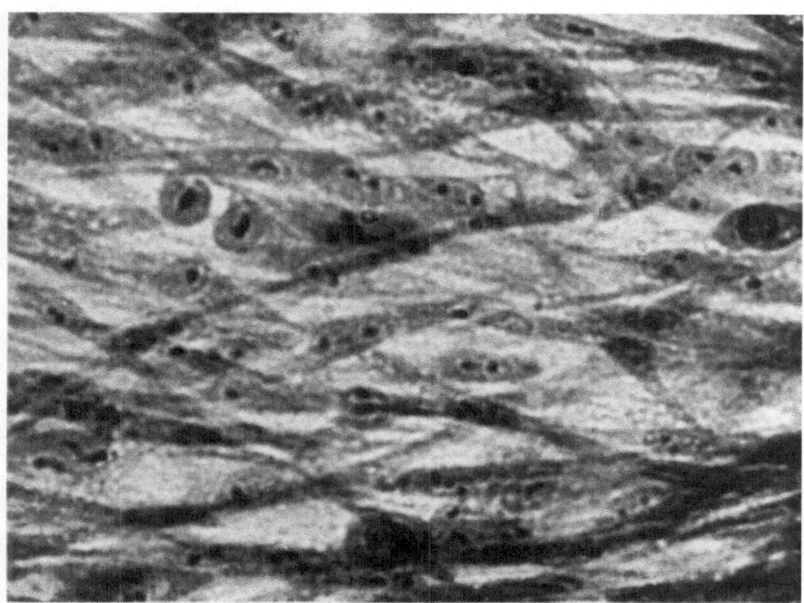

b

Abb. 76a und b. 24 Stunden alte Fibroblasten-Kultur, die vor der Einpflanzung in flüssiges Paraffin getaucht wurde. Normales Wachstum. In der Detailaufnahme (Abb. 76b) verschiedene Kernteilungsfiguren.

Spänen. Das Transplantat wird in beiden Fällen allmählich resorbiert und durch neues Knochengewebe ersetzt. Dieser Prozeß geht im knöchernen Lager beim frischen und beim konservierten Span scheinbar gleich schnell vor sich. Jedenfalls ergaben unsere Versuche keine manifesten Unterschiede in der Einheilungszeit.

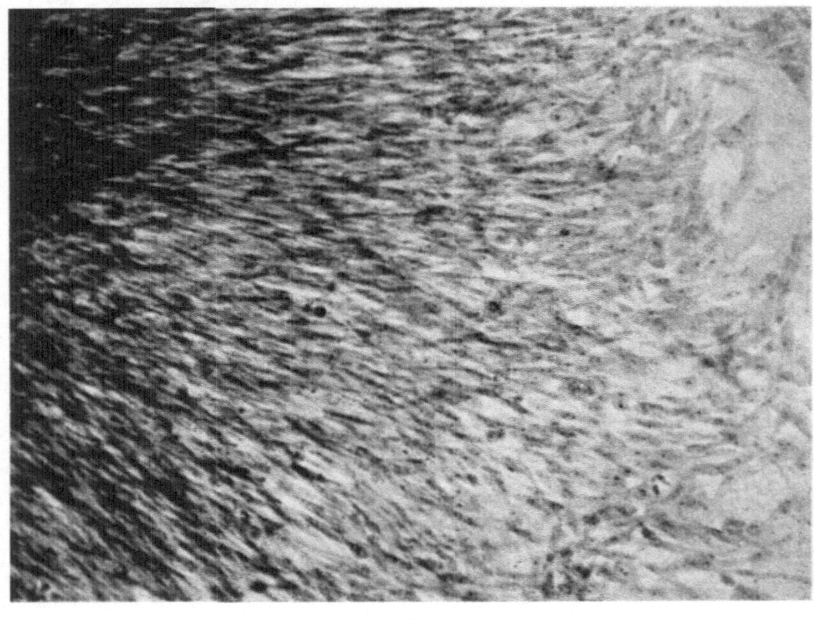

a

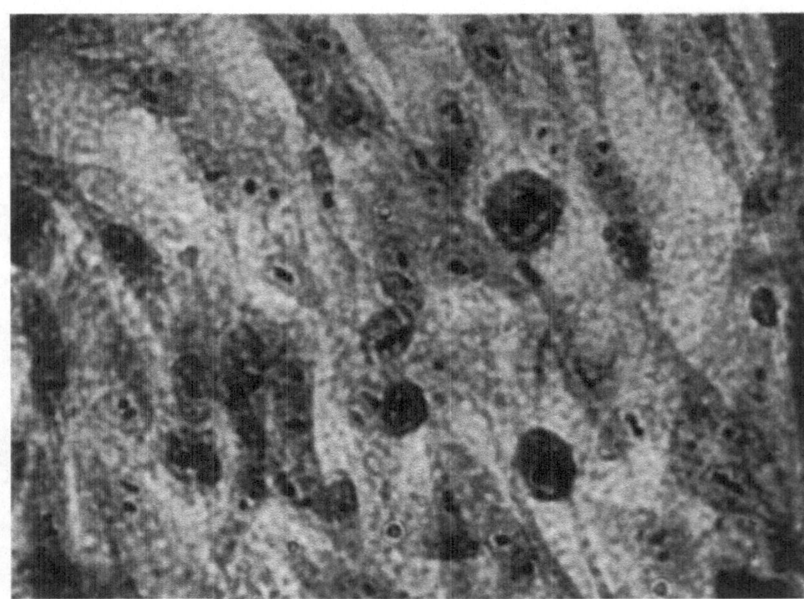

b

Abb. 77a und b. Normal wachsende 24 Stunden alte Fibroblastenkultur ohne Paraffinbehandlung (Kontroll-kultur). Abb. 77b stärker vergrößerte Aufnahme derselben Kultur.

Der einzige Implantationsversuch mit „os purum" zeigte keine lebende Einheilung im Sinne der knöchernen Substitution. Dieser Mißerfolg trat ein, trotzdem der Span inmitten von Kallusgewebe, also in einer osteogenetisch aktiven Umgebung lag.

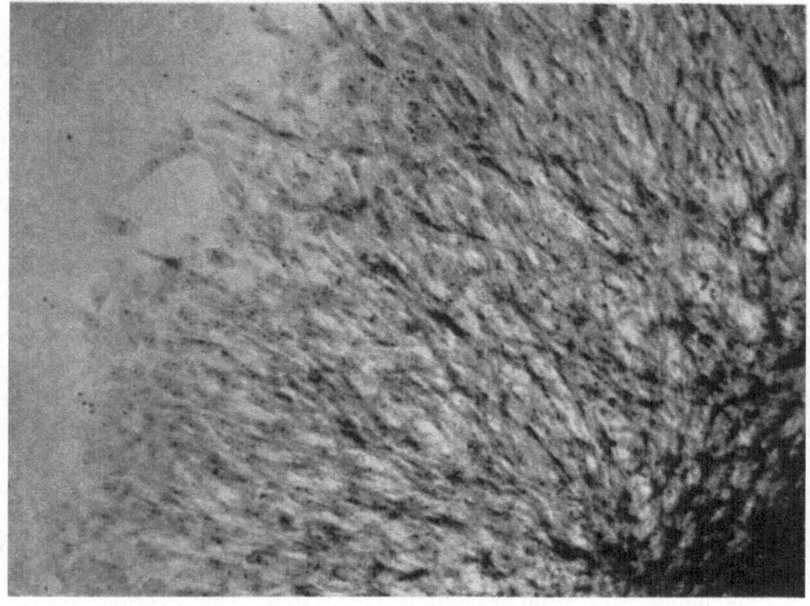

a

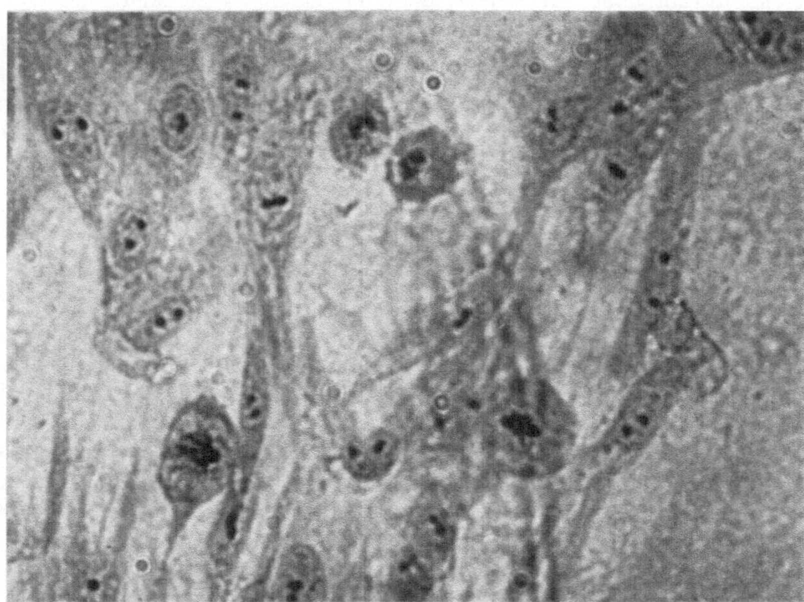

b

Abb. 78a und b. Fibroblastenkultur 8 Stunden nach der Unterschichtung mit flüssigem Paraffin. Normales Wachstum mit zahlreichen Kernteilungsfiguren. Abb. 78b Detailaufnahme derselben Kultur.

Sowohl röntgenologisch, als auch histologisch fiel in unsern Versuchen der wesentlich raschere Einbau der Spongiosaspäne gegenüber den Corticalisspänen auf.

g) Der Einfluß von flüssigem Paraffin auf Gewebskulturen.

Die Verwendung von flüssigem Paraffin zur Knochenkonservierung bietet verschiedene Vorteile. Das Paraffin gewährleistet auf einfachste Weise einen luftdichten Abschluß und verhindert damit auch ein Eintrocknen der Späne. Das flüssige Paraffin hat ferner den Vorteil, daß es auf — 10° C bis — 15° C oder noch tiefer gekühlt werden kann, ohne daß es dabei fest wird. Dadurch besteht die Möglichkeit, die entnommenen Späne in vorgekühltes Paraffin einzulegen. Sie gefrieren so viel rascher und dadurch schonender, als wenn sie einfach in einem Glasgefäß in den Kühlraum gestellt werden. Umgekehrt gewährleistet die den Span umhüllende kalte Paraffinschicht ein wesentlich langsameres und damit ebenfalls schonenderes Auftauen der Späne.

Nun läßt sich aber das Paraffin, auch in körperwarmer Kochsalzlösung, nicht mehr vollständig von den Spänen entfernen. Besonders an Spongiosaspänen bleiben immer Reste davon haften und werden mitimplantiert. Man könnte sich vorstellen, daß dieses Paraffin — auch wenn es allgemein als indifferent gilt — doch irgendwie gewebstoxisch wirkt und damit die Einheilung der Späne verzögert. In unsern Tierversuchen sahen wir zwar nie Störungen der Einheilung, die auf das Paraffin hätten zurückgeführt werden können. Doch kommen bei solchen Implantationsversuchen nur grobe Störungen zum Vorschein. Um sicher zu sein, daß das flüssige Paraffin das Gewebe in keiner Weise in seiner Wachstumsintensität schädigt, prüften wir seinen Einfluß auf Fibroblastenkulturen. Wir verwendeten dazu Hühner-Gefäß-Fibroblasten. Die Prüfung geschah auf zweierlei Weise: entweder tauchten wir die Kultur vor der Einpflanzung in flüssiges Paraffin oder wir unterschichteten sie nach 24stündigem Wachstum mit flüssigem Paraffin.

Die mit Paraffin behandelten Kulturen zeigten nie irgendwelche Veränderungen gegenüber den Kontrollkulturen. Das Wachstum war gleich stark, die Mitosefiguren gleich häufig und normal. Wir können also annehmen, daß das flüssige Paraffin auch in vivo keine schädigende Wirkung auf das Bindegewebe ausübt (Abb. 76 bis 78).

h) Bakteriologische Untersuchungen mit konservierten Knochenspänen.

Die Knochenentnahme am Lebenden oder an der Leiche kann ebensowenig mit hundertprozentiger Sterilität ausgeführt werden wie irgendein anderer Eingriff. Wundinfektionen wirken sich aber bei Spantransplantationen besonders deletär aus. Die Vermeidung infektiöser Komplikationen gehört deshalb zu den Hauptsorgen der Knochentransplantation und damit auch der Knochenkonservierung. Vereinzelte Autoren, z. B. W a l s h, glauben zwar, daß die Tiefkühlung die Sterilität der Späne garantiere. Die meisten Autoren sind mit Recht gegenteiliger Ansicht. Wir wissen, daß zahlreiche Bakterien sehr tiefe Temperaturen ertragen. Die Bakteriologen verwenden die Tiefkühlung sogar zur Konservierung gewisser Bakterienstämme. Es ist deshalb nicht zu erwarten, daß Knochenspäne durch Tiefkühlung sterilisiert werden können.

Wir machten gemeinsam mit dem Hygieneinstitut der Universität Basel einige bakteriologische Untersuchungen mit konservierten Rippenstücken. Zunächst wollten wir uns selbst noch einmal von der ungenügenden Wirkung der „Kältesterilisation" überzeugen. Die Hauptfrage lautete im übrigen, ob infizierte Späne durch lokale Anwendung antibiotischer oder chemotherapeutischer Mittel vor oder nach der Konservierung wirkungsvoll sterilisiert werden können.

In einer ersten Versuchsserie übergossen wir Rippenstücke mit Bouillon und infizierten sie dann massiv mit Colibazillen. Nach 16 Stunden wurde die Bouillon bei der einen Hälfte durch flüssiges Paraffin und bei der andern Hälfte durch Kochsalzlösung ersetzt. Die eine Hälfte der Proben wurde für zwei Tage bei $+ 4^0$ C im Kühlschrank und die andere Hälfte bei $- 38^0$ C in der Tiefkühlung aufbewahrt. Dann wurde das Paraffinöl und die Kochsalzlösung wieder durch Bouillon ersetzt. Nach vier- bzw. 48stündiger Aufbewahrung im Brutschrank wurde abgelesen. Während die tiefgekühlten Proben nach vier Stunden zum Teil noch kein Wachstum zeigten, wuchsen nach 48 Stunden in sämtlichen Röhrchen Colibazillen. Die Tiefkühlung tötet offenbar einen Teil der Bakterien ab, bei der massiven Infektion bleiben aber noch genügend Keime am Leben, um nachher weiter zu wachsen.

In einer zweiten Versuchsreihe stuften wir die Infektionsdosis ab. Dies geschah dadurch, daß die Knochenstücke mit verschiedenen Verdünnungen einer Colikultur infiziert wurden (1 : 10 bis 1 : 1,000.000). Diese Versuche zeigten, daß die Tiefkühlung sogar Knochenstücke, die mit einer Verdünnung 1 : 1,000.000 beimpft wurden, nicht mit Sicherheit zu sterilisieren vermag. Zum selben Resultat führten Untersuchungen mit Staphylococcus aureus-Kulturen.

Der erste Teil unserer bakteriologischen Untersuchungen führte also zu dem erwarteten Resultat, daß die *Tiefkühlung zwar bakteriostatisch, nicht aber zuverlässig bakterizid wirkt.*

In weiteren Versuchen prüften wir die Wirkung von Penicillin- und Penisulfalösung auf infizierte Knochenstücke. Bei der Prüfung des Penicillins legten wir die Knochenstücke für einige Minuten in ein Penicillinbad von der Konzentration 3000 Einheiten pro Kubikzentimeter. Penisulfa ist ein wasserlösliches Kombinationspräparat von Penicillin und einem Sulfonamid (Succinyl-Sulfanilamid). Das Präparat wird von der französischen Firma Laboratoires Rolland hergestellt. Es kommt in Puderform in den Handel. 100 g des Puders enthalten 200.000 Einheiten Penicillin und 90 g Sulfonamid. Wir legten die zu prüfenden Knochenstücke in eine 10%ige wässerige Lösung dieses Präparates. Als Nährböden verwendeten wir für die Versuche mit Penisulfa Spezialnährböden, die keine Antagonisten der Sulfonamide enthalten (Extrakt aus frischer Kalbsleber).

In einigen Versuchen behandelten wir zunächst infizierte Knochenstücke *vor* der Tiefkühlung mit Penicillin oder Penisulfa. Erwartungsgemäß war dabei die Wirkung dieser Mittel recht gering. Vom Penicillin wissen wir, daß es nur auf . wachsende Keime wirkt. Nun sind aber während der Tiefkühlung keine wachsenden Keime vorhanden. Es ist auch denkbar, daß abgesehen davon die tiefen Temperaturen die Wirkung von Penicillin und Sulfonamiden noch auf andere Weise herabsetzen.

Aussichtsreicher schienen Versuche, die infizierten Knochenstücke *nach* der Tiefkühlung mit antibiotischen oder chemotherapeutischen Mitteln zu behandeln. Dies entspricht den Maßnahmen, die wir schon in einem Teil der Transplantationsversuche durchführten. Wir legten dort die aufgetauten Späne vor der Implantation für einige Minuten in ein Penicillinbad. Die bakteriologischen Versuche zeigten tatsächlich eine gewisse Wirkung dieser Medikamente, soweit es sich nicht um Bakterienstämme handelte, die gegen das betreffende Mittel resistent sind. Als Beispiele der erhaltenen Resultate mögen

Tab. 4 und 5 dienen. Sämtliche Resultate entsprechen den Ablesungen nach 48 Stunden.

Tabelle 4. *Versuch mit Penicillin (3000 E/ccm)*.

Verdünnung des Inoculums	Staph. aureus		Colistämme		
	4666	1070	I	II	III
1 : 10	0	+++	+++	+++	+++
1 : 100	0	+++	+++	+++	+++
1 : 1.000	0	+++	+++	+++	+++
1 : 10.000	0	++	+++	+++	+++
1 : 100.000	0	0	+++	+++	+++
1 : 1,000.000	0	0	+++	+++	+++

Tabelle 5. *Versuche mit Penisulfa (10%ige Lösung)*.

Verdünnung des Inoculums	Staph. aureus		Colistämme		
	4666	1070	I	II	III
1 : 10	0	+++	+++	+++	+++
1 : 100	0	+++	+++	+++	+++
1 : 1.000	0	+++	+++	++-+	+++
1 : 10.000	0	0	+	0	++
1 : 100.000	0	0	0	0	+
1 : 1,000.000	0	0	0	0	0

Der Staphylokokkenstamm 1070 ist penicillinresistent, da er reichlich Penicillinase bildet. Dies kommt in der Abhängigkeit der Penicillinwirkung von der Größe des Inoculums deutlich zum Ausdruck. Penicillin erwies sich — wie erwartet — auch bei schwächster Coliinfektion als unwirksam.

Unsere Versuche zeigten, daß lokale antibiotische Maßnahmen *nach* der Konservierung, d. h. vor der Implantation der Späne eine gewisse Wirkung haben. Das Wirkungsspektrum ist größer, wenn ein Kombinationspräparat von Penicillin und Sulfonamid, als wenn nur Penicillin allein verwendet wird.

i) Kurze Zusammenfassung der Ergebnisse unserer experimentellen Untersuchungen.

a) Die histologische Untersuchung konservierter Knochenspäne zeigte bei allen geprüften Temperaturstufen die besterhaltene Struktur bei Aufbewahrung in flüssigem Paraffin. Die Temperaturstufe 0° C gibt gute Resultate bis zu einer Konservierungsdauer von vier Wochen. Bei länger dauernder Konservierung erhalten tiefere Temperaturen die Struktur des Gewebes besser. Zwischen — 10° C und — 35° C besteht praktisch kein Unterschied. Die Trockenkonservierung (ohne Flüssigkeit) gibt schlechte Resultate bei Temperaturen von 0° C und darüber (Flüssigkeitsverlust durch Austrocknen der Späne). Wässerige Konservierungslösungen wirken sich bei Tiefkühlung ungünstig aus.

b) Menschliche Bindegewebsstücke gaben nach 30 Minuten oder länger dauernder Abkühlung auf 0° C, — 15° C und — 35° C kein Wachstum mehr in der Gewebskultur. Bereits wachsende menschliche Fibroblastenkulturen starben durch 30 Minuten langes Gefrieren bei 0° C, — 15° C und — 35° C ab.

Hühnerfibroblasten sind kälteresistenter als menschliches Bindegewebe. Ausgangsstücke, die 30 Minuten lang auf 0^0 C gekühlt worden waren, wuchsen immer; sogar Ausgangsstücke, die 30 Minuten lang auf -35^0 C gekühlt worden waren, zeigten gelegentlich noch Wachstum. Wachsende Kulturen von Hühnerfibroblasten werden durch 0^0 C nicht, aber durch -35^0 C regelmäßig abgetötet.

c) Stoffwechseluntersuchungen zeigen, daß isoliertes Knochengewebe Sauerstoff aufnimmt und anaerob Kohlensäure freisetzt. Diese Stoffwechselvorgänge waren bei spongiösem markhaltigem Material intensiver als bei Corticalisspänen. Durch die Inhomogenität des Materials zeigten Parallelversuche oft abweichende Ergebnisse. Konservierte Knochenstücke zeigten derart kleine Ausschläge, daß die Resultate nicht verwertet werden können.

d) Rest-N-Bestimmungen als Maß der autolytischen Eiweißzersetzung gaben beim Knochenpulver — offenbar wegen der Inhomogenität des Materials — widerspruchsvolle Werte. Einleuchtender waren die Resultate beim Muskelbrei: je tiefer die Konservierungstemperatur, desto geringer die Autolyse. Die Temperaturen -10^0 C und -40^0 C gaben allerdings fast gleich gute Konservierungsresultate. Konservierung bei 0^0 C gab dagegen deutlich höhere Rest-N-Anstiege als Aufbewahrung bei -10^0 C. Mehrmaliges Auftauen und Wiedergefrieren förderte die Autolyse.

e) Alkoholische Extrakte aus frischem Knochengewebe führten nach intramuskulärer Injektion in einem hohen Prozentsatz zu heterotoper Knochenneubildung. Auch Extrakte aus Spänen, die bei verschiedenen Kältegraden konserviert wurden, gaben positive Resultate. Es scheint aber, daß tiefe Temperaturen (-35^0 C bis -40^0 C) die Wirksamkeit der osteogenetischen Substanz herabsetzten. Extrakte aus mazerierten oder gekochten Spänen waren unwirksam. 17 Alkoholinjektionen ohne Extrakt (Kontrollinjektionen) gaben zweimal positive Resultate. Die Frage der osteogenetisch wirkenden Knochenextrakte bedarf noch der weiteren Abklärung.

f) Beim Transplantationsversuch geben vor allem die Einpflanzungen ins Weichteillager Auskunft über die osteogenetische Kraft der Späne. Frisch transplantierte homologe und autologe Knochenspäne starben im Weichteillager ab und wurden resorbiert. Bald nach dem Einsetzen der Resorption war auch Knochenneubildung zu beobachten. Das neugebildete Knochengewebe unterliegt schließlich selbst wieder der Resorption. Dies geschieht vielleicht aus Mangel an funktionellen Reizen. Bei tiefen Temperaturen aufbewahrte Knochenspäne machen grundsätzlich dieselbe Entwicklung durch. Resorption und Knochenneubildung setzen jedoch bei ihnen wesentlich später ein als bei frischen Spänen. Ob konservierte Späne auch quantitativ weniger neues Knochengewebe bilden als frische, läßt sich nach unseren Versuchen nicht sicher entscheiden. Aus den histologischen Bildern gewinnt man eher den Eindruck, daß dies nicht der Fall ist. Vor der Implantation gekochte Späne erzeugten im Weichteillager keine Knochenneubildung.

Die Transplantationsversuche ins knöcherne Lager zeigten bei frischen und kältekonservierten Spänen den gleichen Substitutionsprozeß: der implantierte Span stirbt ab und wird durch neues Knochengewebe ersetzt. Bei den untersuchten Spangrößen scheint das knöcherne Lager allfällige Unterschiede in der Einheilungsgeschwindigkeit vollständig auszugleichen; die konservierten Späne heilten ebenso prompt ein wie die frischen. — Frische und konservierte Spongiosaspäne wurden wesentlich rascher eingebaut als entsprechende Corticalisspäne.

g) Selbst ein massiver Zusatz von flüssigem Paraffin hemmt das Wachstum von Fibroblastenkulturen nicht. Es kann deshalb angenommen werden, daß auch anhaftende Reste von flüssigem Paraffin die Einheilung konservierter Späne nicht beeinflussen.

h) Die Tiefkühlung wirkt bakteriostatisch, nicht aber bakterizid; sie kann deshalb infizierte Knochenspäne nicht zuverlässig sterilisieren. Die Anwendung lokaler antibiotischer oder chemotherapeutischer Maßnahmen *vor* oder während der Tiefkühlung erwies sich als wenig wirkungsvoll. Wirkungsvoller sind diese Maßnahmen *nach* der Tiefkühlung, d. h. unmittelbar vor der Implantation.

6. Eigene klinische Erfahrungen mit der Knochenkonservierung.

Im April 1949 begannen wir an der chirurgischen Klinik in Basel mit der Konservierung von Knochenspänen zu klinischen Transplantationszwecken. Wir führten seither über 150 Eingriffe mit homologen konservierten Knochenspänen aus. Alle diese Patienten werden in regelmäßigen Abständen klinisch und röntgenologisch nachuntersucht. Bevor wir auf die beiden ersten Operationsserien und die dabei erzielten Resultate eintreten, möchten wir kurz einige allgemeine Fragen besprechen.

a) Die Frage der Knochenspender.

Neben operativ gewonnenem Material — insbesondere Rippen — verwendeten wir von Anfang an auch Späne, die wir an geeigneten Leichen entnahmen. Es besteht kein Grund anzunehmen, daß diese Späne — sofern sie bald nach dem Tode entnommen werden — dem operativ entfernten Material unterlegen sind. Die Entnahme an der Leiche hat den Vorteil, daß die Späne beliebig groß gewählt werden können. Auch in der Wahl der Späne (Corticalis, Spongiosa usw.) ist man bei der Entnahme an Leichen vollständig frei.

Bei der *Auswahl der Spender* steht die Vermeidung einer *Infektionsübertragung* im Vordergrund. Wir wissen aus zahlreichen Erfahrungen — und unsere bakteriologischen Untersuchungen haben dies bestätigt —, daß auch sehr tiefe Temperaturen zwar bakteriostatisch, nicht aber bakterizid wirken. Die bakteriologische Kontrolle der entnommenen Späne kann längst nicht alle Infekte erfassen. Viel wesentlicher ist deshalb eine gute Anamnese über den Spender. Auf Grund dieser Anamnese müssen alle Spender, bei denen die Möglichkeit einer Infektübertragung besteht, ausgeschieden werden. Dies gilt ganz besonders für Spender mit einer Allgemeininfektion. Wir scheiden grundsätzlich alle Spender aus, die in den letzten drei Monaten eine akute Infektionskrankheit irgendwelcher Art durchmachten. Dort, wo eine derartige Erkrankung länger zurückliegt, muß von Fall zu Fall entschieden werden, ob eine Spanentnahme verantwortet werden darf. — In bezug auf die chronischen Infektionskrankheiten ist die Einstellung je nach der Art des Leidens verschieden. Die Malaria kommt bei uns selten in Betracht. Wir besitzen hier keine eigenen Erfahrungen. Wir würden Spender, die eine Malaria durchmachten, nicht verwenden. Dasselbe gilt für die Lues. Jede Form der luetischen Erkrankung bedeutet eine Kontraindikation für die Verwendung als Knochenspender. Nachdem wir bei der Lues am Anfang auf die negative Anamnese abstellten, fordern wir jetzt auch eine negative Wassermannsche Reaktion im Serum. Die Blutentnahme zu diesem Zweck kann auch an der Leiche (Herz) ohne weiteres gemacht werden. Bei der Tuberkulose scheiden alle Fälle mit hämatogenen Streuungen, insbesondere mit miliarer Aussaat aus; ebenso alle Fälle von Urogenital-Tuberkulose.

Bei geheilter, inaktiver oder streng lokalisierter Lungen- oder anderer Organtuberkulose entscheiden die besonderen Umstände des Einzelfalles, ob das Risiko einer Übertragung durch den Span besteht oder nicht. Le Cocq und Anderson verwendeten zur Spanversteifung bei Spondylitis tbc. sowie zur Arthrodese tuberkulöser Gelenke mit gutem Erfolg ausschließlich Späne, die bei andern Tuberkulosekranken entnommen wurden. — Ein besonderes Kapitel bildet die Hepatitis epidemica. Wir akzeptierten keine Spender, die diese Krankheit durchmachten. Von Anfang an fürchteten wir die Übertragung dieser Krankheit am meisten. Das Hepatitis-Virus ist ganz besonders kälteresistent. Anderseits ist die Anamnese, gerade in bezug auf diese Infektionskrankheit, nie restlos zuverlässig. Viele Patienten machen sie durch, ohne es zu wissen (Hepatitis ohne Ikterus). Es gibt bis jetzt keine einfache serologische Methode, eine latent vorhandene oder überstandene Hepatitis epidemica zu diagnostizieren oder auszuschließen.

Wir erlebten bei zwei Patienten, die Späne vom selben Spender erhielten, eine Gelbsucht. Es handelte sich beidemal um Wirbelsäulenversteifungen nach Henlé bei Spondylitis tbc. Der Ikterus trat bei beiden in der zwölften Woche auf, obwohl sie auf getrennten Abteilungen lagen. In einem Fall war die Erkrankung relativ leicht, während sie im anderen Falle längere Zeit dauerte und mit einer ziemlich beträchtlichen Störung des Allgemeinbefindens einherging. Beim Spender handelte es sich um einen 46jährigen Mann mit chronischer Lungentbc., der an einer Luftembolie nach Strangdurchtrennung starb. Die vorher aufgenommene Anamnese sowie nachträgliche Nachforschungen bei seinen Angehörigen ergaben keine Anhaltspunkte für eine früher durchgemachte Hepatitis. Da in der Umgebung der erkrankten Patienten vorher keine Fälle von Hepatitis epidemica vorkamen und da beide Späne vom selben Spender stammen, müssen wir trotzdem annehmen, daß es sich um eine durch den Span übertragene infektiöse Hepatitis handelte. Im selben Sinne spricht auch die Inkubationszeit von zwölf Wochen. Interessant ist dabei noch folgendes: Beide Operationen wurden auswärts ausgeführt. Der Transport der Späne erfolgte in einem gemeinsamen Gefäß mit zwei Spänen anderer Herkunft, die bei einem anderen Patienten verwendet wurden. Dieser dritte Patient bekam keine Gelbsucht. Wenn also die beiden ersten Patienten ihre Hepatitis durch den infizierten Span bekamen, so hat offenbar anderseits eine Übertragung von diesem Span auf die gesunden Späne, die im selben Gefäß transportiert wurden, nicht stattgefunden. Allerdings könnte man auch annehmen, daß der dritte Patient ebenfalls infiziert wurde und entweder bereits immunisiert war oder daß die Erkrankung nicht manifest wurde.

Die Übertragung einer purulenten Kokken-, oder Coliinfektion ist weit weniger zu befürchten. Derartige Infekte sind in der Regel klinisch manifest, so daß die Spender ausgeschieden werden können. Außerdem besitzen wir hier in den modernen Antibiotica und Chemotherapeutica die Möglichkeit einer wirksamen Prophylaxe und Therapie.

Neben der Infektübertragung spielt die Möglichkeit einer *Tumorübertragung* eine weit geringere Rolle. Es ist bis jetzt noch kein Fall von Übertragung eines echten Neoplasmas von einem Menschen auf den andern bekannt geworden. Trotzdem ist selbstverständlich Vorsicht am Platze. Patienten mit vereinzelten oder diffusen Skelettmetastasen eines malignen Tumors kommen als Spender nicht in Frage. Wir verwenden auch keine Spender mit malignen Tumoren, welche erfahrungsgemäß gerne Skelettmetastasen machen: Prostatakarzinom, Schilddrüsenkarzinom, Mammakarzinom, Hypernephrom, Ovarialkarzinom. — Auf der andern Seite verwenden wir Späne von gewissen gut untersuchten und beobachteten Karzinompatienten ohne Bedenken. Dies gilt vor allem für operativ entnommene Rippen bei intra- oder transthorakalen Eingriffen. Hier besteht ja die Möglichkeit, die Lage, Ausdehnung und Metastasierung des

Tumors (z. B. Ösophaguskarzinom) bioptisch genau zu kontrollieren. Nicht genügend untersuchte Karzinompatienten jedoch, die erst kürzlich in stationäre Behandlung kamen, scheiden wir grundsätzlich aus. Spender mit einer Leukämie oder mit einem Myelom verwenden wir nicht.

Ungeeignet als Spender sind auch die meisten Patienten, die an einer *Intoxikation* starben. Dies gilt in erster Linie für exogene Vergiftungen, wie Quecksilber-, Blei-, Arsen- und Phosphorintoxikationen. Bei Gasvergiftungen, Schlafmittel- und Narkoseintoxikationen, sowie bei Alkaloidvergiftungen besteht zum Teil überhaupt keine Übertragungsmöglichkeit, oder die allfällig mit einem Span übertragenen Giftmengen sind so klein, daß sie nicht ins Gewicht fallen. Trotzdem lehnen wir auch derartige Spender immer ab. Diese Patienten erleiden oft vor dem Tode durch Schädigung der parenchymatösen Organe usw. schwere Stoffwechselstörungen. Man könnte sich vorstellen, daß dabei auftretende, auch an den Spänen haftende Stoffwechselprodukte gewebstoxisch wirken. Der Einbau solcher Späne könnte dadurch verzögert werden. Aus dem gleichen Grunde lehnen wir auch Spender ab, die an einer endogenen Intoxikation gestorben sind. So verwenden wir keine Spender, die an einer Niereninsuffizienz litten. Auch Spender, die aus andern Gründen hohe Rest-N-Werte aufwiesen oder vermuten lassen (z. B. lang dauernde Agonie mit terminalem Rest-N-Anstieg), scheiden wir aus. Dasselbe gilt für Patienten mit Ikterus oder andern schweren Leberschäden. Abgesehen von der Möglichkeit einer Hepatitis epidemica, können auch hier mitverpflanzte toxische Stoffwechselprodukte die Einheilung des „ikterischen" Spanes verzögern. Wir wissen z. B. aus Untersuchungen von A l l g ö w e r, daß die Tätigkeit der Leukozyten im ikterischen Blut stark beeinträchtigt ist.

Spender mit generalisierten *Skeletterkrankungen* oder multiplen Herden einer Skeletterkrankung (hochgradige Osteoporose, Osteomalacie, Ostitis fibrosa cystica, Paget, Osteogenesis imperfecta usw.) verwenden wir ebenfalls nicht. Wir befürchten hier weniger eine Übertragung der Krankheit, als eine qualitative Minderwertigkeit der Späne.

In bezug auf das *Alter* des Spenders möchten wir keine zahlenmäßige obere Grenze festlegen. Daß Fälle mit hochgradiger seniler Osteoporose ausscheiden, haben wir bereits erwähnt. Ob darüber hinaus das Alter des Spenders von wesentlicher Bedeutung ist, wissen wir nicht sicher. Rein gefühlsmäßig wird man jugendliche Spender vorziehen. Untersuchungen von K e i t h scheinen im selben Sinne zu sprechen. Er stellte bei Transplantationsversuchen an Hunden fest, daß die Einheilung um so rascher geht, je jünger der Knochenspender ist. Das Alter des Empfängers spielt nach seinen Untersuchungen eine geringere Rolle. Mehrere Autoren sind der Meinung, daß man in erster Linie fötale oder kindliche Knochenspäne verwenden sollte. Die Erfahrungen bei der Gewebezüchtung, wo fötales und jugendliches Gewebe wesentlich vitaler ist als erwachsenes, sowie die Erfahrungen mit der Wundheilung bei Kindern sprechen im gleichen Sinne. Es darf aber doch nicht übersehen werden, daß die Transplantation von konserviertem Knochengewebe keine Übertragung von lebendem Gewebe darstellt, das selbst weiterwächst. Das Transplantat sorgt wohl für die Verknöcherung des Gewebes, die Hauptlast in bezug auf Einheilung trägt aber doch das Transplantatbett und damit der Empfänger. Wir glauben deshalb nicht, daß das Alter des Spenders für den Einbau des Transplantates eine entscheidende Rolle spielt.

Eine Übereinstimmung der *Blutgruppen* von Spender und Empfänger ist nach Ansicht aller Autoren, die sich darüber äußern, nicht notwendig. Bei 77 Transplantationen von konservierten Spänen führten wir die Blutgruppenbestimmung durch. 44mal bestand Übereinstimmung der Blutgruppen und 33mal bestand eine Inkompatibilität im Sinne des ABO.-Systems. Wir konnten im klinischen Verlauf zwischen den beiden Gruppen keinen Unterschied feststellen. Wir schenken deshalb heute der Blutgruppenbestimmung keine Beachtung mehr. Im allgemeinen wird angenommen, daß auch der Rhesus-Faktor bedeutungslos sei. Einzig S c h m i d - S c h m i d s f e l d e n achtete auf diesen Faktor dann, wenn es sich beim Empfänger um Frauen im gebärfähigen Alter handelte. Ob tatsächlich eine Sensibilisierung eines rhesusnegativen Empfängers durch einen rhesuspositiven Span möglich ist, bleibt allerdings noch zu beweisen.

Auch wenn gewisse verbindliche Richtlinien aufgestellt werden können, so ist doch die Auswahl der Spender in jedem Einzelfall eine sehr verantwortungsvolle Aufgabe. Sie darf keinesfalls einem jungen, unerfahrenen Assistenten überlassen werden. Bei Grenzfällen besteht die Möglichkeit, die Späne vorläufig zu entnehmen und das Resultat der Autopsie abzuwarten. Im Zweifelsfall wird man im übrigen lieber die Spanentnahme unterlassen, als zu riskieren, durch Fehlgriffe bei der Spenderauswahl die Methode in Mißkredit zu bringen. Am besten geeignet zur Spanentnahme sind Leichen von jungen, gesunden Leuten, die an den unmittelbaren Folgen eines Unfalles gestorben sind.

Für die 101 Eingriffe unserer ersten und zweiten Operationsserie verwendeten wir Späne von 58 verschiedenen Spendern. 21mal wurden die Späne operativ und 37mal an der Leiche entnommen. 20 der operativ gewonnenen Späne bestanden aus Rippenstücken, die bei thorakalen oder transthorakalen Eingriffen entnommen wurden. Die Diagnose dieser Spender lautete einmal auf Zwerchfellhernie, einmal auf benigne Lungenzyste, einmal auf Lungenadenom und einmal auf entzündliche Stenose des Ösophagus. In allen andern Fällen handelte es sich um Karzinome der Lungen, des Ösophagus oder der Kardia. Nur in einem Falle verwendeten wir einen bei einer Amputation gewonnenen Span. — Bei den 37 Knochenentnahmen an der Leiche handelte es sich in der überwiegenden Mehrzahl um Unfallpatienten (meistens schwere Schädelverletzungen). In einigen Fällen lag ein Herztod vor. Ein Spender starb an einer Komplikation bei Plattenepithelkarzinom der Oberkieferhöhle, einer an einem Magenkarzinom und ein dritter an einem Karzinom des Ösophagus. — Der jüngste Knochenspender war 26jährig, der älteste 82jährig. Das Durchschnittsalter aller Spender betrug 51,2 Jahre.

b) Die Spanentnahme.

Es ist wichtig, daß die Spanentnahme an der Leiche möglichst rasch nach Eintritt des Todes und daß sie unter allen aseptischen Kautelen erfolgt.

Die frühzeitige Entnahme der Späne ist aus zwei Gründen wichtig: Erstens setzen sofort nach dem Tod autolytische Vorgänge ein und zweitens beginnt, ebenfalls nach kurzer Zeit, eine bakterielle Invasion aller Gewebe. Die Invasion erfolgt — abgesehen von allfälligen Krankheitsherden — in erster Linie vom Verdauungstraktus her. B e r g e m a n n machte auf Veranlassung L e x e r s diesbezügliche Untersuchungen. Er prüfte Knochenstücke aus verschiedenen Stellen des Körpers bakteriologisch, und zwar in verschiedenen Zeitabständen nach dem Tode. Er kommt zum Schluß, daß eine in bezug auf Infektion gefahrlose Gewinnung von Knochen und Gelenken bis zu zwölf Stunden nach dem Tode möglich ist. Wir machten alle unsere Spanentnahmen an der Leiche wesentlich früher, im allgemeinen spätestens zwei Stunden nach Eintritt des Todes. Nur in zwei Fällen entnahmen wir Späne aus der Darmbeinschaufel drei bis vier Stunden nach dem Tode. Die zur bakteriologischen Untersuchung eingesandten Knochenstücke erwiesen sich in beiden Fällen als infiziert. Seither halten wir strikte an der Zweistundengrenze fest.

Auf die strengste Beachtung aller Regeln der Asepsis kann bei den Spanentnahmen an der Leiche nicht eindringlich genug hingewiesen werden. Pflegepersonal und junge Ärzte betrachten diese Entnahmen oft als eine Abart der Autopsie und wenden eine entsprechende „Asepsis" an. Es muß verlangt werden, daß alle Beteiligten sich für die Spanentnahme genau so waschen und anziehen, wie für eine hochaseptische Operation. Dasselbe gilt auch für die Sterilisation von Wäsche und Instrumenten, sowie für die Reinhaltung des Operationsraumes. Wir machten die Entnahme anfänglich in einem gewöhnlichen Operationssaal, verwenden aber jetzt einen eigens dafür reservierten Raum. Niemals darf die Entnahme in einem pathologischen Institut erfolgen. Die Leiche wird auf einen Operationstisch gelagert, das Operationsfeld wie für eine andere Operation rasiert, desinfiziert und mit sterilen Tüchern abgedeckt (Abbildung 79).

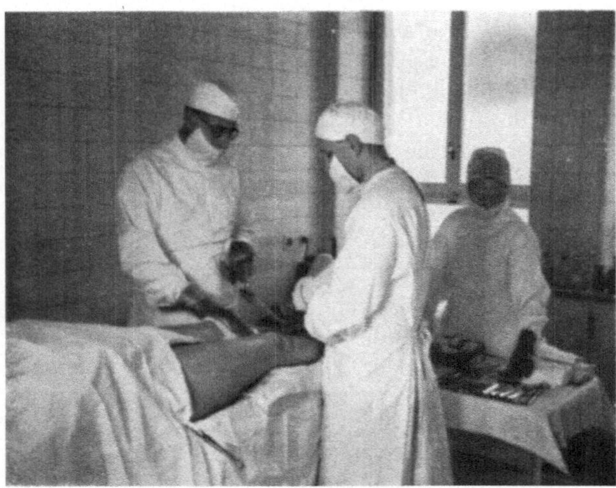

Abb. 79. Aseptische Entnahme eines Tibiaspanes.

Bei der operativen Spanentnahme am Lebenden ist die strenge Asepsis eine Selbstverständlichkeit. Hier besteht aber, besonders in größeren Betrieben, die Gefahr, daß der entnommene Span bis zum Schluß der Operation oder des ganzen Operationsprogrammes irgendwo im Operationssaal liegen bleibt. Abgesehen von der Gefährdung der Sterilität, ist ein solches Herumliegen im Hinblick auf die Autolyse sehr ungünstig. Es ist deshalb wichtig, daß der Span sofort nach der Entnahme in ein steriles Tuch eingeschlagen und einem bereitstehenden, steril gewaschenen Assistenten zur weiteren Verarbeitung übergeben wird.

Zur Entnahme von Spongiosa eignen sich, neben dem Trochanter major, vor allem die Beckenschaufeln und das distale Femurende nach Längsspaltung mit der Säge. Aus dem Trochanter major und aus der Femurepiphyse entnehmen wir die Spongiosa im allgemeinen mit einem kräftigen scharfen Löffel, nachdem die dünne Corticalisschicht mit dem Meißel abgetragen wurde. Am Darmbeinkamm können mit Meißel und Säge große Stücke in Form von Streifen oder Würfeln entnommen werden (Abb. 80).

Die Entnahme von Corticalisspänen erfolgt, auch an der Leiche, am besten aus der Tibia oder aus der Fibula. Anfänglich entnahmen wir aus diesen Knochen mit dem Meißel einen oder mehrere kräftige Späne. Wir gingen aber bald dazu über, entweder die ganze Tibia oder die ganze Fibula zu entnehmen (Abb. 81), dieses Vorgehen ist wesentlich einfacher und ergiebiger. Entnahmen aus der Femurdiaphyse machten wir nur ganz ausnahmsweise.

Die entnommenen Knochenstücke werden mit dem Raspatorium und Messer sorgfältig von allen Weichteilen samt Periost befreit (Abb. 82). Auch das

Knochenmark, insbesondere das Fettmark der langen Röhrenknochen, wird mit einem langen scharfen Löffel weggekratzt. Das Fettmark ist für die Transplantation mindestens wertlos. Nach Abbott verzögert es sogar das Einwachsen des Granulationsgewebes. Nachdem die Knochenstücke auf diese Weise gründlich gereinigt sind, werden sie je nach Bedarf in verschieden große Späne zerlegt. Im allgemeinen sind es höchstens drei bis vier verschiedene Dimen-

sionen von Corticalisspänen, die man routinemäßig braucht. Auf diese Formate, oder eher etwas größer, werden die Späne zugeschnitten. Für allfällige abnorm große Späne kann daneben auch eine ganze oder halbe Tibia oder Fibula vorrätig gehalten werden.

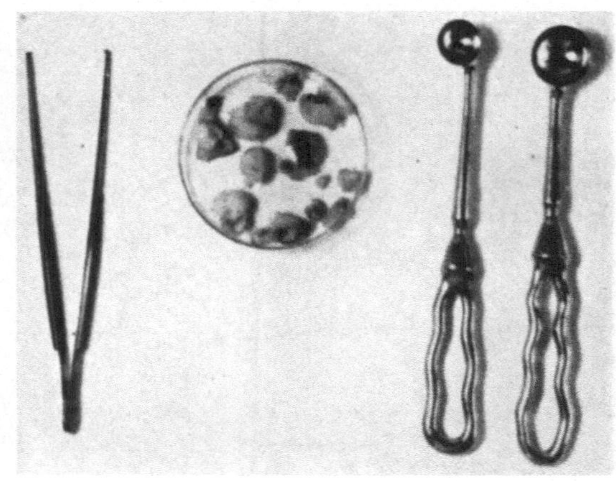

Abb. 80. Die Spongiosa wird am besten mit einem großen, kräftigen scharfen Löffel entnommen.

Für das Zuschneiden und Bearbeiten der Späne verwenden wir grundsätzlich keine durch den Elektromotor angetriebenen Sägen, Fräsen oder Bohrer. Messungen, die wir gemeinsam mit dem Werkzeugmaschinenlaboratorium der Eidgenössischen Technischen Hochschule in Zürich durchführten, zeigten uns, daß bei der Verwendung derartiger Instrumente beträchtliche Temperatursteigerungen auftreten. Dies muß aber, im Hinblick auf die Hitzeempfind-

lichkeit der osteogenetischen Substanz, vermieden werden. Die Bearbeitung der Späne gestaltet sich auch mit der Handsäge und dem Meißel sehr einfach, besonders dann, wenn dazu ein Schraubstock verwendet wird. Anfänglich bedienten wir uns eines gewöhnlichen kleinen Schraubstockes, der zur Sterilisation ausgekocht werden konnte (Abb. 82 und 83). Zusammen mit der Firma Wullschleger und Schwarz in Basel konstruierten wir einen

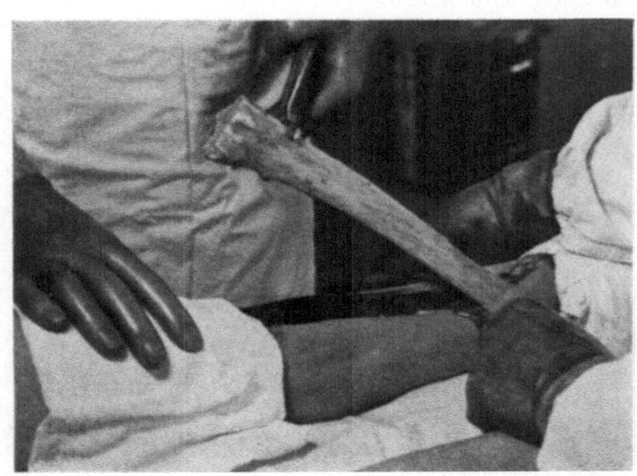

Abb. 81. Entnahme einer ganzen Tibia aus der Leiche.

speziellen Knochenschraubstock, der das Zuschneiden und Bearbeiten von Spänen jeder Größe und Form sehr erleichtert. Wir brauchen ihn nicht nur beim Zerlegen der entnommenen Späne, sondern vor allem für die Detailbearbeitung vor der Implantation.

Der Schraubstock (Abb. 84 bis 87) ist auf einer rostfreien, hochglanzpolierten Stahlplatte montiert. Die Platte besitzt einen Wulstrand, der auf ein weiß emailliertes fahr-

bares Stahlrohrgestell von 80 cm Höhe aufgepaßt ist (Abb. 84). Das Gestell kann durch
Herunterklappen zweier Hebel von den Rollen abgehoben und festgestellt werden. Der
Schraubstock besteht aus Führungsschiene, Support, Spindelsupport und auswechselbaren
Backen. Die Backen sind so drehbar, daß sie sich jeder Form des Spanes anpassen
(Abb. 86). Die Führungsschiene, in die die Schraubstocksupporte eingepaßt sind, erlaubt

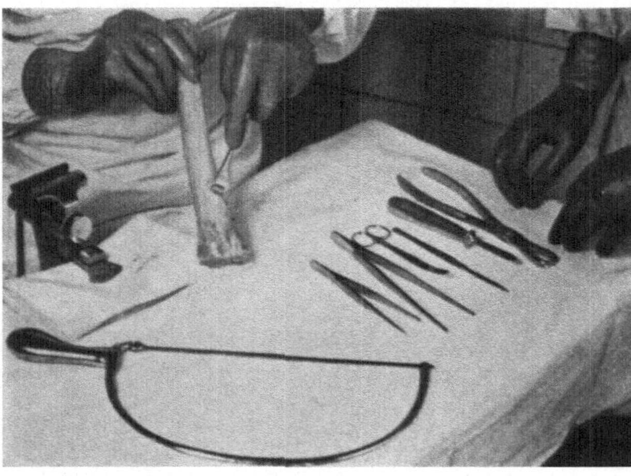

ein Hin- und Herschieben
der Supporte und ein Feststellen derselben in jeder gewünschten Lage. Die größte
Einspannlänge beträgt 31 cm,
die Höhe von der Führungsschiene bis Mitte Backen
9 cm. Der ganze Schraub-
stock kann in der Tischtiefe
um 12 cm verstellt werden.
Zur Sterilisation werden
Tischplatte und Schraub-
stock in ein Tuch gewickelt
(Abb. 87). Das sterile Paket
wird so auf den Rohrtisch
montiert, daß das Tuch
denselben bedeckt und ein
Berühren des unsterilen Ge-
stelles verhindert.

Abb. 82. Alle Weichteile samt dem Periost werden von den Spänen
sorgfältig entfernt.

Nach dem Zuschneiden
der Späne werden allfällig
noch anhaftende Weich-
teilreste, besonders Reste von Fettmark, entfernt. Zum Schluß werden von
jedem Span zwei kleine Stücke zur Prüfung der Sterilität (aerobe und anaerobe
Kultur) entnommen.

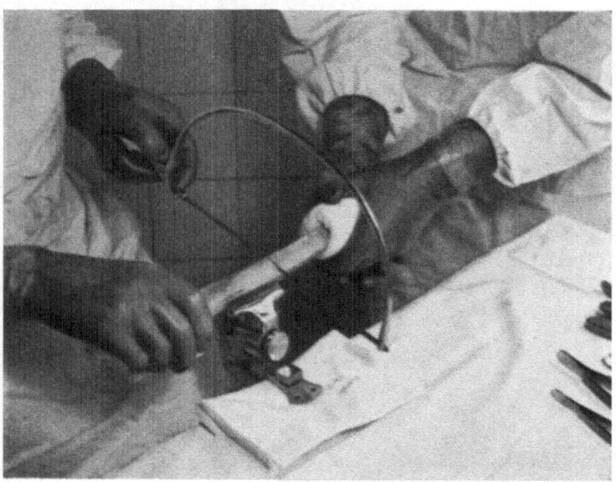

c) Die Konservierung der Knochenspäne.

Die fertig zugeschnit-
tenen und gereinigten
Corticalisspäne werden in
sterile Standgläser gelegt
und mit flüssigem Paraf-
fin übergossen (Abb. 88).
Kleine Späne oder Spon-
giosastücke kommen in
kleinere weithalsige Fla-
schen oder in Petrischalen
und werden ebenfalls mit
flüssigem Paraffin über-
gossen. Die Späne müs-
sen vollständig vom Pa-
raffin überdeckt sein. Die
Standgläser werden sorg-
fältig verschlossen, indem

Abb. 83. Bearbeitung des Spanes mit Hilfe eines gewöhnlichen, aus-
kochbaren Schraubstockes.

eine mindestens achtfach gelegte Gazekompresse und ein Stück Billroth-Battist
darüber gebunden wird (Abb. 89). Bei den Petrischalen wird der Deckel mit
Hilfe eines Klebestreifens aus Zellophan oder Heftpflaster zugeklebt (Abb. 90).
Die Gefäße werden etikettiert, angeschrieben und mit einer Nummer versehen.

Zu jedem Gefäß gehört ein ebenfalls etikettiertes Reagenzglas, das die Knochenstücke zur Prüfung der Sterilität enthält.

Auf die Vorteile des flüssigen Paraffins (Paraffinum subliquidum Ph. H. V.) wiesen wir schon oben hin: Es gewährleistet einen zuverlässigen Luftabschluß und verhindert das Austrocknen der Späne. Dem Gewebe gegenüber ist es vollständig indifferent. Es kann auf tiefe Temperaturen vorgekühlt werden, ohne daß es fest wird und beschleunigt so das Gefrieren der Späne. Umgekehrt sorgt seine isolierende Schicht für ein langsames und schonendes Auftauen. Gegenüber wässerigen Lösungen hat es den Vorteil, daß sein Volumen beim Gefrieren nicht zu-, sondern abnimmt. Es besteht deshalb keine Gefahr, daß die Gefäße gesprengt werden. Wenn H u l t befürchtet, daß Konservierungslösungen die osteogenetische Substanz aus den Spänen extrahieren könnten, so besteht diese Gefahr beim Paraffin nicht.

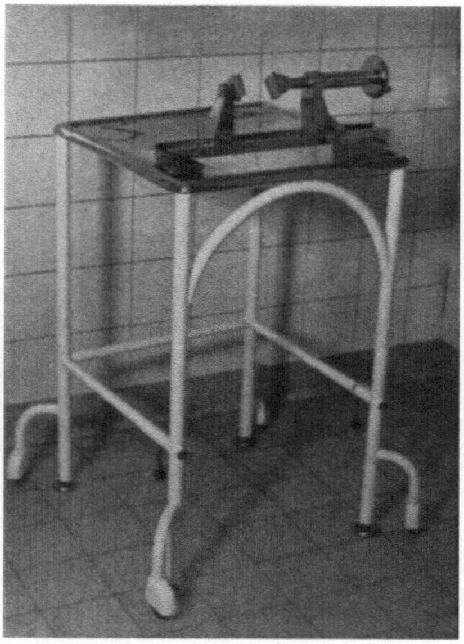

In einer ersten Serie von 66 Operationen konservierten wir die Späne bei einer Temperatur von — 35° C bis — 40° C. Bei dieser Temperaturstufe erwies sich die Anwendung irgendeines Schnellgefrierverfahrens als unnötig. Wir stellten die verschlossenen und etikettierten Gefäße einfach in ein Kühlabteil von der entsprechenden Temperatur.

Abb. 84. Fahrbarer Schraubstock zur Bearbeitung von Knochenspänen.

Das vorher flüssige, durchsichtige Paraffin wird dabei in kurzer Zeit opak und zähflüssig und bald darauf vollständig fest. Da bei diesen Temperaturen praktisch keine Autolyse stattfindet, mußten wir die Konservierungsdauer der Späne für diese erste Operationsserie nicht beschränken. Abgesehen von zwei Fällen, bei denen wir frisch entnommene, homologe Späne transplantierten, betrug die kürzeste Konservierungsdauer drei Tage. Die längste Konservierungsdauer betrug 105 Tage. Die durchschnittliche Aufbewahrungszeit der Späne betrug 30 Tage.

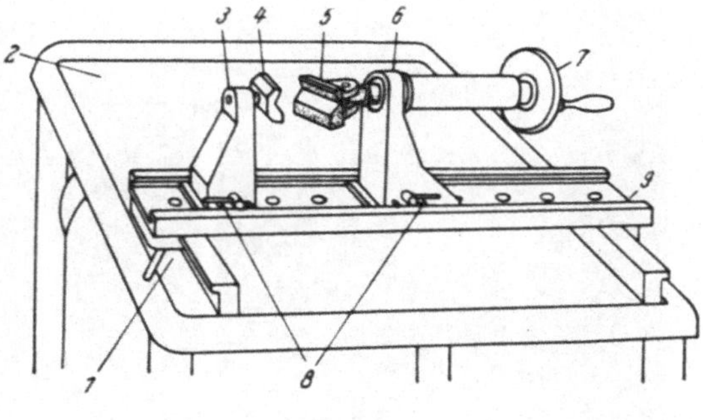

Abb. 85. Knochenschraubstock. 1 = Einrichtung für Tiefenverstellung; 2 = rostfreie hochglanzpolierte Stahlblechplatte; 3 = Schraubstocksupport; 4 = drehbare, auswechselbare Schraubstockbacke; 5 = drehbare, auswechselbare Schraubstockbacke; 6 = Spindel-Schraubstocksupport; 7 = Handrad; 8 = Supportarretierung; 9 = Support-Führungsschiene.

Wir machten anfänglich nach vier- bis siebentägiger Konservierung eine zweite Sterilitätsprobe und verwendeten den Span erst, wenn auch diese kein Wachstum zeigte. Nachdem es bei 28 Fällen kein einziges Mal vorkam, daß ein bei der ersten Probe steriler Span sich bei der zweiten Probe als unsteril erwies, verzichteten wir auf diese zweite Kontrolle. Sie gibt offenbar keine vermehrte Sicherheit in bezug auf die Infektverhütung. Es besteht sogar umgekehrt die Gefahr, daß bei der Entnahme der zweiten Probe ein bisher steriler Span infiziert wird.

Auf Grund unserer experimentellen Untersuchungen, insbesondere der Extraktversuche, müssen wir mindestens mit der Möglichkeit rechnen, daß sehr tiefe Temperaturen (— 35⁰ C bis — 40⁰ C) die osteogenetische Potenz der Späne schädigen. Auf der andern Seite zeigten die histologischen Untersuchungen konservierter Späne, sowie die Rest-N-Bestimmungen am Muskelbrei, daß auch wesentlich höhere Temperaturstufen, wenigstens für eine Konservierungsdauer von einigen Wochen, gute Resultate geben. Wir gingen deshalb für die zweite Operationsserie zunächst versuchsweise auf die Temperaturstufe — 4⁰ C bis — 5⁰ C über.

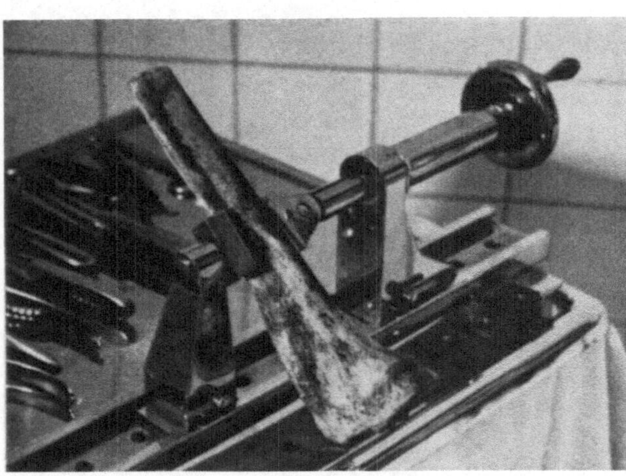

Abb. 86.   Knochenschraubstock mit eingespannter Tibia. Die drehbaren Backen passen sich jeder Form des Spanes an.

Gleichzeitig beschränkten wir die Konservierungsdauer der Späne auf drei Wochen. Um ein rasches Gefrieren der Späne zu erzielen, verwendeten wir flüssiges Paraffin, das auf — 5⁰ C vorgekühlt war. Die Erfahrung zeigte jedoch, daß auf diese Weise konservierte Späne oft schon nach zehn bis vierzehn Tagen beim Entfernen des Paraffins einen widerlichen Verwesungsgeruch verbreiten. Auch sahen wir bei den mit diesen Spänen operierten Patienten häufiger als bei der ersten Serie eine verstärkte Wundreaktion. Diese äußerte sich in Form einer vorübergehenden leichten Rötung, Schwellung und Überwärmung des Operations-

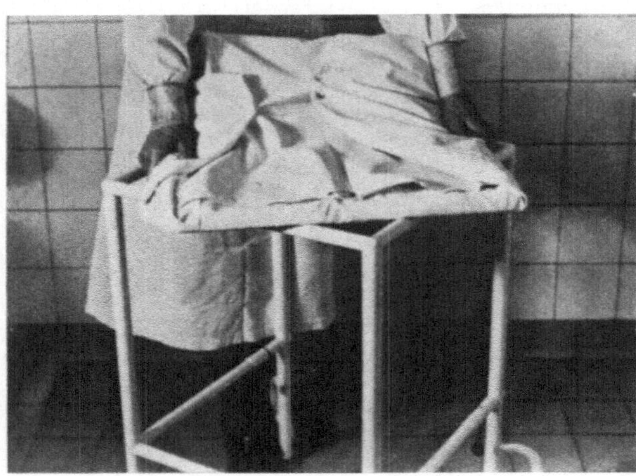

Abb. 87.   Fahrbarer Knochenschraubstock. Die vom Gestell abnehmbare Tischplatte mit dem Schraubstock kann in Tücher eingewickelt im Autoklav sterilisiert werden.

gebietes, ohne daß eine bakterielle Infektion nachgewiesen werden konnte. Wir mußten annehmen, daß es sich um eine Abwehrreaktion auf Eiweißzersetzungsprodukte handelte. Wir gingen deshalb wieder auf tiefere Temperaturen zurück und konservieren jetzt bei einer Temperatur von — 15⁰ C bis — 18⁰ C. Auch bei dieser Temperaturstufe verwenden wir Paraffin, das vorher auf — 15⁰ C abgekühlt wurde. Die auf diese Weise konservierten Späne zeigen auch nach mehrmonatiger Aufbewahrung keine Zeichen der Autolyse. Nach dem Abwaschen des Paraffins sehen sie genau so aus wie frische Späne. In bezug auf die klinische Einheilung verhalten sie sich mindestens so gut, wie bei — 35⁰ C oder — 40⁰ C aufbewahrte Implantate. *Es scheint also, daß die Temperaturstufe — 15⁰ C bis — 18⁰ C die günstigste Kompromißlösung darstellt zwischen der Forderung nach möglichst tiefen Temperaturen zur Verhütung der Autolyse und der Forderung nach Erhaltung der osteogenetischen Substanz.*

Da wir über die Erhaltung der osteogenetischen Kraft bei sehr langer Konservierungsdauer noch nichts Bestimmtes wissen, beschränken wir die Konservierungsdauer unserer Späne vorläufig auf acht Wochen. Dieser Termin ist absolut willkürlich. Weitere Untersuchungen werden uns zeigen müssen, ob eine derartige Begrenzung überhaupt notwendig ist und wo diese Grenze liegt.

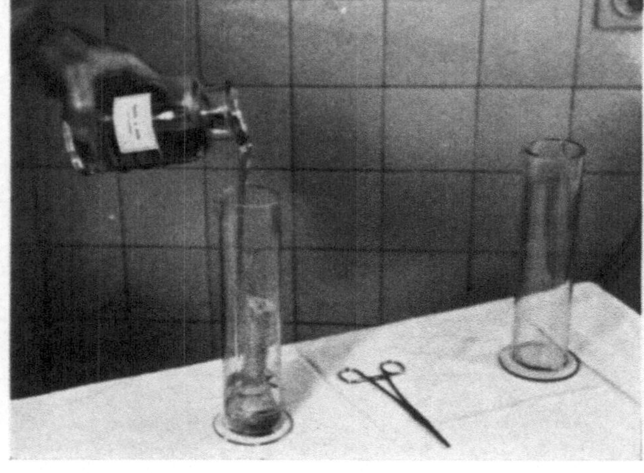

Abb. 88. Die zugeschnittenen Späne werden in sterile Standgläser gelegt und mit flüssigem Paraffin übergossen.

Geeignete Tiefkühltruhen, die sich auf — 15⁰ C bis — 18⁰ C einstellen lassen, sind im Handel ohne weiteres erhältlich. Truhen haben gegenüber Kühlschränken den Vorteil, daß der Kälteverlust beim Öffnen viel geringer ist. Es ist sehr zweckmäßig, wenn die Truhen zwei getrennte Abteile enthalten. In das eine Abteil kommen die bereits geprüften, für klinische Zwecke verwendungsbereiten Späne. Im andern Abteil werden die Späne aufbewahrt, von denen das Resultat der bakteriologischen Prüfung oder der Wasser-

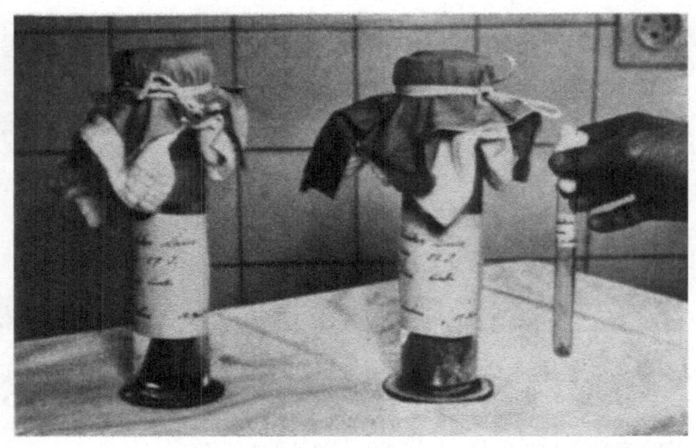

Abb. 89. Fertig verschlossene und angeschriebene Standgläser für Corticalisspäne. Im Reagenzglas befinden sich zwei Knochenproben zur Prüfung der Sterilität.

mannschen Reaktion noch aussteht (Abb. 91 und 92).

Abgesehen von der Reinigung, müssen alle Kühlanlagen, damit sie richtig funktionieren, von Zeit zu Zeit abgestellt und aufgetaut werden. Dieser Prozeß dauert, bis die gewünschte Temperatur wieder hergestellt ist, mehrere Stunden. Es muß dafür gesorgt werden, daß die Späne während dieser Zeit nicht auftauen. Sofern keine zweite Kühlanlage zur Verfügung steht, können die Standgläser in einer improvisierten Kühleinrichtung untergebracht werden. Die

Kühlung erfolgt am einfachsten mit einem Gemisch von pulverisiertem Eis (100 Gewichtsteile) und Kochsalz (33 Gewichtsteile).

d) Die Implantation des konservierten Spanes.

Ungefähr eine halbe Stunde vor der Verwendung wird der Span im Kühlraum geholt und im Operationssaal bei Zimmertemperatur aufgetaut. Auch bei den auf — 35⁰ C bis — 40⁰ C gekühlten Spänen der ersten Operationsserie wendeten wir keine besonderen Maßnahmen an (Temperaturschleuse), um das Auftauen der Späne zu verlangsamen. Wir wissen zwar, daß bei der Lebensmittelkonservierung die Strukturzerstörungen geringer sind, wenn das Gefrieren schnell und das Auftauen langsam vor sich geht. Durch den schützenden Paraffinmantel tauen jedoch die Späne auch dann langsam auf, wenn sie vom Kühlabteil direkt in Zimmer-

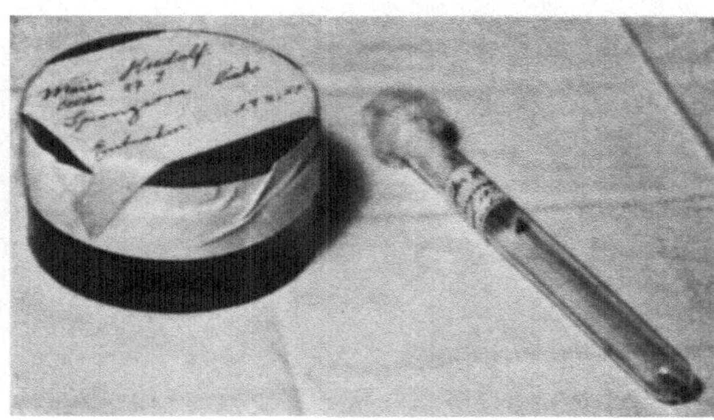

Abb. 90. Spongiosaspäne werden in zugeklebten Petrischalen aufbewahrt. Die beiden Knochenstücke im Reagenzglas dienen zur Kontrolle der Sterilität.

temperatur verbracht werden. Das Auftauen beansprucht bei einer Konservierungstemperatur von — 15⁰ C ungefähr 20 Minuten. Bei einer Konservierungstemperatur von — 35⁰ C braucht es dazu 40 bis 45 Minuten. Dann wird der Span

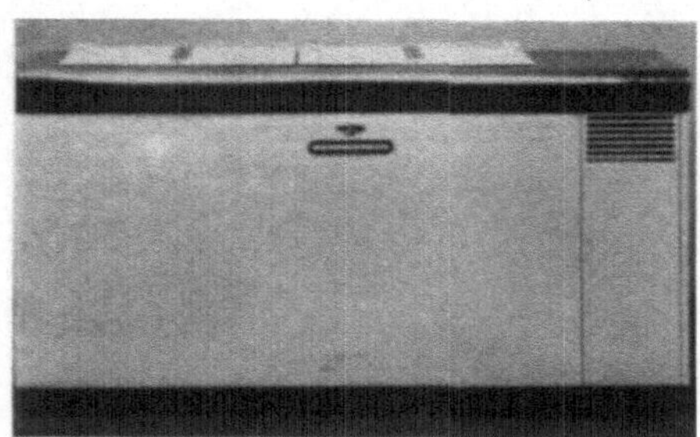

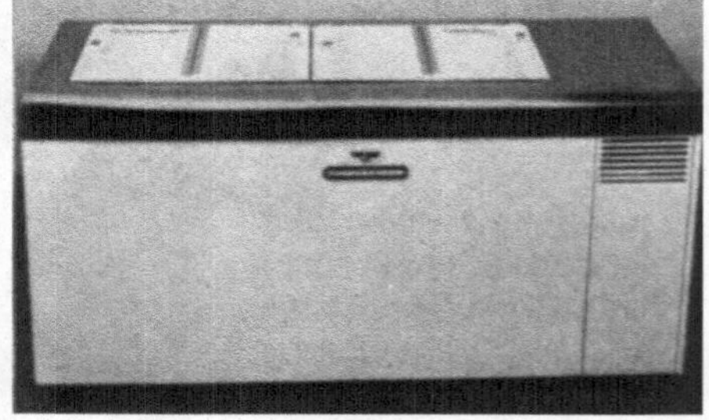

Abb. 91. Tiefkühltruhe zur Knochenkonservierung (Frigidaire). Inhalt 178 Liter. Kompressor ¹/₄ PS. Außenmaße: Länge 161 cm, Breite 51 cm, Höhe 83 cm. Innenmaße: Länge 112 cm, Breite 27 cm, Höhe 59 cm.

Abb. 92. Tiefkühltruhe von oben. Die Truhe enthält zwei separate Abteile, für nichtkontrollierte und für kontrollierte (verwendungsbereite) Späne.

mit einer sterilen Kornzange aus dem Gefäß entnommen und in ein 37⁰ C warmes Bad von physiologischer Kochsalzlösung gelegt. Corticalisspäne werden durch Abwischen mit einer Gazekompresse vom anhaftenden Paraffin gereinigt. Spongiosabröckel oder kleine Knochensplitter („Chips") werden auf ein Stück Gaze gelegt. Diese Gaze wird zu einem Beutel gerafft und in der Kochsalzlösung geschwenkt (Abb. 93 a und b).

Anschließend werden wiederum zwei Proben zur bakteriologischen Prüfung entnommen. Diese Kontrolle, unmittelbar vor der Implantation des Spanes, hat zwar keinen prophylaktischen, aber unter Umständen einen therapeutischen

Wert. Sollte diese zweite Probe einmal positiv ausfallen, so kann dem Befund Rechnung getragen werden in der Wahl und Menge des postoperativ verabreichten Antibioticums oder Chemotherapeuticums. Nach dem Kochsalzbad wird der Span, wenn nötig, mit Hilfe des Schraubstockes, auf die gewünschte Größe und Form zugeschnitten oder sonstwie bearbeitet (Anbringen von Löchern, Rinnen oder Nuten, Abfeilen von Kanten, Zubereitung von „Chips" usw.). Um eine schädliche Erhitzung des Spanes zu vermeiden, werden auch hiefür keine elektrisch angetriebenen Sägen, Fräsen oder Bohrer verwendet.

Unmittelbar vor der Implantation kommt der Span oder der die Spongiosa enthaltende Gazebeutel für mindestens fünf Minuten in ein Penicillinbad. Dieses

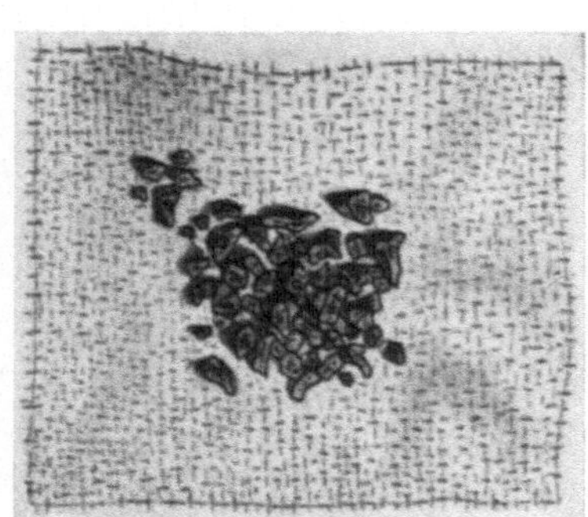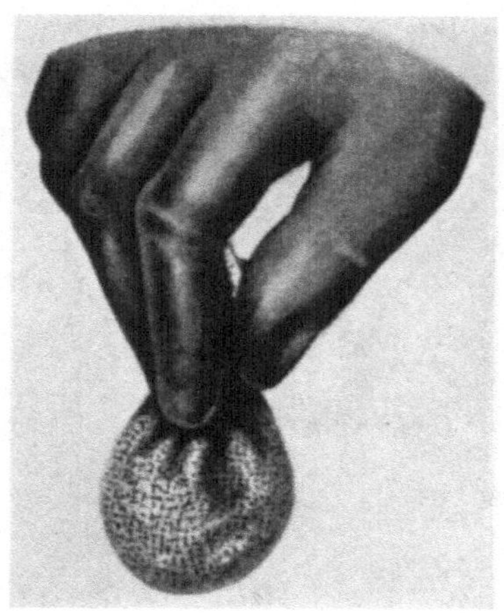

a   b

Abb. 93a und b. Zum Entfernen des flüssigen Paraffins werden Spongiosabröckel oder „Chips" auf ein Stück Gaze gelegt. Diese wird zu einem Beutel gerafft und in Kochsalzlösung gebadet.

enthält 3000 Einheiten Penicillin auf 1 ccm physiologischer Kochsalzlösung. Falls die Vorbereitung des Spanbettes länger dauert, kann der Span ruhig in diesem Penicillinbad liegen gelassen werden. Nach Untersuchungen von A l l g ö w e r an Gewebskulturen ist diese Penicillinkonzentration auch bei länger dauernder Einwirkung nicht gewebstoxisch. Nach Abschluß der Implantation infiltrieren wir die den Span umgebenden Weichteile ausgiebig mit einer Penicillinlösung von derselben Konzentration.

Die *Nachbehandlung* erfolgte in gleicher Weise wie nach autoplastischen Spantransplantationen. Auf exakte und genügend lange Ruhigstellung, in der Regel im Gipsverband, legten wir großen Wert. — Bei Spanimplantationen in ein infiziertes Milieu (Osteomyelitis) setzten wir die lokale antibiotische Therapie oft auch nach der Operation fort, indem wir in das Operationsgebiet eine Kanüle einbauten und ein- bis mehrmals täglich Penicillin oder Streptomycin instillierten. In einigen Fällen räumten wir tuberkulöse Knochenherde aus und ersetzten den Defekt durch konservierte Spongiosa oder „Chips". Diese Implantate tauchten wir nach dem Penicillinbad in eine 3- bis 4%ige Aminacyllösung und bauten ebenfalls eine Kanüle zur weiteren lokalen Streptomycin- oder Aminacyltherapie ein.

Neben diesen lokalen antibiotischen oder chemotherapeutischen Maßnahmen erhielten alle Patienten postoperativ auch allgemein Penicillin. Die tägliche Dosis schwankte zwischen 300.000 und 600.000 Einheiten. Sie wurde in unkomplizierten Fällen meist in Form von Depotpenicillin verabfolgt. Bei afebrilem Verlauf wurde diese Prophylaxe nur bis zum fünften oder sechsten postoperativen Tag fortgesetzt. Einige Patienten erhielten außerdem Sulfonamide, meist in der Form von Elkosin (fünf bis zehn Tage lang 5 bis 8 g täglich). Im ganzen waren wir mit den Sulfonamiden eher zurückhaltend, da B e n e s c h, C h a n c e und G l y n n im Tierexperiment eine Verzögerung der Knochenbildung durch hohe Sulfonamidgaben feststellten. — In Fällen von Tuberkulose verabreichten wir neben Penicillin auch Streptomycin; in der Regel ¹/₂ bis 1 g täglich.

e) Organisation der Knochenkonservierung, „die Buchhaltung".

Die Spenderauswahl, die Knochenentnahme, die bakteriologische Prüfung und die Konservierung sind verantwortungsvolle Aufgaben, die im größeren

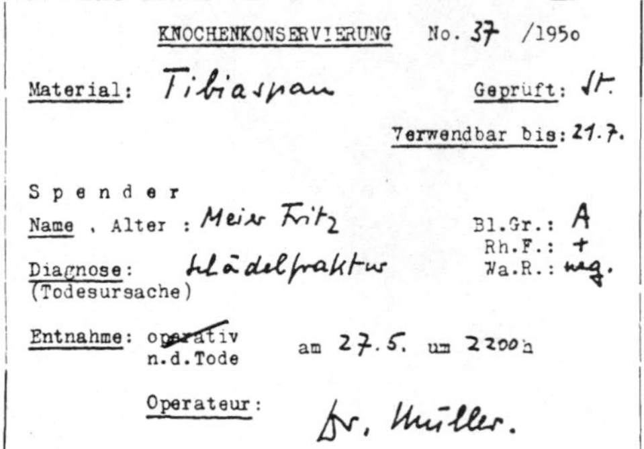

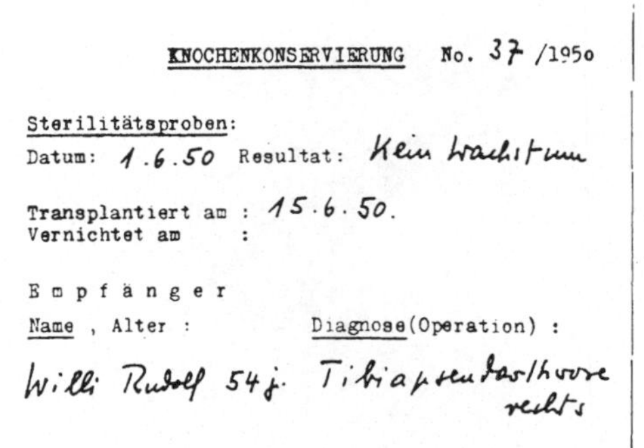

Abb. 94a und b. Die Konservierungskarten enthalten die wichtigsten Angaben über Material, Spender und Empfänger.

Betrieb nur reibungslos funktionieren können, wenn sie gut organisiert sind. Dazu gehört auch eine übersichtliche „Buchhaltung", die den Überblick und die Kontrolle erleichtert. An unserer Klinik besorgt ein älterer, erfahrener Assistent die Knochenkonservierung. Er ist für das Funktionieren des Knochenspendedienstes verantwortlich. Ihm werden von den Abteilungen alle für Entnahme geeignet erscheinenden Todesfälle gemeldet. Er entscheidet — eventuell nach Konsultierung des diensttuenden Oberarztes —, ob und was für Material entnommen werden soll. Die Entnahme braucht er nicht in allen Fällen selbst vorzunehmen. Er kann einen oder zwei Assistenten z. B. aus der Notfallequipe damit beauftragen. Der die Entnahme ausführende Arzt überwacht auch die korrekte Etikettierung der Gefäße und der für die bakteriologischen Untersuchungen entnommenen Knochenstücke. Er füllt für jeden entnommenen Span eine Konservierungskarte aus und zeichnet darauf mit seiner Unterschrift als verantwortlicher Operateur. Die Konservierungskarte enthält auf der einen Seite die wissenswerten Angaben über das Material und den Spender (Abb. 94 a). Auf der Rückseite wird das Resultat der bakteriologischen Untersuchung und später ein Vermerk über die Verwendung des Spanes (Datum, Art der Verwendung, Name des Empfängers usw.) eingetragen (Abb. 94 b). Die Konservierungskarten werden fortlaufend numeriert und zusammen mit den bakteriologischen Untersuchungsbefunden in einer Kartothek aufbewahrt. Die Etikette auf dem Konservierungsgefäß trägt dieselbe Nummer wie die Konservierungskarte. Neben der Art des Materials und dem Namen des Spenders ist auf ihr vermerkt, bis wann die „Konserve" verwendbar ist (Abb. 95). Wenn der für die gesamte Knochenkonservierung verantwortliche Arzt die Wahl des Spenders überprüft hat (Wassermannsche Reaktion, Ergänzung der Anamnese usw.) und die bakteriologische Untersuchung nach dreimal 24 Stunden kein Wachstum ergab, so unterzeichnet er mit seinen Initialen auf der Konservierungskarte und auf der Etikette den Vermerk „geprüft". Damit wird der konservierte Span für klinische Zwecke freigegeben und in das nur für diese Späne reservierte Kühlabteil gestellt.

Die Temperatur in der Kühlanlage wird täglich einmal geprüft und notiert. Bei dieser Gelegenheit werden die verfallenen (acht Wochen alten) „Konserven" ausgeschieden.

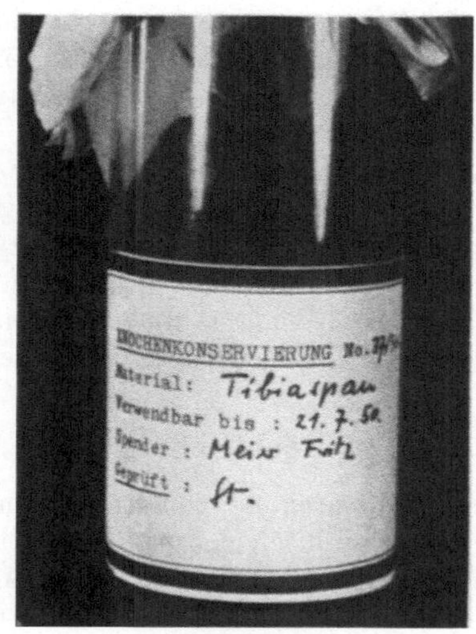

Abb. 95. Alle Konservierungsgefäße werden mit einer Etikette versehen und genau angeschrieben.

f) Der Transport konservierter Späne.

Wir operierten einen Teil unserer Patienten auswärts. Besonders bei der Spondylitis tbc. ist es von Vorteil, wenn die Spanversteifung keinen Transport in ein Spital notwendig macht, sondern der Patient unter den günstigen klimatischen Verhältnissen des Sanatoriums bleiben kann. Wir verwendeten in diesen

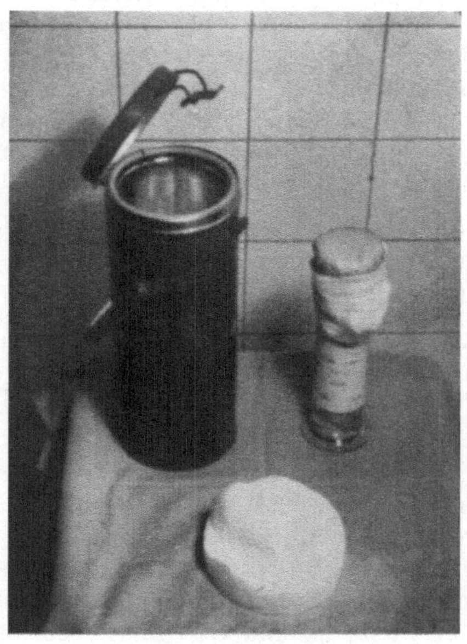

Abb. 96. Dewargefäß, wie wir es für den Transport konservierter Späne verwendeten. Daneben ein Standglas mit einem Span und einem Stück Trockeneis (Kohlensäureschnee).

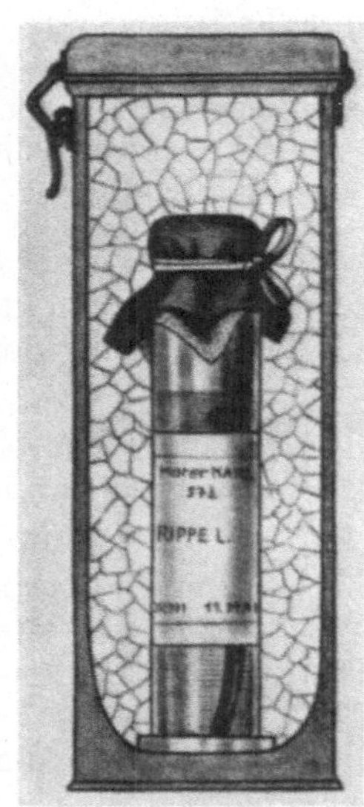

Abb. 97. Schematischer Schnitt durch das Transportgefäß. Den Zwischenraum zwischen Gefäßwand und Standglas füllen wir jetzt mit einem Gemisch von Eis und Kochsalz aus.

Fällen für den Transport der Späne ein gewöhnliches Dewargefäß (sogenannte Thermosflasche). Wir wählten die Dimensionen des Isoliergefäßes so, daß darin auch die größten, normalerweise verwendeten Standgläser (Durchmesser 7 cm, Höhe 28 cm) Platz haben. Den Zwischenraum zwischen der Wand des Isoliergefäßes und dem Standglas füllten wir anfänglich mit kleinen Bröckeln von Kohlensäureschnee aus (Abb. 96 und 97). Es entstehen aber dabei sehr tiefe Temperaturen (mindestens — 75⁰ C). Seit wir auf Grund unserer Untersuchungen annehmen müssen, daß diese tiefen Temperaturen den Spänen schaden, verwenden wir zur Kühlung ein Gemisch von 33 Gewichtsteilen Kochsalz und 100 Gewichtsteilen Schnee oder pulverisiertem Eis. Dieses Gemisch erzeugt eine Temperatur von — 21⁰ C. Im gut verschlossenen Isoliergefäß kann ein Span auf diese Weise ohne weiteres zwei- bis dreimal 24 Stunden aufbewahrt werden. Es ist lediglich darauf zu achten, daß keine Flüssigkeit in das den Span enthaltende Standglas fließen kann. Wir verschließen es deshalb mit einem sterilisierten Korkstopfen, der mit sterilem Wachs vollständig abgedichtet wird.

g) Rechtliche Fragen der Knochenentnahme an Leichen.

Die Entnahme von Knochenmaterial zu Transplantationszwecken wirft neben ärztlich-ethischen auch rechtliche Fragen auf.

Gefühlsmäßig wird jeder Arzt zunächst gewisse Hemmungen haben, an einem frisch Verstorbenen Gewebe zu Transplantationszwecken zu entnehmen. Diese Hemmungen sind besonders groß, wenn es sich beim Verstorbenen um einen eigenen Patienten handelt, für den man alles einsetzte und den man vielleicht zu retten hoffte. Bei nüchterner Überlegung muß man sich jedoch sagen, daß eine solche Knochenentnahme ebensowenig pietätlos ist wie eine klinische Autopsie. Die Autopsie ist eine äußerst wertvolle und unerläßliche Kontrolle allen ärztlichen Handelns. Sie dient deshalb indirekt vielen andern Patienten. Die Spanentnahme an der Leiche dient noch viel unmittelbarer einem andern Patienten. Das letzte Ziel der Chirurgie bedeutet immer Helfen und Heilen; aber gerade in der Chirurgie müssen wir oft im Interesse des Ganzen harte, scheinbar grausame Entschlüsse fassen und durchführen. Unter diesem Gesichtswinkel betrachtet ist die Knochenentnahme an der Leiche vom ärztlich-ethischen Standpunkt aus unbedingt zu verantworten.

Unklar bleibt jedoch noch die juristische Seite. K u b a n y i hat den Begriff der „sterilen Sektion" geprägt. Er versteht darunter die aseptische Entnahme von Organen zu Transplantationszwecken. Über die juristische Frage schreibt er:

„Sobald die zeitgemäße Chirurgie die Verpflanzung aus der Leiche — sei es auch bei begrenzter Indikation — für nötig erachten wird, so ist dies überhaupt nur in der Weise denkbar, daß die diesbezüglichen juristischen Fragen in jedem Lande geregelt werden."

Nach S i c a r d und B i n e t existiert in Frankreich seit 1947 eine derartige Regelung. Es wurde ein Gesetz erlassen, das Gewebsentnahme nach dem sicheren Eintritt des Todes ohne Verzögerung erlaubt (J. O. du 23 octobre 1947, art. 27). Im Amerika scheint die rechtliche Situation nicht eindeutig geklärt zu sein. Während einige Autoren ohne weiteres Spanentnahmen an der Leiche ausführen (I n c l a n, W e a v e r, R e y n o l d s und O l i v e r), schrieb mir W i l s o n im Dezember 1950, daß er bisher noch keine Leichenknochen verwendet habe. Nach amerikanischem Gesetz sei auch die schriftliche Einwilligung eines Patienten nach seinem Tode ungültig, da nur die nächsten Angehörigen ein Verfügungsrecht über die Leiche hätten. Wegen der Schwierigkeit, die Einwilligung der Angehörigen in nützlicher Frist zu erhalten, habe er bisher auf Entnahmen an Leichen verzichten müssen.

Bei uns ist die Rechtslage offenbar nur dann eindeutig, wenn der Patient vor seinem Tode oder seine Angehörigen (die „Berechtigten" im Sinne des Art. 262, Ziffer 2, des STGB.) nach dem Tode die Einwilligung zur Knochenentnahme geben. — Der erste Fall wird wohl nur äußerst selten vorkommen, denn man wird kaum einem Patienten zu Lebzeiten die Frage nach der Knochenentnahme stellen. Die zweite Möglichkeit, die Befragung der Angehörigen, scheint zunächst der normale Weg zu sein. Wir haben ihn anfänglich auch gewählt. Dabei machten wir jedoch dieselbe Erfahrung wie Wilson: Durch das Einholen der Einwilligung geht oft wertvolle Zeit verloren, so daß die Entnahme vielfach nicht mehr ausgeführt werden kann. Im übrigen fiel uns auf, daß die meisten Angehörigen die Notwendigkeit einer Gewebsentnahme zu Transplantationszwecken besser verstehen und billigen als die Notwendigkeit einer Autopsie. Mehrfach erklärten uns jedoch Angehörige, es wäre ihnen lieber, wenn man ihr Gewissen mit derartigen Fragen nicht belasten, sondern die Entnahme, ohne zu fragen, einfach ausführen würde. Diese Einstellung ist psychologisch verständlich und begreiflich. Sie schont die Gefühle der Angehörigen, überbindet aber dem Arzt die ganze Last der Verantwortung. In letzter Zeit sind wir immer mehr dazu übergegangen, diesen Weg zu beschreiten. Wir gehen dabei von der Überlegung aus, daß die Spanentnahme als ein Teil der Autopsie betrachtet werden kann, für die ebenfalls keine ausdrückliche Einwilligung der Angehörigen eingeholt wird. Autopsie und Spanentnahme werden selbstverständlich unterlassen, wenn die Angehörigen dies ausdrücklich wünschen. Wird ein derartiger Wunsch nicht geäußert, nehmen wir stillschweigendes Einverständnis an. Dieses Vorgehen scheint sich in der Praxis zu bewähren, wenn auch die Rechtslage offenbar nicht eindeutig geklärt ist. So sind die Juristen geteilter Meinung, ob eine klinische Sektion nicht den Tatbestand des Art. 262, Ziffer 2, des STGB. (Störung des Totenfriedens) erfüllt. Die Rechtsmäßigkeit der klinischen Sektion wird z. B. von G a u g l e r auch dort angezweifelt, wo sie durch verwaltungsrechtliche Bestimmungen geregelt ist. Der ehemalige Züricher Strafrechtslehrer H a f f t e r ist allerdings gegenteiliger Auffassung.

7. Unsere Operationen
mit homologen konservierten Knochenspänen.

In Form eines kurzen Überblickes möchten wir im folgenden über unsere ersten Operationserfahrungen mit konservierten Knochenspänen berichten. Die ersten 66 Eingriffe Nr. 1 bis 66 führten wir mit Spänen aus, die bei einer Temperatur von — 35° C bis — 40° C aufbewahrt wurden (erste Operationsserie). Da bei einem Patienten zwei Spanoperationen ausgeführt wurden (Nr. 32 und 42), beträgt die Zahl der Patienten 65.

Nachdem experimentelle Untersuchungen die Möglichkeit einer Schädigung der Späne durch allzu tiefe Temperaturen ergaben, verwendeten wir zunächst Späne, die bei — 4° C bis — 5° C und später solche, die bei — 15° C bis — 18° C konserviert wurden (zweite Operationsserie). Die Patientenzahl dieser zweiten Serie beträgt 35 (Nr. 67 bis 101). Für beide Operationsserien bewahrten wir die Späne unter flüssigem Paraffin auf.

Die folgende Zusammenstellung, Tab. 6, orientiert über Art und Anzahl der verschiedenen Eingriffe der ersten und zweiten Operationsserie.

Tabelle 6. *Operationen mit konservierten homologen Knochenspänen.*

	Anzahl der Operationen		
	1. Serie	2. Serie	Total
a) Arthrodesen			
Versteifungen der Wirbelsäule			
Spondylitis tuberculosa	12	2	14
Wirbelfrakturen	1	3	4
Laminotomie bei Discushernien		3	3
Arthrodese des Hüftgelenkes	7	2	9
Arthrodese des Kniegelenkes		1	1
Arthrodese des obern Sprunggelenkes	1	1	2
Arthrodese des Ileosacralgelenkes	1		1
Total	22	12	34
b) Arthrorisen			
Schultergelenk (habituelle Luxation)	5	2	7
c) Pseudarthrosen			
Schenkelhalspseudarthrosen	5		5
Pseudarthrosen langer Röhrenknochen	10	4	14
Pseudarthrosen des Unterkiefers	1	1	2
Navicularepseudarthrosen		1	1
Pseudarthrose der Daumengrundphalanx	1		1
Total	17	6	23
d) Entzündliche Knochendefekte			
Brodieabzeß, Osteomyelitis	4	1	5
Knochentuberkulose	3	2	5
Total	7	3	10
e) Knochenzysten			
Solitäre primäre Knochenzysten	1	3	4
Braune Tumoren (Osteoklastome)	3		3
Zahnzysten		2	2
Total	4	5	9
f) Knochentumoren			
Osteogenes Sarkom	1		1
g) Frische Extremitätenfrakturen			
Tibiakopffrakturen	1	1	2
Calcaneusfrakturen	3		3
Frakturen langer Röhrenknochen	1	2	3
Total	5	3	8
h) Plastische Operationen			
Schädeldefekte		3	3
Impression des Infraorbitalbogens	1		1
Sattelnase	1		1
Pfannendachplastik des Hüftgelenkes		1	1
Nekrose des Femurkopfes	1		1
Ersatz der Alveolarfortsätze	1		1
»Hodenprothese«	1		1
Total	5	4	9
Gesamt-Total	66	35	101

a) Arthrodesen.

Wir führten mit konservierten Spänen *21 Versteifungen der Wirbelsäule* aus. Tab. 7, S. 134/135, gibt einen Überblick über diese Operationen. Die Indikation zur Versteifung bildete 14mal eine Spondylitis tbc., zweimal eine frische und zweimal eine ältere Wirbelfraktur. Bei den drei übrigen Fällen handelte es sich um Laminotomien wegen Discushernie. In allen Fällen, mit Ausnahme eines Patienten mit Discushernie, versteiften wir die Wirbelsäule mit einem Doppelspan nach H e n l e. Gelegentlich machten wir in Anlehnung an die Methode von H i b b s eine zusätzliche Aufsplitterung der Dornfortsätze.

Von 14 Patienten mit *Spondylitis tuberculosa* operierten wir 13 auswärts und nur einen einzigen Patienten (Nr. 40) in unserer Klinik. Durch die Verwendung konservierter Späne wird der Eingriff wesentlich vereinfacht und abgekürzt. Er kann in jedem für thorakoplastische Operationen eingerichteten Betrieb vorgenommen werden. Der Patient kann in vielen Fällen im Sanatorium bleiben, so daß die chirurgische Behandlung mit der klimatischen verbunden werden kann. — Mit Ausnahme des Falles Nr. 99 kühlten wir alle Späne zum Transport nach dem ursprünglichen Verfahren mit Kohlensäureschnee. Wir erkannten erst später, daß die dabei auftretenden tiefen Temperaturen die osteogenetische Kraft der Späne beeinträchtigen können. Im Fall Nr. 99 verwendeten wir deshalb für den Transport ein Kühlgemisch aus Eis und Kochsalz mit einer Temperatur von zirka — 20° C.

Mit Ausnahme der Fälle 75 und 99 liegt der Eingriff bei allen Patienten ein Jahr oder länger zurück. Die ersten drei Patienten wurden vor 25 Monaten operiert. Diese Beobachtungszeit ist verhältnismäßig kurz, so daß eine endgültige Beurteilung, besonders des Krankheitsverlaufes, noch nicht möglich ist. Wir können deshalb lediglich über die vorläufigen Resultate des Spaneinbaues berichten.

Die Heilung der Weichteilwunde war bei 13 Patienten ungestört. Bei einem Patienten (Fall Nr. 75) trat eine umschriebene Hautnekrose mit sekundärer Infektion auf. Dieser Patient wurde drei Jahre vorher wegen einer Spondylitis eines andern Wirbels autoplastisch operiert. Dort, wo der neue Operationsschnitt die alte Narbe kreuzte, trat eine offenbar ernährungsbedingte Hautnekrose auf. Wir benützten bei diesem Patienten die Gelegenheit, aus dem vor drei Jahren eingepflanzten autologen Tibiaspan eine Probeexzision zu machen. Das exzidierte Knochenstück bestand aus normalem lebendem Knochengewebe.

Im Falle Nr. 8 und 9 trat in der zwölften postoperativen Woche eine Hepatitis epidemica auf. Wir berichteten auf S. 117 ausführlicher darüber.

Schwerer zu beurteilen als die Heilung der Weichteilwunde ist, gerade bei den Wirbelsäulenspänen, der knöcherne Einbau. Nach den Röntgenaufnahmen kann oft nicht mit Sicherheit entschieden werden, ob der Span mit den Wirbelbögen verschmolzen ist oder nicht. Sicher erkennen läßt sich lediglich, ob die Abbau- oder Anbauvorgänge am Span überwiegen. Wir stellten in allen Fällen, in der Regel nach drei bis sechs Monaten, eine leichte, diffuse Spanresorption fest. Diese äußerte sich röntgenologisch in einer gleichmäßigen oder fleckigen Aufhellung des Spanschattens. Gleichzeitig wurden die vorher scharf gezeichneten Konturen des Spanes unscharf und verwischt, Kanten und Ecken abgerundet, die Spanenden in der a-p-Aufnahme leicht zugespitzt. Diese Abbauvorgänge entsprechen dem normalen Stadium der Atrophie L e x e r s. Sie sind durch das Einwachsen des Keimgewebes bedingt. Ein vollständiges Fehlen dieser

Tabelle 7. *Arthrodesen I:*

Nr. des Falles	Alter des Patienten in Jahren	Operationsindikation	Dauer seit der Operation in Monaten	Art des Spanes
8	43	Spondylitis tuberculosa L 4/5	25	2 Tibiaspäne
9	26	Spondylitis tuberculosa L 4/5	25	2 Tibiaspäne
10	54	Spondylitis tuberculosa L 4/5	25	2 Tibiaspäne
14	17	Spondylitis tuberculosa Th 9	23	2 Tibiaspäne
15	46	Spondylitis tuberculosa L 3	23	2 Tibiaspäne
40	59	Spondylitis tuberculosa L 4/5	18	2 Tibiaspäne
45	41	Spondylitis tuberculosa Th 12/L 1	17	2 Tibiaspäne + Hibbs
46	23	Spondylitis tuberculosa L 3/4	17	2 Tibiaspäne + Hibbs
47	29	Spondylitis tuberculosa L 2/3	17	2 Tibiaspäne + Hibbs
48	46	Spondylitis tuberculosa L 5/S 1	17	2 Tibiaspäne + Hibbs
49	32	Spondylitis tuberculosa Th 10/11	17	2 Tibiaspäne + Hibbs
59	23	Spondylitis tuberculosa Th 7/8	16	2 Tibiaspäne + Hibbs
42	45	frische Fraktur L 4	20	2 Tibiaspäne
75	41	Spondylitis tuberculosa Th 8/9	10	2 Tibiaspäne
72	56	Status nach Fraktur L 1	11	2 Tibiaspäne + Hibbs
74	52	Status nach Fraktur L 1	11	2 Tibiaspäne
92	32	frische Luxationsfraktur Th 12	7	2 Tibiaspäne
70	42	Discushernie L 3/L 4	12	2 Fibulaspäne
79	39	Discushernie L 5/S 1	9	2 Rippenspäne
91	31	Discushernie L 4/L 5	7	1 Fibulaspan
99	24	Spondylitis tuberculosa Th 8	5	2 Tibiaspäne

Atrophie, d. h. die restlose Erhaltung aller Konturen des Spanes wäre ein ungünstiges Zeichen, es würde für eine tote Einheilung sprechen. In den Fällen 9, 10, 14, 40, 46 und 47 kamen die Resorptionserscheinungen nach 10 bis 14 Monaten zum Stillstand. Im Falle 48 und 49 waren die Resorptionserscheinungen etwas ausgesprochener als in den übrigen Fällen, scheinen jedoch nach Ablauf des ersten Jahres ebenfalls zum Stillstand gekommen zu sein. Noch deutlichere Resorptionserscheinungen zeigten die Fälle Nr. 14, 15 und 59. Bei den Fällen 14 und 15 kam zu der diffusen Spanresorption eine umschriebene Resorption auf der Höhe der erkrankten Wirbel. Die Fälle Nr. 8 und 45 müssen als Mißerfolge betrachtet werden. In beiden Fällen blieb der tuberkulöse Prozeß auch nach der Spanung progredient. Im Fall 8 wurde ein weiterer Wirbel ergriffen, während im Fall 45 ein dorsaler Senkungsabszeß auftrat. Dieser heilte schließlich aus und das klinische Resultat kann als befriedigend bezeichnet werden. Während im Fall 8 ein Span vollständig resorbiert wurde (Abb. 98 c), hielt sich die Spanresorption im Falle 45 in mäßigen Grenzen. Die Ursache der beiden Mißerfolge liegt wohl in einer Fehlindikation, d. h. in einer falschen Wahl des Zeitpunktes der Operation. Gerade bei der Tuberkulose ist diese Indikationsstellung von entscheidender Bedeutung. Erfolg oder Mißerfolg hängen zweifellos mehr davon ab, als von der Operationsmethode und von der Art der Späne. Im übrigen können unsere wenigen Fälle noch keine endgültige Klärung bringen.

Versteifungen der Wirbelsäule.

Konservierungsdauer des Spanes in Tagen	Alter des Spenders in Jahren	Blutgruppe		Resultat	
		Empfänger	Spender	Wundheilung	Spätresultat
3	46	0	A	p. p. Ikterus	1 Span resorbiert 1 Span in Resorption, weiterschreiten des tbc. Prozesses auf L 3
3	46	B	A	p. p. Ikterus	minimale Resorption
43	61	0	A		minimale Resorption
39	64	A	0		diffuse u. umschriebene Spanresorption
39	64	AB	0		diffuse u. umschriebene Spanresorption
13	59	B	B		minimale Resorption
14	67	A	A		mäßige Spanresorption, Fortschreiten des tbc. Prozesses
14	67		A	p. p. ungestört	minimale Resorption
14	67		A		minimale Resorption
15	67	B	A		leichte Resorption
15	67	0	A		leichte Resorption
19	72				vollständige Resorption eines Spanes
14	59	0	B		minimale Resorption
21	69	0	0	Hautnekrose Infekt.	leichte Resorption eines Spanes
19	46	A	A Rh+		
8	48	0 Rh+	0 Rh—		
4	58	AB Rh+			
35	63	0 Rh—	0	p. p. ungestört	minimale Resorption
8	54	A Rh+	AB Rh+		
20	26	0 Rh+	0 Rh+		
20	31	B	A		

Nach dem ersten Fall von ausgedehnter Resorption (Nr. 8) glaubten wir, daß vielleicht die durchgeführte postoperative Ruhigstellung von drei Monaten zu kurz sei und verlängerten die Liegedauer auf durchschnittlich sechs Monate. Nun zeigte sich aber, daß gerade von den ersten drei, nur drei Monate lang ruhig gestellten Patienten zwei ein ausgezeichnetes Resultat erzielten. Umgekehrt trat auch bei der verlängerten Ruhigstellung ein weiterer Mißerfolg ein (Nr. 45). Die Angaben der verschiedenen Autoren über die notwendige Dauer der postoperativen Ruhigstellung schwanken zwischen ein und 20 Monaten. Dies zeigt am deutlichsten, daß eine allgemein verbindliche Zahl nicht genannt werden kann. Man darf hier ebensowenig schematisieren, wie in der Wahl des Zeitpunktes der Operation. Wenn z. B. S t e i n m a n n über ausgezeichnete Erfolge B r u n n e r s berichten konnte, so liegt dies wohl in erster Linie an der sorgfältigen und fachkundigen Auswahl der Fälle. B r u n n e r sah bei seinen Patienten, zum Teil schon nach 13 Monaten, ein deutliches Dickenwachstum der Späne. Wir beobachteten dagegen bis zu 21 Monaten in keinem Fall eine solche Zunahme des Spanes. Die Gründe für dieses unterschiedliche Verhalten kennen wir nicht. In erster Linie denkt man an eine geringere osteogenetische Kraft der konservierten Späne. Vielleicht wirkte sich doch die zu tiefe Abkühlung der ersten Späne beim Transport ungünstig aus. Die weitere Beobachtung wird zeigen, ob unsere Späne in einem späteren Zeitpunkt doch noch ins Stadium der Verdichtung und der Apposition kommen. Eine andere Erklärungsmöglichkeit für das verschiedene Verhalten der Späne liegt in der Annahme, daß es sich in

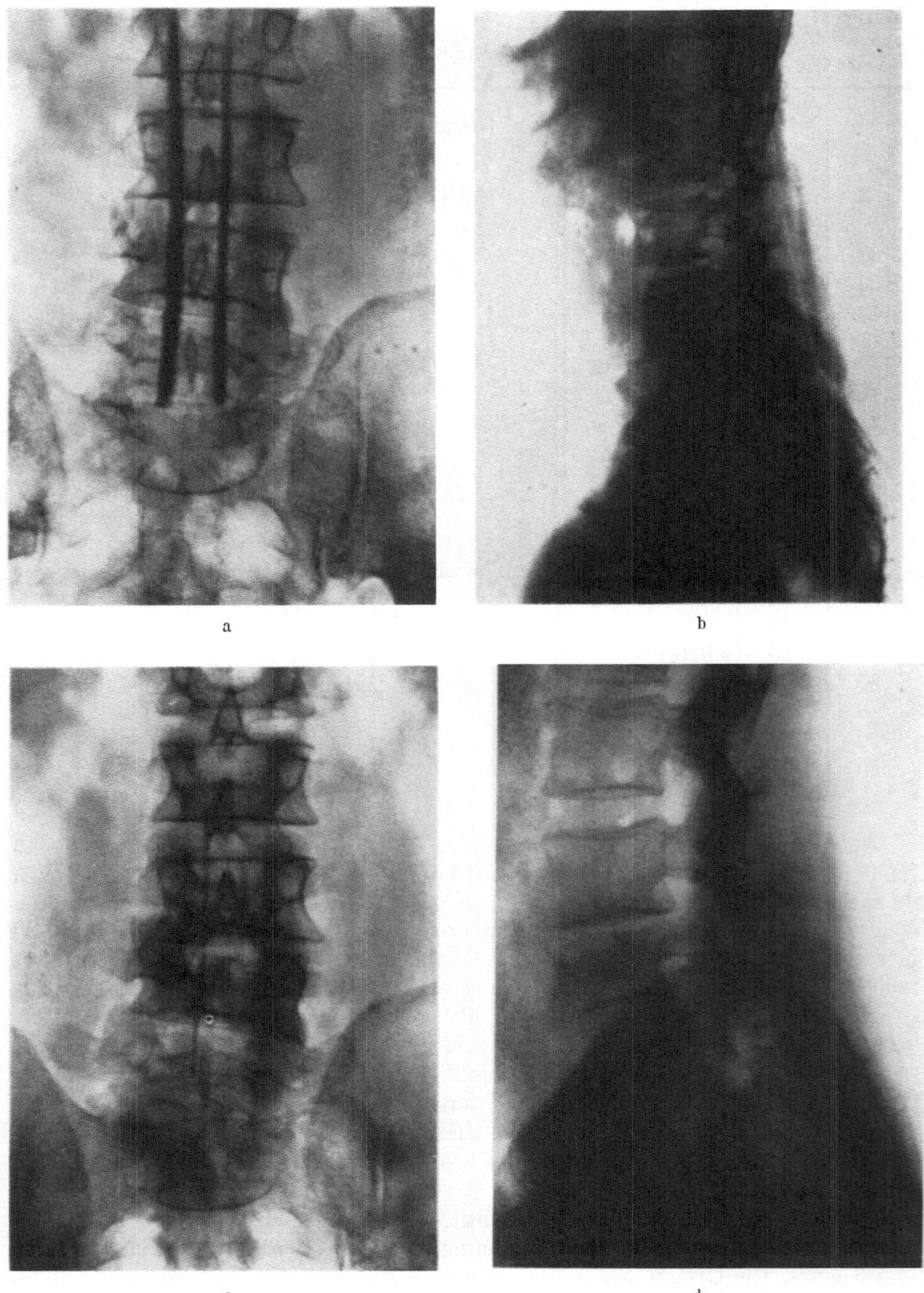

Abb. 98 a bis d. Spondylitis tbc. L_4/L_5. Versteifung mit konservierten Tibiaspänen. a und b Zustand 3 Monate nach der Operation. c und d 17 Monate nach der Operation. Der linke Span ist nicht mehr zu sehen, während der rechte wesentlich dünner geworden ist. Der tuberkulöse Prozeß ist nicht zum Stillstand gekommen (Fall Nr. 8).

beiden Fällen um eine funktionelle Anpassung handelt. B r u n n e r verwendet
dünne (3 bis 4 mm) Periost-Knochenlamellen nach D u j a r i e r. Bei seinen

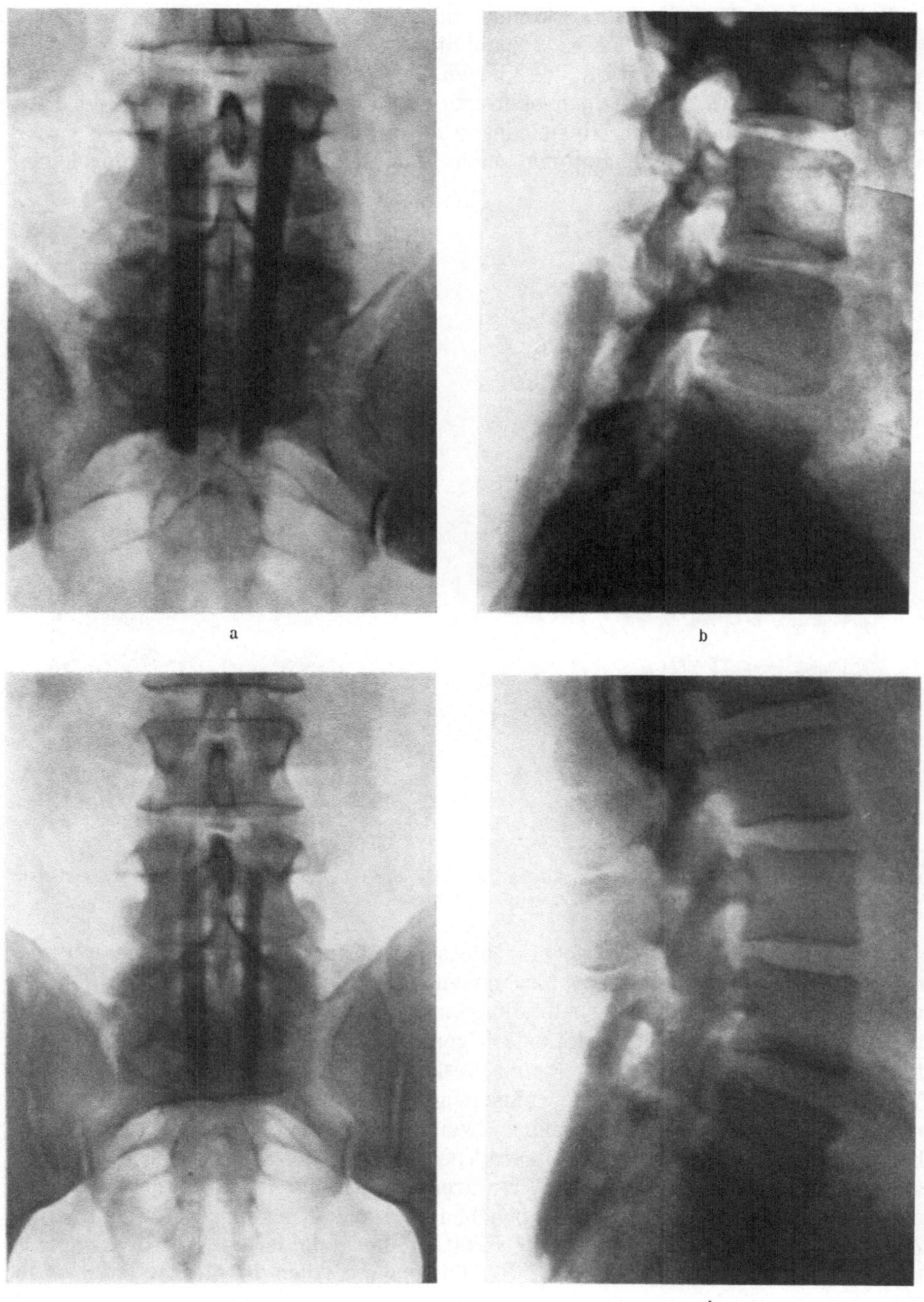

a

b

c

d

Abb. 99 a bis d. Spondylitis tbc. L_4/L_5. Versteifung mit konservierten Tibiaspänen. a und b Zustand 3 Monate
nach der Operation. c und d 19 Monate nachher. Die Konturen der Späne sind weniger scharf, die Enden
etwas zugespitzt. Die Späne sind aber im ganzen gut erhalten, der tuberkulöse Prozeß ist in Heilung
begriffen (Fall Nr. 10).

Spänen besteht deshalb die funktionelle Anpassung in einer Dickenzunahme. Bei unseren massiven Tibiaspänen dagegen bestände die funktionelle Anpassung in einem teilweisen Abbau.

Bei frischen *Wirbelfrakturen* kommt eine primäre Spanversteifung nur ausnahmsweise in Frage. Im Falle 42 handelte es sich um einen schweren Unfall mit einer Kompressionsfraktur des vierten Lendenwirbels und multiplen Extremitätenfrakturen (u. a. mit Span operierte Calcaneusfraktur Nr. 32). Eine Aufrichtung und Fixation im Gipsmieder war nicht möglich. Auch einer sogenannten funktionellen Behandlung nach M a g n u s standen die zahlreichen

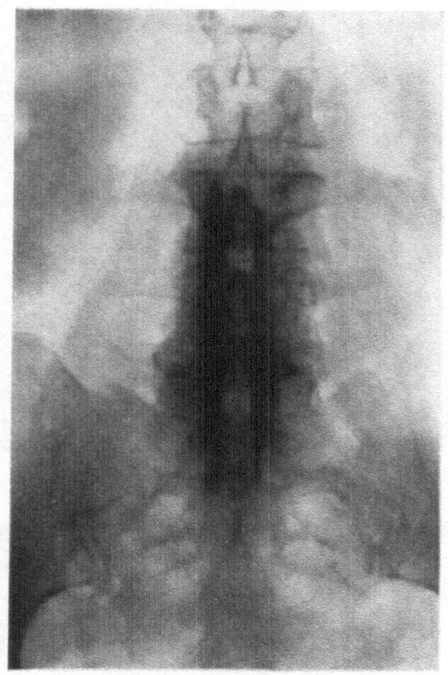 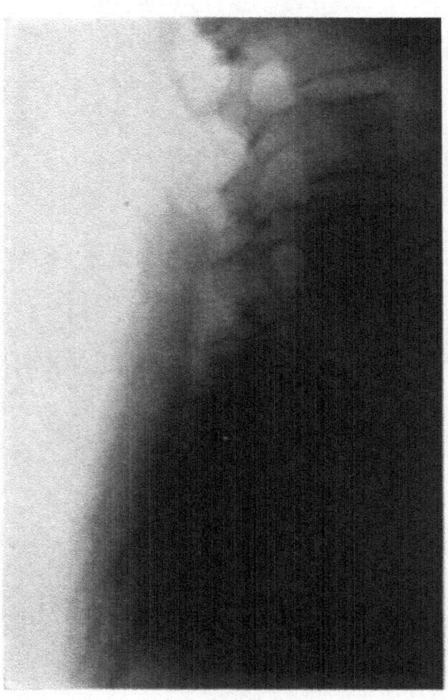

a   b

Abb. 100a und b. Spondylitis tbc. L₄/L₅. Zustand ein Jahr nach der Implantation von zwei konservierten Tibiaspänen. Minimale Spanresorption. Tuberkulose in Heilung (Fall Nr. 40).

andern Frakturen im Wege. So entschlossen wir uns zu einer Spanversteifung nach H e n l e, um ein weiteres Zusammensinken des frakturierten Wirbels zu verhindern und die Blockwirbelbildung zu fördern. Eine autoplastische Spantransplantation wäre wegen doppelseitigen Unterschenkelbrüchen nicht durchführbar gewesen. Wir verwendeten deshalb zwei konservierte Späne. Die Wundheilung war ungestört. Die Späne zeigten nur minimale Resorptionserscheinungen (Abb. 101 a und b). Bei einem zweiten Fall von frischer Fraktur (Nr. 92) handelte es sich um eine Luxationsfraktur des zwölften Brustwirbels mit vollständiger Querschnittslähmung. Wir waren genötigt, den Patienten zu laminektomieren, um die Luxation zu beheben und das Rückenmark zu entlasten. Zur Deckung des Defektes und zur Fixation der reponierten Luxation implantierten wir zwei kräftige konservierte Tibiaspäne. Auch in diesem Falle wäre eine Autoplastik kaum möglich gewesen.

Bei den Fällen Nr. 72 und 74 lag die Wirbelfraktur schon zwei bzw. drei Monate zurück, so daß eine Aufrichtung aussichtslos erschien. Beide Patienten waren über 50 Jahre alt. Wir wollten auch hier mit der Spanversteifung ein späteres Zusammensinken des frakturierten Wirbels verhindern. Wir wählten in beiden Fällen sehr kräftige Späne, die bis jetzt komplikationslos einheilten (Abb. 102). Die postoperative Liegedauer beschränkten wir bei den wegen Frakturen operierten Patienten auf drei Monate.

Die übliche Operation der Discushernie beseitigt nur ein Symptom, den Druck auf die Nervenwurzel, während das Grundleiden, die Osteochondrose der Bandscheibe, weiterbesteht. Um erneute Beschwerden oder ein Recidiv zu vermeiden, ist in vielen Fällen eine zusätzliche Spanversteifung angezeigt. Wir

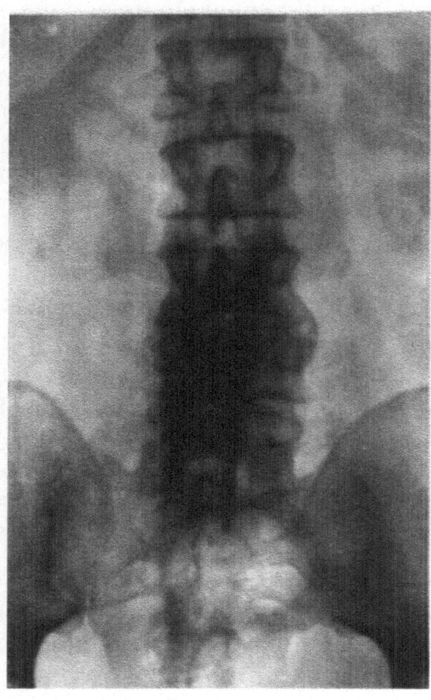 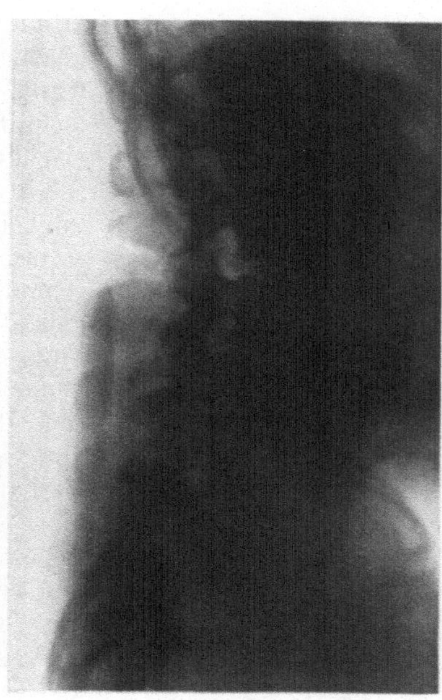

a   b

Abb. 101 a und b. Kompressionsfraktur des 4. Lendenwirbels. Zustand 1 Jahr nach der Spanimplantation. Späne gut eingebaut. Klinisch geheilt (Fall Nr. 42).

machten in drei solchen Fällen eine Versteifung mit konservierten Spänen. Auch diese Patienten ließen wir nach der Operation drei Monate lang liegen. Die Einheilung war bei allen drei ungestört. Auch hier bedeutet die Verwendung konservierter Späne eine wesentliche Vereinfachung des Eingriffes.

Arthrodesen des Hüftgelenkes führten wir in der ersten Operationsserie siebenmal und in der zweiten Serie zweimal aus. In Tab. 8, S. 142/143, sind diese Fälle zusammen mit den Arthrodesen anderer Gelenke zusammengestellt. Die Indikation dazu war einmal durch eine Coxitis unklarer Genese, dreimal durch eine Coxitis tuberculosa und fünfmal durch eine schwere Coxarthrose gegeben. In allen Fällen führten wir die extraartikuläre Spanversteifung aus. Im Fall Nr. 1 verwendeten wir als Überbrückungsspäne zwei Rippenstücke. Wir legten hier die Späne gelenknahe (juxtaartikuläre Arthrodese); in allen andern Fällen verwendeten wir Tibiaspäne, die wir etwas weiter vom Gelenk entfernt implantierten (paraartikuläre Arthrodese). Dort, wo gleichzeitig eine Adduktionskontraktur bestand, machten wir zusätzlich eine pertrochantäre Osteotomie nach L o r e n z mit entsprechender Stellungskorrektur.

Der Patient im Fall Nr. 1 litt an einer akuten hochfebrilen *Coxitis,* die auch auf die Darmbeinschaufel übergegriffen hatte. Weder die histologische noch die bakteriologische Untersuchung war imstande, die Ätiologie oder Genese der Entzündung aufzuklären. Trotz der Implantation in das entzündliche Lager bauten sich die Rippen zunächst überraschend schnell ein. Die beiden Rippenspäne stammten von zwei verschiedenen Spendern. Eine dieser Rippen wurde, als einzige Ausnahme unserer Operationsserie, 13 Tage lang im gewöhnlichen Kühlschrank aufbewahrt. Die andere Rippe wurde, wie alle andern Späne der ersten Serie, 13 Tage lang bei — 35° C konserviert. Abb. 103 a und b zeigt eine Röntgenkontrolle vier Monate nach der Implantation. Die näher am Schenkelhals und am Hüftgelenk liegende Rippe (punktiert gezeichnet) wurde bei — 2° C aufbewahrt, die andere (schraffiert gezeichnet) bei — 35° C. Bei der Nachkontrolle, zwei Jahre nach der Operation, zeigte die tiefgekühlte Rippe, neben einer teilweisen Dickenzunahme, umschriebene Resorptionserscheinungen, während die im Kühlschrank konservierte Rippe sehr schön eingebaut war (Abb. 104 a und b). Die Beobachtung scheint zum Ergebnis unserer Extraktversuche zu passen, sie spricht dafür, daß zu tiefe Temperaturen die osteogenetische Kraft der Späne herabsetzen. Der Unterschied im Verhalten der beiden Späne könnte allerdings auch durch die unterschiedliche mechanische Belastung oder dadurch erklärt werden, daß der besser eingebaute, medial gelegene Span vorwiegend im knöchernen Bett liegt, während der andere größtenteils von Weichteilen umgeben ist. In bezug auf die Blutgruppe bestand beim teilweise resorbierten Span Übereinstimmung zwischen Spender und Empfänger, während beim gut eingebauten Span keine Übereinstimmung bestand. Das klinische Resultat ist im übrigen ausgezeichnet. Das Gelenk ist vollständig versteift und der Patient beschwerdefrei.

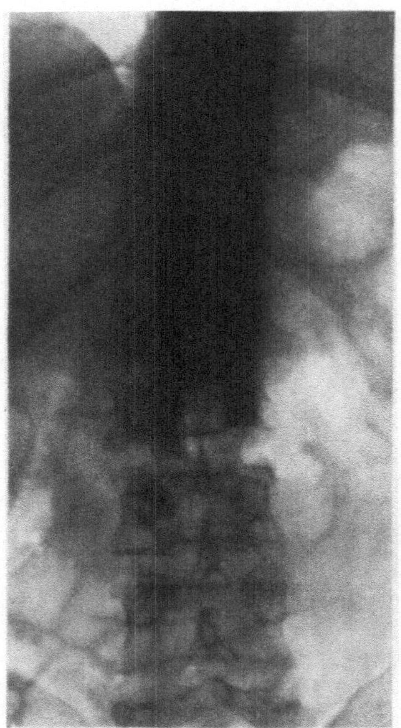

Abb. 102. Status nach Fraktur des ersten Lendenwirbels. Zustand 6 Monate nach der Spanversteifung. Klinisch geheilt (Fall Nr. 74).

Die drei Fälle von *Coxitis tuberculosa* liegen 18, 16 und 10 Monate zurück. In zwei Fällen trat postoperativ eine Fistel in der Operationsnarbe auf (Fall 36 und 56). Beim dritten Fall heilte die Wunde komplikationslos per primam intentionem. Im Fall 36 schloß sich die Fistel nach 14 Tagen spontan. Klinisch hatte sie das Aussehen einer tuberkulösen Fistel. Bakteriologisch konnten jedoch keine Tuberkelbazillen nachgewiesen werden. Im Fall 56 dagegen zeigte eine Probeexzision aus der Fistel tuberkulöses Granulationsgewebe. Wir bauten daraufhin eine Kanüle zur lokalen Aminacyltherapie ein. Die Fistel schloß sich trotzdem erst elf Monate nach der Operation. Beide Patienten, die eine Fistel bekamen, wurden während eines akuten Schubes einer schon jahrelang bestehenden Coxitis tuberculosa operiert. Im Fall Nr. 76, wo keine Fistel auftrat, bestanden keine Zeichen einer akuten Entzündung mehr; die Beschwerden waren hauptsächlich durch die sekundäre Arthronose bedingt. — Der Einbau der Corticalisspäne ging in allen drei Fällen verhältnismäßig langsam vor sich (Abb. 105). Im Falle 36 wurde eine gleichzeitig bestehende Adduktionskontraktur nicht

genügend korrigiert. Der Span stand deshalb teilweise unter ungünstiger Zugbelastung, ähnlich wie der auf S. 24 beschriebene Fall von D e b r u n n e r
(Abb. 10 bis 12). Es bildete sich eine schleichende Fraktur (Abb. 106). Wir
machten zur Behebung der ungünstigen Stellung vor kurzem eine Osteotomie
nach L o r e n z. Es wird sich nun zeigen, ob die Fraktur durch die Umstellung
auf Druckbelastung heilt.

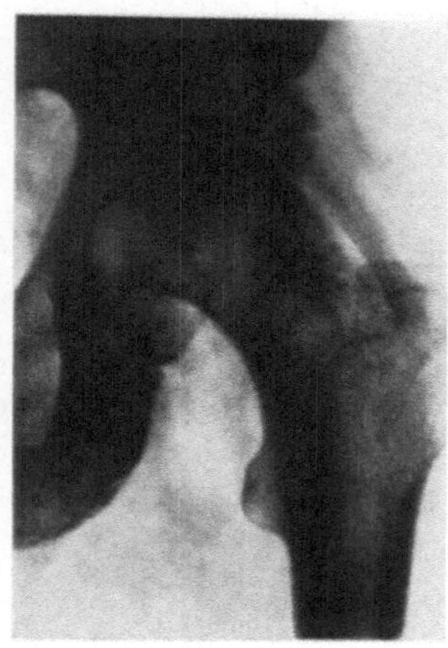
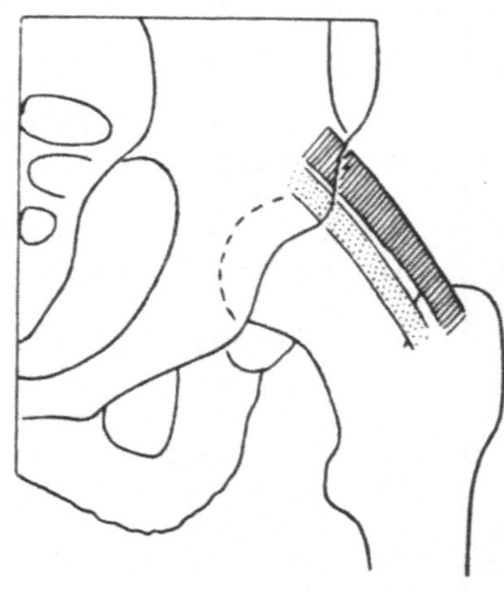

a   b

Abb. 103 a und b. Coxitis ungeklärter Ätiologie. Zustand 4 Monate nach juxtaartikulärer Arthrodese durch
Implantation von zwei konservierten Rippenstücken. Die in Abb. 103 b punktiert gezeichnete Rippe wurde
bei —2° C, die schraffiert gezeichnete bei —35° C konserviert. Guter Einbau der Späne (Fall Nr. 1).

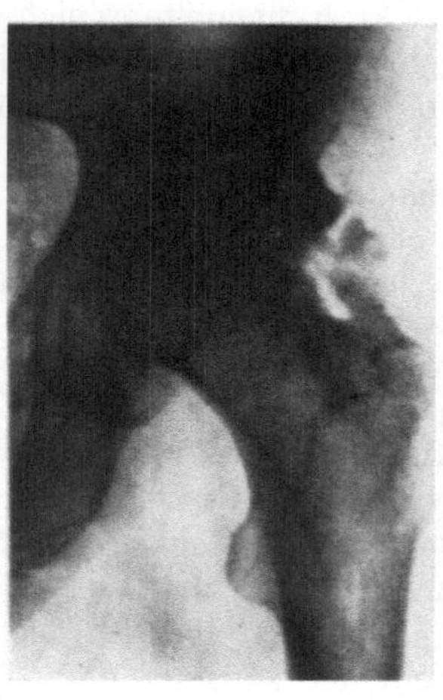
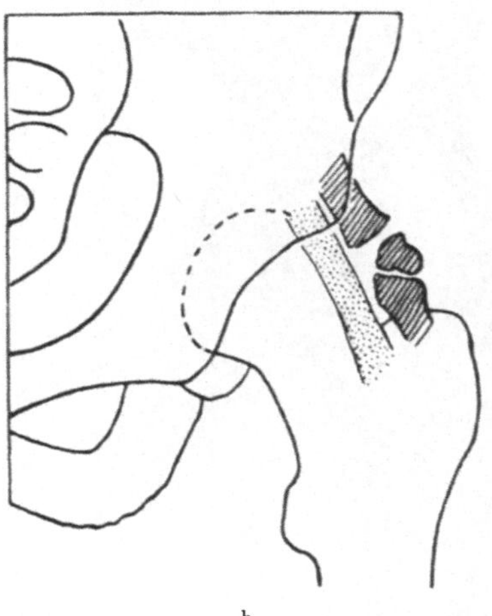

a   b

Abb. 104 a und b. Derselbe Fall (Nr. 1) wie Abb. 103 a und b. Kontrolle 2 Jahre nach der Arthrodese. Neben
einer teilweisen Dickenzunahme zeigt der bei —35° C konservierte Span umschriebene Resorptionszonen. Der
bei —2° C aufgehobene Span, der allerdings auch mehr knöchernen Kontakt hat, ist sehr schön eingebaut.

Im Gegensatz zu den Patienten mit Coxitis tuberculosa heilte die Wunde
in allen Fällen von *Coxarthrose* per primam intentionem. Der Spaneinbau ging
jedoch auch hier in der Regel sehr langsam vor sich. In drei Fällen betteten
wir die Spanenden in die Spongiosa ein, die wir beim Vorbereiten des Spanbettes am Trochanter major und an der Beckenschaufel gewannen. Es scheint,
daß der Einbau des Spanes dadurch beschleunigt wird (Abb. 105 und 107).

Tabelle 8.

Nr. des Falles	Alter des Patienten in Jahren	Gelenk, Operationsindikation	Dauer seit der Operation in Monaten	Art des Spanes
1	58	Hüftgelenk: Coxitis acuta	28	Rippenspäne (2 verschiedene Spender)
19	61	Hüftgelenk: Coxarthrose	22	Tibiaspan
36	18	Hüftgelenk: Coxitis tbc.	18	Tibiaspan
39	60	Hüftgelenk: Coxarthrose	18	Tibiaspan + Spongiosa
44	54	Hüftgelenk: Coxarthrose	17	Tibiaspan
54	57	Hüftgelenk: Coxarthrose	15	Tibiaspan + Spongiosa
56	38	Hüftgelenk: Coxitis tbc.	16	Tibiaspan + Spongiosa
5	57	Oberes Sprunggelenk: Arthritis tbc.	25	Fibulaspan
52	63	Ileosacralgelenk: Arthrodese	17	Rippenspan
76	36	Hüftgelenk: Coxitis tbc.	10	Tibiaspan
89	56	Hüftgelenk: Coxarthrose	8	Tibiaspan
69	29	Oberes Sprunggelenk: Arthronose	12	Tibiaspan
78	64	Kniegelenk: Status n. Osteomyelitis	10	Tibiaspan

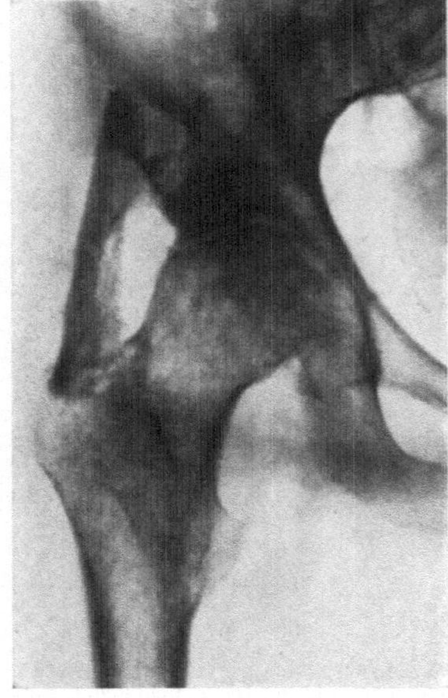

Abb. 105. Coxitis tuberculosa. 3½ Monate nach paraartikulärer Arthrodese mit einem konservierten Corticalisspan; zur Beschleunigung des Einbaues wurden an den beiden Spanenden zusätzlich einige autologe, frische Spongiosabröckel implantiert (Fall Nr. 56).

Wir führten zwei *Arthrodesen des oberen Sprunggelenkes* mit konservierten Spänen aus. Im ersten Fall (Nr. 5) handelte es sich um eine schwere destruierende Tuberkulose. Wir legten das Gelenk von vorne frei und entfernten das tuberkulös veränderte Gewebe des Taluskopfes. Die entstandene Lücke ersetzten wir durch einen flachen Corticalisspan. Dann meißelten wir in die vordere Tibiakante eine Längsrinne und bohrten in Fortsetzung derselben ein Loch in den Talus. In dieses Lager implantierten wir einen konservierten Fibulaspan (Abb. 108 a und b). Primärer vollständiger Wundverschluß. Glatte Wundheilung. Sehr langsamer Einbau: nach 21 Monaten sind die Umrisse des Spanes noch deutlich zu erkennen (Abb. 108 c und d). Die Arthrodese führte zu einer vollständigen klinischen Heilung.

Eine zweite Spanversteifung des oberen Sprunggelenkes machten wir in ähnlicher Weise. Die Indikation war hier durch eine sehr schwere posttraumatische Arthronose mit Spitzfußstellung gegeben. Der Span heilte gut ein, die Operation liegt zwölf Monate zurück (Fall Nr. 69).

Die Abb. 109 a bis d zeigen zum Vergleich eine autoplastische Arthrodese des oberen Sprunggelenkes wegen schwerer Arthronose bei einer 41jährigen

Arthrodesen II.

Konservierungsdauer des Spanes in Tagen	Alter des Spenders in Jahren	Blutgruppe		Resultat	
		Empfänger	Spender	Wundheilung	Spätresultat
13	62	A	B	p. p. ungestört	guter Einbau, umschriebene Span-
13	53	A	A		resorption, klinisch gut
27	46	A A	0	p. p. ungestört	langsamer Einbau, klinisch gut
67	56	0	A	Fistel	langsamer Einbau, umschriebene Spanresorption, klinisch gut
13	59	B	B	p. p. ungestört	langsamer Einbau, klinisch gut
89	56	B	A	p. p. ungestört	langsamer Einbau, klinisch unbefriedigend (Abduktionsstellung)
5	72	A		p. p. ungestört	guter Einbau, klinisch gut
6	72	0		Fistel	guter Einbau, klinisch gut
33	61	A	A	p. p. ungestört	langsamer Einbau, klinisch sehr gut
59	53	A	B	p. p. ungestört	rascher Einbau, geheilt
22	57	B	0	p. p. ungestört	langsamer Einbau, klinisch gut
6	47	0 Rh+	A Rh−	p. p. ungestört	rascher Einbau
30	74	A		p. p. ungestört	bis jetzt guter Einbau
18	38	0 Rh+	A Rh+	Fistel	bis jetzt guter Einbau

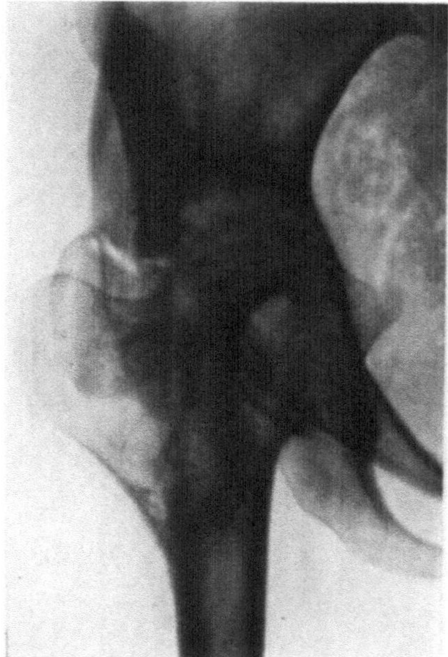

Abb. 106. Coxitis tbc. Arthrodese durch Implantation eines Corticalisspanes. Ungenügende Korrektur der Adduktionskontraktur. Offenbar durch Einwirkung ungünstiger Zugkräfte bildete sich eine umschriebene Resorptionszone (Fall Nr. 36).

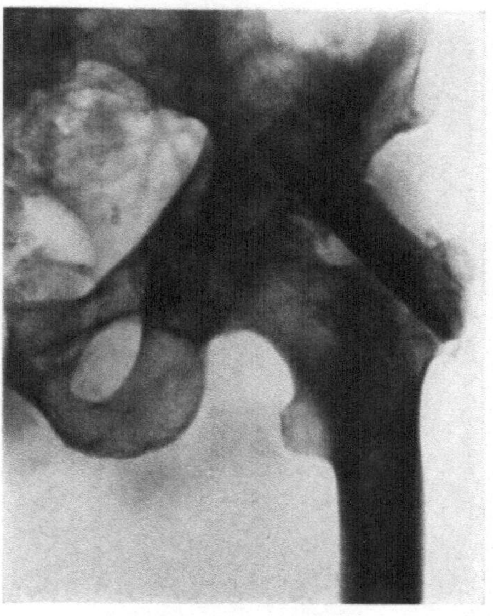

Abb. 107. Paraartikuläre Spanversteifung bei Coxarthrose. Nach $3^{1}/_{2}$ Monaten zeigt der konservierte Span noch wenig Zeichen des Einbaues. Es wurde hier im Gegensatz zum Fall Nr. 56, Abb. 105, keine zusätzliche Spongiosaeinpflanzung vorgenommen (Fall Nr. 89).

Frau. Operation nach L e x e r mit einem von plantar her eingeführten frischen autologen Fibulaspan. Der Einbau dieses Spanes ging eindeutig rascher vor sich, als in unserm Fall Nr. 5. Dieser Unterschied ist vielleicht nicht allein auf die Tatsache zurückzuführen, daß es sich um einen frischen autologen Span

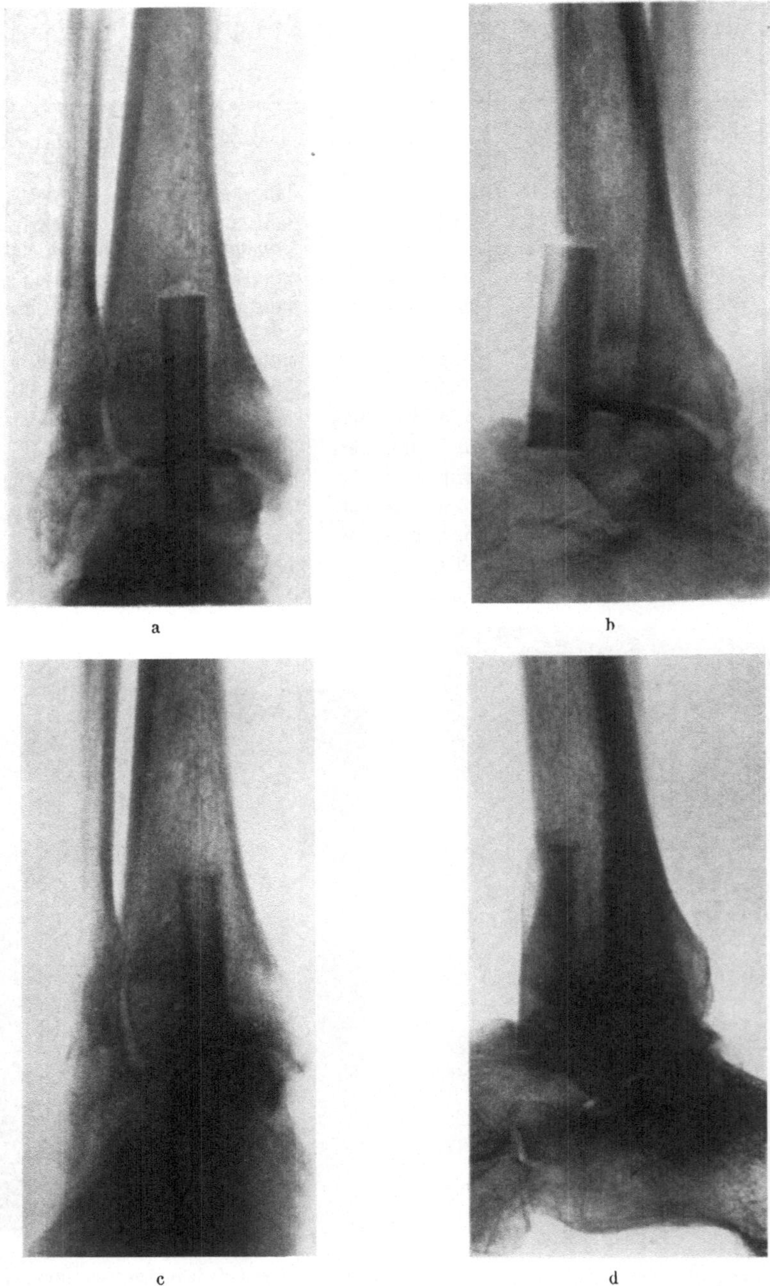

Abb. 108 a bis d. Arthritis tuberculosa des Sprunggelenkes. Arthrodese mit konserviertem Fibulaspan. a und b Zustand 4 Wochen nach der Operation. Abb. c und d 21 Monate nachher, die Späne sind gut eingebaut, die Umrisse jedoch noch deutlich erkennbar (Fall Nr. 5).

handelte. Neben der verschiedenen Indikation (Arthronose-Tuberkulose) spielt wohl auch der Umstand mit, daß sich der Span bei der Arthrodese nach L e x e r in einem allseitig geschlossenen Knochenlager befindet, während er im Falle 5, wenigstens in der proximalen Hälfte, nur in einer Knochenrinne liegt. Immerhin sind die Umrisse des Spanes auch hier nach 16 Monaten noch deutlich erkennbar.

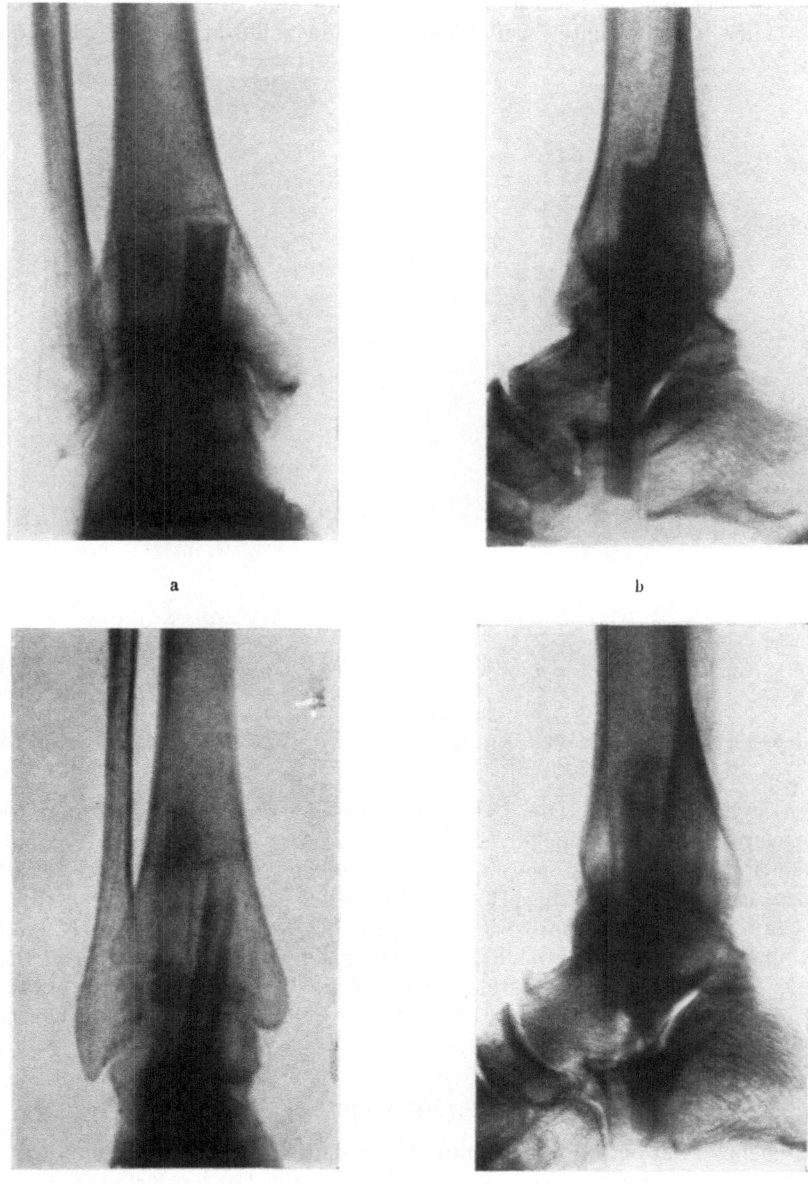

Abb. 109a bis d. Arthronose des oberen Sprunggelenkes. Arthrodese nach Lexer mit einem frischen autologen Fibulaspan. Abb. a und b: Kontrollbilder 3½ Monate nach der Operation. Abb. c und d: Nach 16 Monaten ist der Span schon sehr schön eingebaut. Er zeigt aber auf der Höhe der Verbindung zwischen Talus und Calcaneus umschriebene Resorption.

Eine *Arthrodese des Ileosacralgelenkes* machten wir bei einer Patientin, die an langwierigen, schwer zu beeinflussenden arthronotischen Schmerzen in diesem

Gelenk litt. Wir legten den Gelenkspalt von dorsal her frei und versteiften ihn durch zwei, als quere Riegel eingelegte Rippenspäne. Die spongiösen Späne bauten sich überraschend schnell ein. Die Patientin ist klinisch geheilt.

Im Falle 78 machten wir eine *Kniegelenksarthrodese* wegen schwerer Arthronose bei einer 64jährigen Frau, die in der Jugend eine gelenknahe Osteomyelitis durchmachte. Außerdem lag eine schlecht geheilte Fraktur im

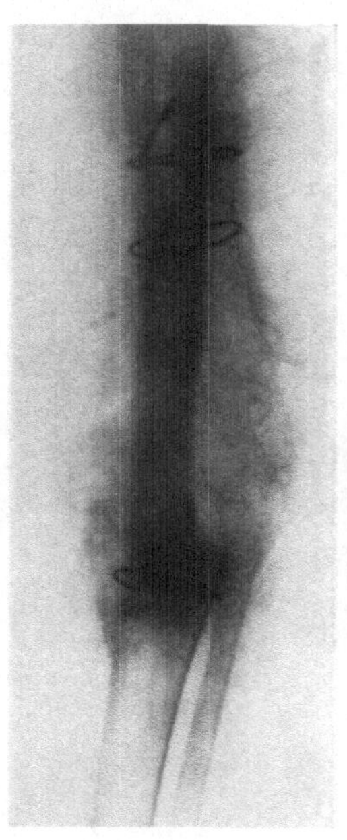 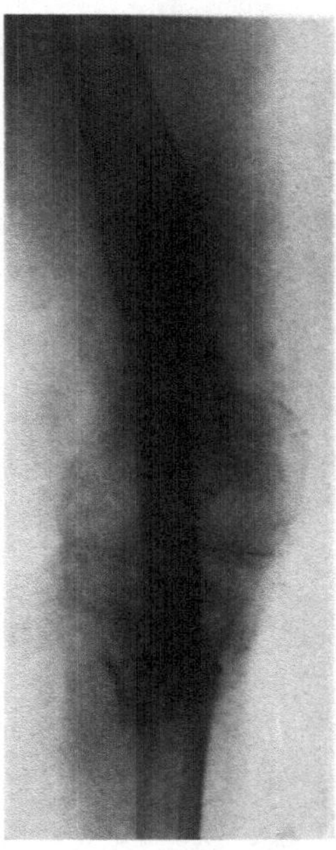

a   b

Abb. 110a und b.   Kniegelenksarthrodese mit einem konservierten Corticalisspan. Röntgenkontrolle 4 Monate nach der Operation. Befriedigender Einbau (Fall Nr. 78).

distalen Femurende vor. Die Patientin wies, neben einer allgemeinen Osteoporose, eine besonders hochgradige Osteoporose von Femur und Tibia des kranken Beines auf. Wir waren genötigt, einen sehr großen und kräftigen Span zu implantieren (Abb. 110 a und b). Eine Autoplastik wäre bei dieser alten Frau mit der Osteoporose kaum möglich gewesen. Postoperativ entstand eine kleine Narbenfistel, die sich jedoch nach kurzer Zeit schloß. Die bakteriologische Untersuchung des Fistelsekretes ergab keine Anhaltspunkte für eine Infektion. Der Einbau des Spanes ist bis heute, zehn Monate nach der Operation, befriedigend.

b) Arthrorisen.

Bei sieben Patienten mit habitueller Schulterluxation machten wir eine vordere Spanverriegelung nach E d e n - B r u n mit konservierten Tibiaspänen (Tab. 9, S. 148/149). Bei dieser Operation ist die Vereinfachung und Abkürzung des Eingriffes durch das Wegfallen der Spanentnahme besonders eindrücklich. Auch für die Nachbehandlung ist es von großem Vorteil, wenn der Patient keinen Unterschenkelgips braucht und schon am Operationstag aufstehen kann. Die homologen Späne können sehr kräftig gewählt werden: Länge mindestens 7 cm, Breite 3 cm und Dicke 0,6 cm (Abb. 111 a und b). Dies ist schon deshalb von Vorteil, weil unsere Nachuntersuchungen an einer größeren Zahl von autoplastisch verpflanzten Spänen zeigten, daß im Laufe der Zeit immer eine gewisse Resorption stattfindet.

Von den sieben Spänen heilten sechs ohne die geringste Reaktion. In einem Fall (Nr. 21) trat nach anfänglich glattem Verlauf, fünf Wochen nach der Ope-

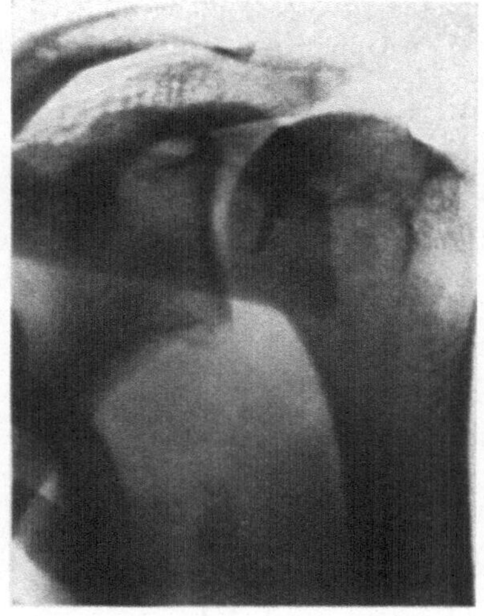
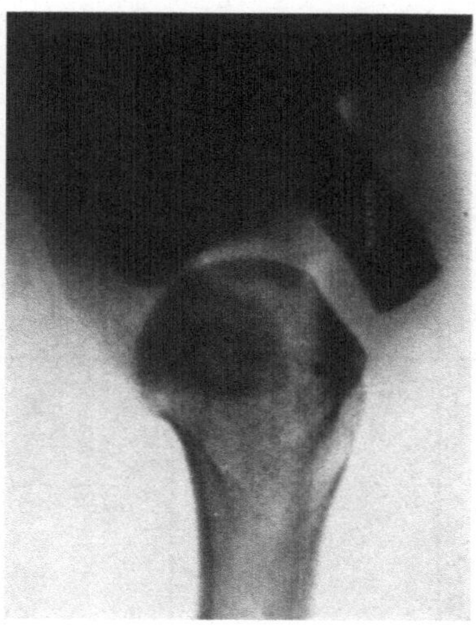

a   b

Abb. 111a und b. Vordere Spanverriegelung nach Eden-Brun bei habitueller Schulterluxation. 8 Wochen nach Einpflanzung eines kräftigen, konservierten Tibiaspanes. In der axialen Aufnahme (Abb. 111b) ist das durch den Span gebildete knöcherne Widerlager besonders deutlich zu sehen (Fall Nr. 21).

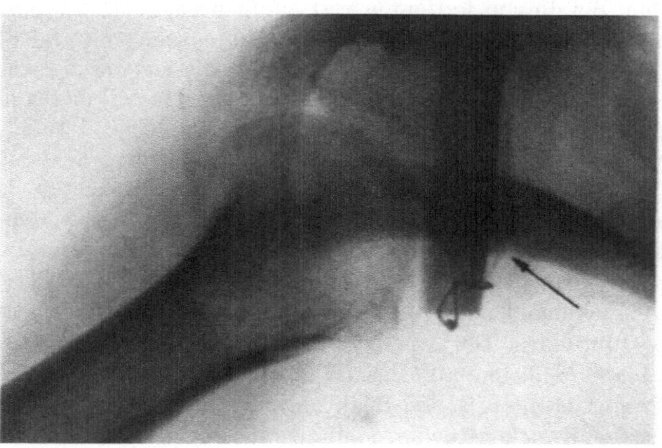

Abb. 112. Vordere Spanverriegelung nach Eden-Brun. Kontrollaufnahme 2 Monate nach Implantation eines konservierten, periostlosen Tibiaspanes. Dickenwachstum des Spanes durch Auflagerung von zwei (mit Pfeil bezeichneten) Knochenlamellen (Fall Nr. 13).

ration, als der Patient mit Bewegungsübungen begann, ein Fieberanstieg mit Schmerzen und leichter Schwellung im Operationsgebiet auf. Da wir in erster Linie an eine Infektion dachten, gaben wir nochmals für einige Tage Penicillin und fixierten den Arm auf einer Abduktionsschiene. Die Entzündungserscheinungen klangen in wenigen Tagen ab und der weitere Einbau blieb ungestört.

10*

Das Spätresultat kann bei den fünf Fällen, die mehr als ein Jahr zurückliegen, einigermaßen beurteilt werden. Alle diese Patienten blieben recidivfrei. Der Fall 3 (vor 26 Monaten operiert), zeigte schon nach drei Monaten eine deutliche diffuse Spanresorption. Der Prozeß kam aber nach zehn Monaten zum Stillstand. Die Nachkontrolle nach 20 Monaten zeigte ein ausgezeichnetes klinisches Resultat und röntgenologisch einen noch immer kräftigen Span. Alle andern Fälle wiesen nur minimale Resorptionserscheinungen auf. In einem Fall (Nr. 13) sahen wir sogar schon zwei Monate nach der Operation deutliche Knochenneubildung im Sinne eines Dickenwachstums des Spanes (Abb. 112).

Tabelle 9. *Arthrorisen des Schultergelenkes*

Nr. des Falles	Alter des Patienten in Jahren	Dauer seit der Operation in Monaten	Art des Spanes	Konservierungsdauer des Spanes in Tagen
3	25	26		7
13	25	23		6
18	52	22		22
21	22	24	Tibiaspan	22
34	41	18		57
87	20	8		20
98	23	6		15

Der Fall 21 mit dem ungeklärten Fieberanstieg, fünf Wochen nach der Spanimplantation, veranlaßte uns, die *Frage der allergischen Reaktion* etwas näher zu prüfen. Bei diesem Patienten war nämlich das Verhalten des Blutbildes auffällig. Trotz eindeutigen klinischen Entzündungszeichen mit Fieberanstieg bis 38,4° ergaben mehrfache Kontrollen keinen Anstieg der Gesamtleukozyten (Maximalwert 7600). Der Anteil der Eosinophilen betrug dagegen schon am ersten Fiebertag 14,5% und stieg nach fünf Tagen auf 28%. Trotzdem der Entzündungsschub in wenigen Tagen abklang, normalisierte sich die Zahl der Eosinophilen erst im Laufe von zwei Wochen. Wir untersuchten daraufhin bei 45 Fällen der ersten Operationsserie in regelmäßigen Abständen das weiße Blutbild. Wir sahen gelegentlich, besonders zwischen dem zehnten und zwanzigsten postoperativen Tag, Anstiege der Eosinophilen bis auf 10 oder 15%. Vergleichsuntersuchungen nach andern Operationen ergaben ein ganz ähnliches Verhalten des Blutbildes. Der Anstieg der Eosinophilen kann also wohl nicht ohne weiteres als Reaktion auf das Transplantat aufgefaßt werden. — Wir suchten die Frage der allergischen Reaktion noch auf andere Weise abzuklären. Aus konservierten Knochenstücken stellten wir einen wässerigen Extrakt her, der 1,14% Eiweiß enthielt. Mit diesem Extrakt machten wir bei 32 Patienten, die seit mehr als drei Wochen einen homologen konservierten Span bekommen hatten, Kutanreaktionen. Wir setzten eine intrakutane Hautquaddel und lasen die Reaktion 24, 48 und 72 Stunden später ab. Ein einziger Patient (Fall Nr. 12) reagierte mit einer annähernd 3 mm großen entzündlichen Papel. Bei allen andern Patienten trat nicht die geringste Reaktion auf. Acht weitere Patienten prüften wir mit Extrakten aus Knochenmaterial, das vom selben Spender stammte, wie der bei ihnen implantierte Span. Von diesen Patienten zeigte keiner eine positive Hautreaktion.

c) Pseudarthrosenoperationen.

Tab. 10, S. 150/151, gibt eine Übersicht über die mit konservierten Spänen operierten Pseudarthrosen.

Wir operierten fünf Patienten mit *Schenkelhalspseudarthrosen.* Bei vier dieser Patienten wurde schon unmittelbar nach dem Unfall eine Osteosynthese gemacht. Ein Patient war vorher nur konservativ behandelt worden.

Im Fall Nr. 2 entwickelte sich bei guter Lage eines Smith-Petersen-Nagels eine Pseudarthrose (Abb. 113 a). Wir ließen den Nagel liegen und implantierten in den Schenkelhals parallel zu ihm zwei Fibulabolzen (Abb. 113 b). Der

bei habitueller Luxation (Eden-Brun).

Alter des Spenders in Jahren	Blutgruppe		Resultat	
	Empfänger	Spender	Wundheilung	Spätresultat
35	A	B	p. p. ungestört	leichte Spanresorption
46	A	0	p. p. ungestört	minimale Resorption
46	0	0	p. p. ungestört	minimale Resorption
64	A	0	p. p. nach 5 Wochen Schwellung	minimale Resorption
56	A	A	p. p. ungestört	minimale Resorption
49	0 Rh +	B Rh +	p. p. ungestört	keine Resorption
30	B Rh +	0	p. p. ungestört	—

Einbau der Corticalisspäne ging sehr langsam vor sich. Nach 21 Monaten waren die Konturen der Späne noch gut zu erkennen (Abb. 113 c). Klinisch ist die 78jährige Frau geheilt und voll belastungsfähig.

Im Fall Nr. 65 wurde, ebenfalls kurz nach dem Unfall, ein Smith-Petersen-Nagel eingeführt. Es entwickelte sich jedoch eine Pseudarthrose und ein Nagelbruch. Wir ersetzten den gebrochenen Nagel und führten parallel zum neuen Nagel zwei Tibiabolzen ein. Auch diese Späne bauten sich langsam ein. Die Pseudarthrose ist klinisch vollständig geheilt.

Im Fall Nr. 30 entstand die Pseudarthrose erst nach Entfernung des primären Smith-Petersen-Nagels. Wir führten einen neuen Nagel und einen Fibulabolzen ein. Auch dieser Patient ist geheilt.

Besonders instruktiv ist der Fall Nr. 28. Bei dem 60jährigen Mann wurde eine Schenkelhalsfraktur mit vier gewöhnlichen Nägeln fixiert. Es entwickelte sich eine Pseudarthrose (Abb. 114 a). Der Mann kam in unsere Behandlung, nachdem er seit anderthalb Jahren bettlägerig war. Es bestand außerdem eine hochgradige Flexionskontraktur des Hüft- und Kniegelenkes. Wir entfernten die Nägel und führten einen Smith-Petersen-Nagel, sowie einen Fibulabolzen ein (Abb. 114 b). In langwieriger Nachbehandlung konnten auch die Kontrakturen behoben werden. Der Patient ist jetzt geheilt und voll belastungsfähig.

Ein 51jähriger Patient (Fall Nr. 41) kam erst zweieinhalb Jahre nach dem Unfall mit vollentwickelter Pseudarthrose und starker Verkürzung des Beines in unsere Behandlung. Nach der sehr mühsamen Reposition führten wir einen Smith-Petersen-Nagel, einen Fibulabolzen (kaudal vom Nagel) und einen Rippenspan (kranial vom Nagel) ein. Nach 13 Monaten waren beide Späne noch im Stadium des funktionellen Einbaues. Einen wesentlichen Unterschied zwischen

Tabelle 10. *Pseud-*

Nr. des Falles	Alter des Patienten in Jahren	Lokalisation der Pseudarthrose	Dauer seit der Operation in Monaten	Art der Operation
2	78	Schenkelhalspseudarthrose	26	Nagel und 2 Fibulabolzen
28	61	Schenkelhalspseudarthrose	20	Nagel und 2 Fibulabolzen
30	73	Schenkelhalspseudarthrose	20	Nagel und 2 Fibulabolzen
41	51	Schenkelhalspseudarthrose	18	Nagel und Fibulabolzen und 1 Rippenbolzen (2 verschied. Spender)
65	82	Schenkelhalspseudarthrose	15	Nagel und 1 Tibiabolzen
24	41	Femurschaftpseudarthrose	21	Marknagel und Chips und eigene Spongiosa
31	61	Vorderarmpseudarthrose	20	Tibiaspäne u. eigene Spongiosa
60	24	Tibiapseudarthrose	15	eingelegter Fibulaspan
61	30	Ulnapseudarthrose	15	Tibiaspan
11	51	Tibiapseudarthrose	25	Spongiosaplastik
33	45	Tibiapseudarthrose (Recidiv)	19	eingelegter Tibiaspan und eigene Spongiosa
37	27	Tibiapseudarthrose	18	eingelegter Fibulaspan und eigene Spongiosa
38	32	Tibiapseudarthrose	18	eingelegter Tibiaspan und eigene Spongiosa
43	70	Tibiapseudarthrose	17	Marknagel u. konservierter Span
66	46	Tibiapseudarthrose	13	eingelegter Tibiaspan und eigene Spongiosa
23	54	Pseudarthrose der Daumengrundphalanx	21	aufgelegter Rippenspan
7	25	Unterkieferpseudarthrose	25	aufgelegte Rippenspäne
80	70	Tibiapseudarthrose	9	eingelegter Fibulaspan
85	21	Tibiapseudarthrose	8	eingelegter Tibiaspan und Osteotomie der Fibula
86	15	Radiuspseudarthrose	8	Tibiaspan
93	48	Tibiapseudarthrose	7	eingelegter Tibiaspan
88	40	Unterkieferpseudarthrose	8	aufgelegter Tibiaspan
96	30	Navicularepseudarthrose	6	Spongiosaplastik

arthrosenoperationen.

Konservierungs-dauer des Spanes in Tagen	Alter des Spenders in Jahren	Blutgruppe		Resultat	
		Empfänger	Spender	Wundheilung	Spätresultat
5	35	0	B	p. p. ungestört	langsamer Einbau, klinisch geheilt
6	55	A	0	p. p. ungestört	langsamer Einbau, klinisch geheilt
11	55	0	0	p. p. ungestört	langsamer Einbau, klinisch geheilt
68 52	81 68	0 0	A 0	p. p. ungestört	langsamer Einbau des Fibula-bolzens, klinisch geheilt
72	69		0	p. p. ungestört	langsamer Einbau, klinisch geheilt
20	64	AB	0	p. p. ungestört	guter Einbau, klinisch geheilt
5	68	A	A	p. p. ungestört	guter Einbau, klinisch geheilt
0	69			Fistel	langsamer Einbau, klinisch geheilt
9	57			p. p. ungestört	langsamer Einbau, klinisch in Heilung
0	51	0	A	Fistel	guter Einbau, klinisch geheilt
49	68	AB	A	p. p. ungestört	guter Einbau, in Heilung
62	62	0	A	p. p. ungestört	guter Einbau, nach 12 Monaten Ermüdungsfraktur
23	59	AB	B	p. p. Spätinfekt mit Fistel	guter Einbau, in Heilung
21	59	0	B	p. p. ungestört	Nagelfraktur, Pseudarthroserecidiv
75	69		0	p. p. ungestört	guter Einbau, klinisch in Heilung
1	71	A	A	p. p. ungestört	rascher Einbau, klinisch geheilt
39	35	A	B	p. p. ungestört	1 Pseudarthrose geheilt 1 Pseudarthrose ungeheilt
				p. p. ungestört	bis jetzt guter Einbau, klinisch konsolidiert
13	49	A Rh+	B Rh+	Fistel	bis jetzt guter Einbau, klinisch konsolidiert
20	49	0	B Rh+	p. p. ungestört	bis jetzt guter Einbau, klinisch konsolidiert
7	58	0 Rh+	0	p. p. leichter Reiz-zustand	bis jetzt guter Einbau, klinisch konsolidiert
6	47	A	A Rh−	p. p. ungestört	bis jetzt guter Einbau, klinisch in Heilung
10	30	B	0	p p. ungestört	bis jetzt guter Einbau

dem Fibula- und dem Rippenbolzen konnten wir nicht feststellen (Abb. 115).
Der Patient ist klinisch geheilt.

Im ganzen fiel uns der sehr langsame Einbau der Späne auf. Wir erwarteten,
daß sie im allseitig geschlossenen, knöchernen Lager des Schenkelhalses
wesentlich schneller eingebaut würden. Der Vergleich mit frischen autologen

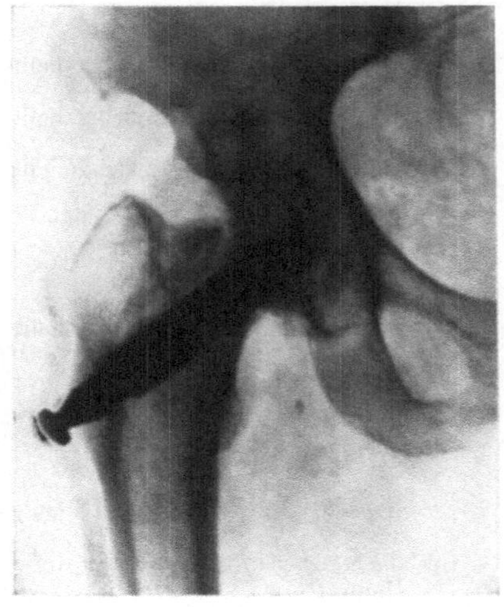

a

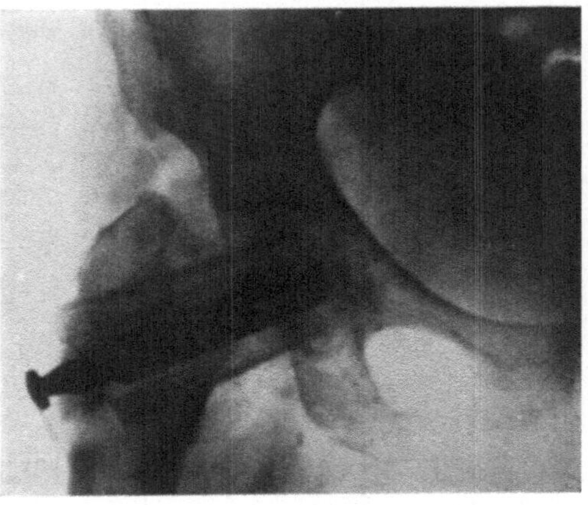

b

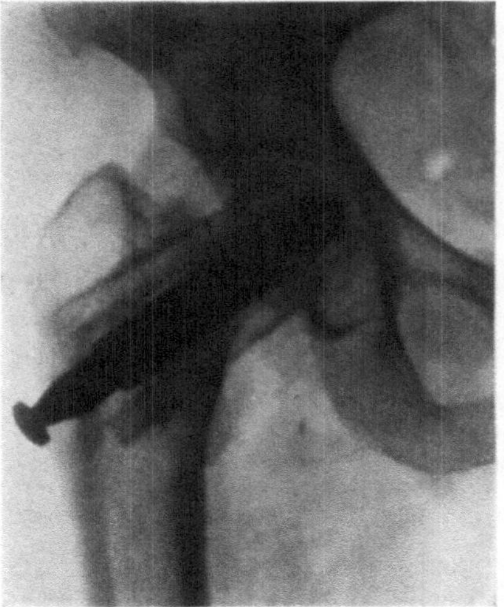

c

Abb. 113a bis c. Schenkelhalspseudarthrose bei einer
78jährigen Frau trotz primärer Nagelung (a). b Zustand
unmittelbar nach Implantation von zwei konservierten
Fibulabolzen. c Röntgenkontrolle nach 21 Monaten
Langsamer Einbau. Klinisch geheilt (Fall Nr. 2).

Spänen zeigt jedoch, daß auch dort der Einbau sehr viel Zeit beansprucht. Die Abb. 116 stammt von einer 57jährigen Patientin, bei der wir wegen einer Schenkelhalspseudarthrose vor zweieinhalb Jahren zwei autologe Fibulaspäne implantierten. Ein zweiter Fall (Abb. 117a bis c) zeigt, daß auch bei einem Kind der Einbau eines kleinen autologen Spanes im Schenkelhals auffallend lange dauert.

14mal operierten wir *Pseudarthrosen langer Röhrenknochen.* In zehn Fällen handelte es sich um *Tibiapseudarthrosen,* und zwar durchwegs um solche im
mittleren oder distalen Drittel. Da eine Patientin zweimal operiert werden
mußte (Fall Nr. 43 und 80), beträgt die Patientenzahl neun. Von diesen neun
Patienten hatten sieben primär eine offene und zwei eine geschlossene Unterschenkelfraktur. Bei vier Fällen (Nr. 11, 37, 38 und 60) bestand noch zur Zeit
der Spaneinpflanzung oder kurz vorher eine Fistel mit eitriger Sekretion.

Unser operatives Normalverfahren bei den Tibiapseudarthrosen wird in der
Abb. 118 veranschaulicht. Nach breiter Freilegung der Pseudarthrose entfernen

wir das minderwertige Kallusgewebe mit dem Meißel und dem scharfen Löffel. Dann meißeln wir eine Längsrinne in die vordere Corticaliswand, wodurch wir die Markhöhle breit eröffnen. Das dabei gewonnene gesunde Knochengewebe

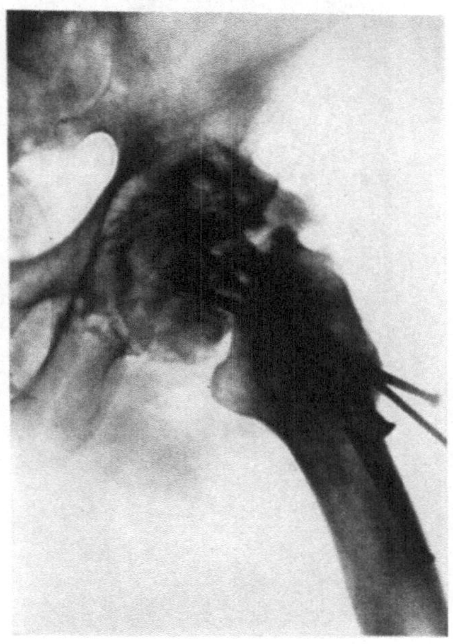
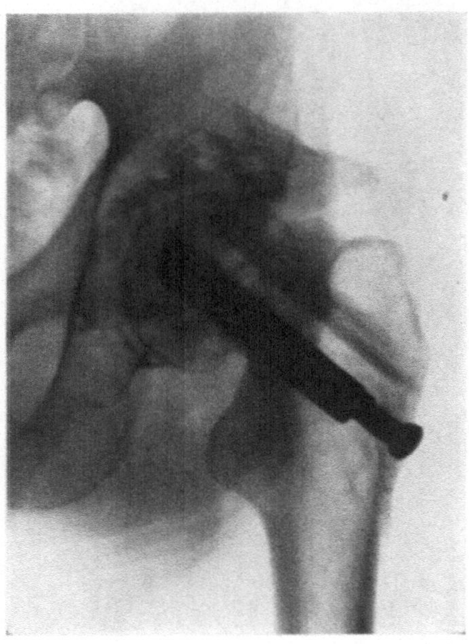

a   b

Abb. 114 a und b.　Schenkelhalspseudarthrose nach Osteosynthese mit 4 Nägeln. b Zustand 15 Monate nach Einführen eines Smith-Petersen-Nagels und eines konservierten Fibulabolzens. Klinisch geheilt (Fall Nr. 28).

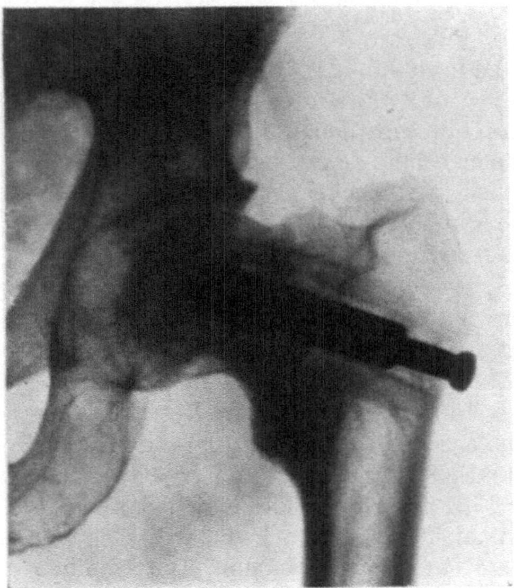
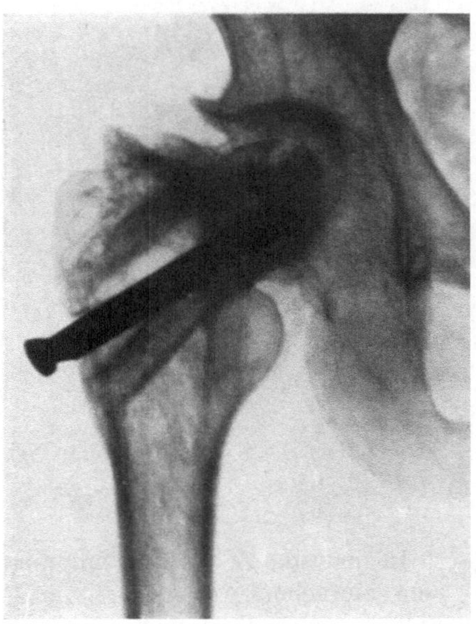

Abb. 115.　Veraltete Schenkelhalspseudarthrose, 2¹/₂ Jahre nach dem Unfall operiert: Smith-Petersen-Nagel, Rippenbolzen (oben), Fibulabolzen (unten). Zustand nach 13 Monaten. Klinisch geheilt (Fall Nr. 41).

Abb. 116.　Schenkelhalspseudarthrose, 2¹/₂ Jahre nach Implantation von zwei autologen, frischen Fibulaspänen. Der Einbau ist noch keineswegs beendet; er dauert auch bei nichtkonservierten Spänen sehr lange.

wird zerkleinert und in Form von Chips in den Pseudarthrosespalt gelegt. In vielen Fällen implantieren wir in den Pseudarthrosespalt zusätzlich eigene

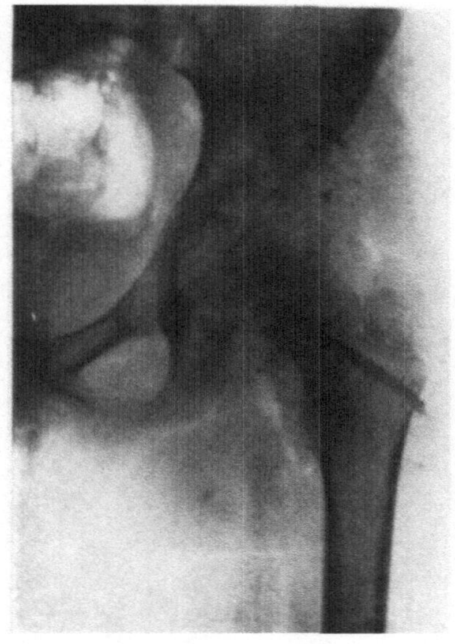

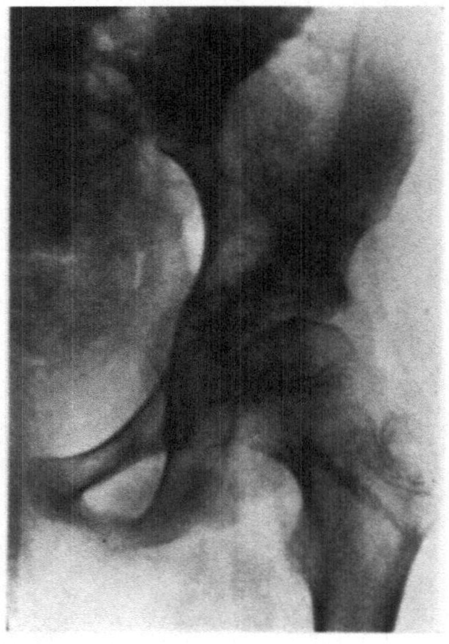

a   b

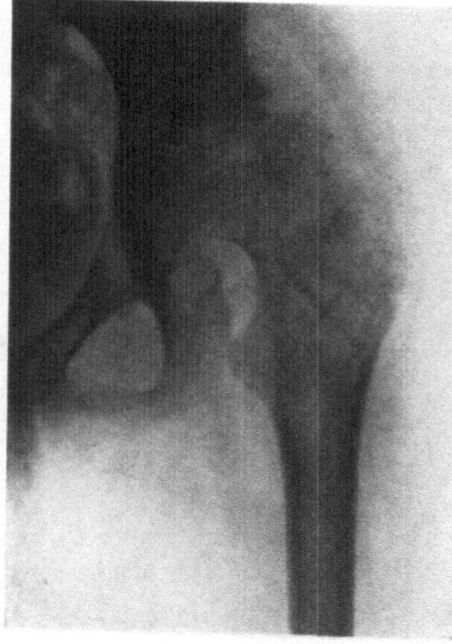

Abb. 117 a bis c. Coxitis tuberculosa bei einem 10 jähr. Mädchen. Autoplastische Implantation eines frischen Tibiaspanes als „Ableitungstherapie" (Robertson-Lavalle). a unmittelbar nach der Operation. b Kontrolle nach einem Jahr. c nach 2³/₄ Jahren; ein Teil der Corticalisstruktur des Spanes ist immer noch erkennbar. Der vollkommene funktionelle Einbau beansprucht auch beim autologen Span mehrere Jahre.

Spongiosa, die wir aus dem Trochanter major des Patienten entnehmen. Dann wird ein kräftiger Corticalisspan in die Knochenrinne eingepaßt und gewissermaßen als Deckel auf die Chips oder Spongiosa gelegt. Diesen eingelegten Span fixieren wir in der Regel mit einigen Drahtumschlingungen. In vereinzelten Fällen verwendeten wir statt des Drahtes Chrom-Catgut oder verzichteten, bei gut eingepaßten Spänen, überhaupt auf eine Fixation. Eine Osteotomie oder Resektion der Fibula machten wir nur ausnahmsweise (Fall Nr. 85). In einem Fall (Nr. 93) war dieser Eingriff schon früher gemacht worden.

In neuester Zeit haben wir angefangen, nicht dislozierte Pseudarthrosen mit dem einfachen Auflegespan nach P h e m i s t e r zu behandeln. Die wenigen Fälle liegen noch zu wenig lang zurück, um über das Resultat etwas Endgültiges sagen zu können.

Im Falle Nr. 11 machten wir eine reine Spongiosaplastik, indem wir nach Entfernung des pseudarthrotischen Gewebes frisch gewonnene homologe Rippenspongiosa implantierten. — In einem weiteren Fall (Nr. 43) gingen wir in gleicher Weise vor, führten aber zur Fixation noch einen Marknagel ein.

Die Wundheilung erfolgte bei den zehn Tibiapseudarthrosen nur fünfmal vollständig ungestört. Viermal sahen wir eine Fistel (11, 38, 60 und 85) und einmal eine leichte entzündliche Wundreaktion (Nr. 93).

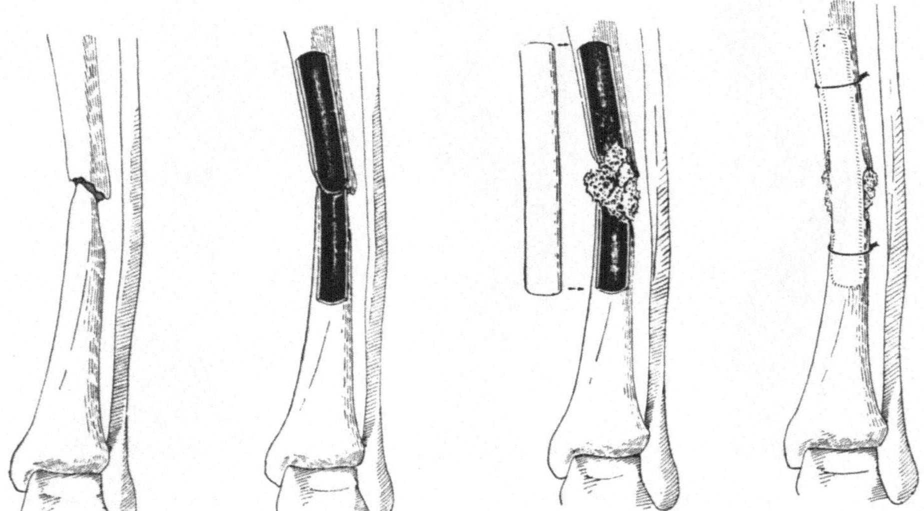

Abb. 118. Operation der Tibiapseudarthrose. Nach breiter Freilegung wird das Narbengewebe entfernt und eine Längsrinne in die vordere Corticaliswand gemeißelt. Der Pseudarthrosespalt wird mit Chips oder Spongiosa ausgefüllt. In die Längsrinne wird ein Corticalisspan eingelegt und mit Drahtumschlingungen fixiert.

Bei den Fällen Nr. 11 und Nr. 60 bestand schon vor der Operation eine Fistel. Die postoperative Fistel schloß sich in beiden Fällen nach kurzer Zeit und verzögerte den Spaneinbau nicht. Die Abb. 119 a bis c stammen von Fall 11. Es handelte sich um eine offene Schrägfraktur des Unterschenkels, die primär mit Drahtumschlingungen fixiert wurde. Postoperativ trat eine Weichteilnekrose und ein Wundinfekt auf. Der Patient kam mit einer fistelnden Frakturosteomyelitis (Streptokokken und Staphylokokken) in unsere Behandlung. Da Ruhigstellung, allgemeine und örtliche Chemotherapie und antibiotische Therapie nicht zur Heilung führten, legten wir die Pseudarthrose frei und entfernten das erkrankte Knochengewebe. Wir füllten den Defekt mit homologer Rippenspongiosa und bauten zum Zwecke der örtlichen Penicillintherapie eine Kanüle ein. An der Stelle, wo die Kanüle lag, entstand wieder eine Fistel, aus der sich einzelne Sequester abstießen. Trotzdem konsolidierte die Fraktur in überraschend kurzer Zeit. Der Patient, der jahrelang arbeitsunfähig war, ist heute vollständig geheilt (Abb. 119 a bis c).

Im Fall 38 heilte die Wunde zunächst ohne die geringste Störung per primam intentionem. Es handelte sich ebenfalls um eine primär offene Fraktur, die mit einer L a n e schen Platte versorgt wurde und zu einer Frakturosteomyelitis führte. Nach einer Lappenplastik zur Deckung eines Weichteildefektes trat eine Fistel auf, die mehr als anderthalb Jahre lang sezernierte. Nachdem die Fistel mehrere Monate geschlossen blieb, machten wir die Spanplastik. Im Anschluß an die Operation infiltrierten wir die Weichteile ausgiebig mit Penicillin. Der Patient erhielt außerdem zehn Tage lang Penicillin (total 6,000.000 Einheiten) und Elkosin (total 44 g). Der postoperative Verlauf war überraschend gut. Der

Patient war vom fünften Tage an afebril und praktisch beschwerdefrei. Erst
zehn Monate nach dem Eingriff traten plötzlich vermehrte Schmerzen, sowie

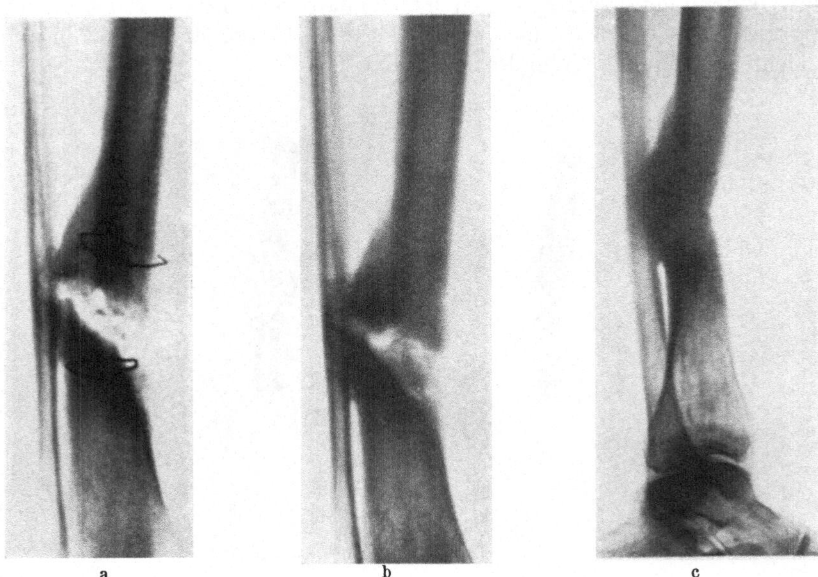

a   b   c

Abb. 119a bis c. Tibiapseudarthrose bei fistelnder Frakturosteomyelitis. b zwei Monate nach Implantation
von homologer Rippenspongiosa, trotz Fistelrecidiv beginnende Konsolidierung. c 11 Monate später, Fraktur
vollständig fest (Fall Nr. 11).

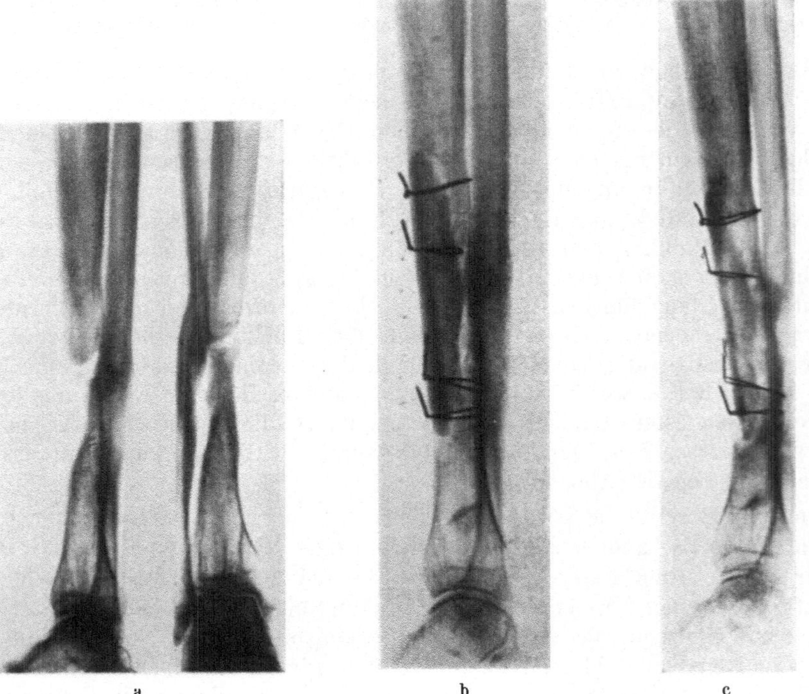

a   b   c

Abb. 120a bis c. Tibiapseudarthrose nach Frakturosteomyelitis. a Zustand vor der Operation, b unmittelbar
nach der Operation und c 1 Jahr später. Befriedigender Einbau, trotzdem postoperativ vorübergehend eine
Fistel auftrat (Fall Nr.38).

eine Rötung und Schwellung der Operationsnarbe auf. Bald darauf entstand eine Fistel, in deren Sekret wir Staphylokokken nachweisen konnten. Nach wenigen Tagen der Ruhigstellung, verbunden mit lokaler Penicillin- und allgemeiner Terramycinbehandlung klang die Entzündung wieder ab. Die Fistel schloß sich wieder. Auch in diesem Falle scheint der Spaneinbau unter der Entzündung nicht wesentlich gelitten zu haben (Abb. 120 a bis c). Klinisch ist die Pseudarthrose fest und das Bein voll belastungsfähig.

Bei den drei Fällen (Nr. 11, 38 und 60) ist das Auftreten einer postoperativen Fistel verständlich und entschuldbar, da es sich um Pseudarthrosen nach Frakturosteomyelitiden handelte. Bei zwei weiteren Fällen von Wundheilungsstörungen (Nr. 85 Fistel und Nr. 93 vorübergehende Rötung und Schwellung) trifft dies nicht ohne weiteres zu.

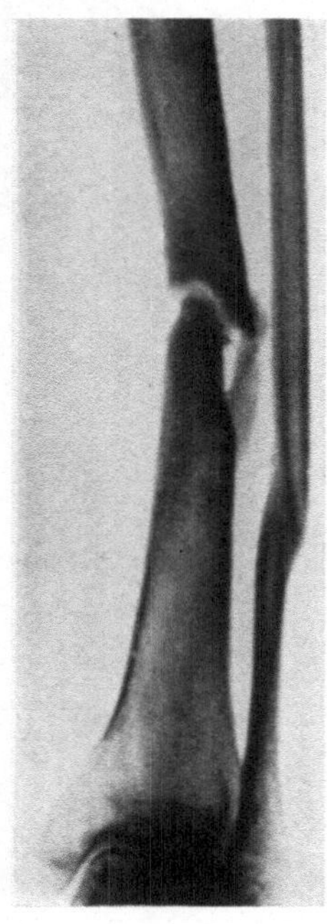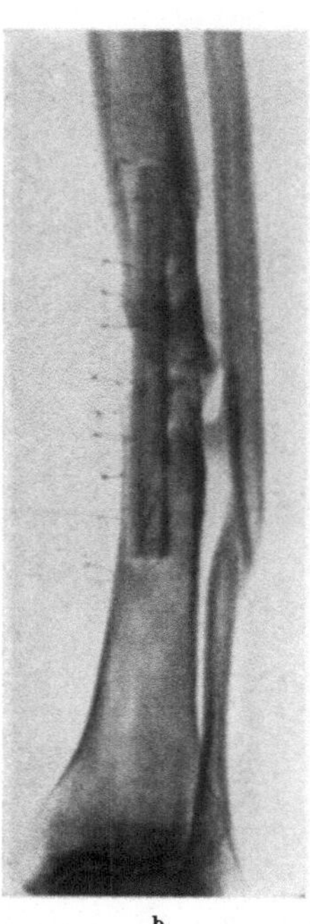

a   b

Abb. 121a und b. Tibiapseudarthrose nach offener Unterschenkelfraktur. Transplantation eines konservierten Fibulaspanes und frischer eigener Spongiosa. Nach anfänglich glattem Verlauf trat nach 11½ Monaten ein Pseudarthroserecidiv auf (Ermüdungsfraktur des Spanes?). Da Patient sich im Ausland weiterbehandeln ließ, waren uns die weiteren Bilder nicht zugänglich (Fall Nr. 37).

Im Falle Nr. 85 handelte es sich zwar primär um eine offene Fraktur, jedoch ohne manifeste Infektion. 14 Tage nach der Spanplastik klagte der Patient über starke Schmerzen, so daß wir ein Fenster in den Gipsverband schnitten. Dabei fiel ein penetranter Verwesungsgeruch auf. In der Operationswunde hatte sich eine Fistel gebildet. Das Wundsekret war zunächst steril. Erst später enthielt es Pyocyaneus und einmal Staphylococcus albus. Die Fistel schloß sich nach wenigen Tagen und der übrige Verlauf blieb ungestört. — Im Falle Nr. 93 stellten wir beim ersten Gipswechsel, sechs Wochen nach der Operation, eine leichte Schwellung und Rötung der Wundumgebung fest. Die Haut war mit Schuppen bedeckt. Es bestand jedoch kein Fieber und keine Leukozytose. Der Reizzustand klang nach wenigen Tagen ab. In diesen Fällen wurden bei — 4° C konservierte Späne verwendet. Da eine bakteriell bedingte Entzündung offenbar nicht vorlag, vermuten wir, daß es sich um eine Abwehrreaktion auf Abbauprodukte des Spanes handelte.

Der Einbau der Späne in die Tibia ging recht langsam vor sich. Eine Ausnahme bildete lediglich der Fall Nr. 11, bei dem nur Spongiosa implantiert wurde. Bei den Fällen der zweiten Operationsserie läßt sich das Endresultat noch nicht beurteilen. Von den sieben Fällen der ersten Serie führten fünf zu einer klinischen Heilung. Darunter befindet sich ein Pseudarthroserecidiv bei einem Patienten (Fall Nr. 33), der früher erfolglos mit einer autoplastischen Transplantation behandelt worden war. Zwei Versager mußten ein zweites Mal operiert werden (Nr. 37 und 43).

Beim Fall 37 handelte es sich um einen 27jährigen Mann, bei dem sich im Anschluß an eine offene Unterschenkelfraktur eine Pseudarthrose entwickelte. Wir operierten ihn in typischer Weise, wobei wir, außer dem konservierten Tibiaspan, auch frische, autologe Spongiosa implantierten (Abb. 121 a und b). Solange wir den Patienten beobachten konnten, war der postoperative Verlauf

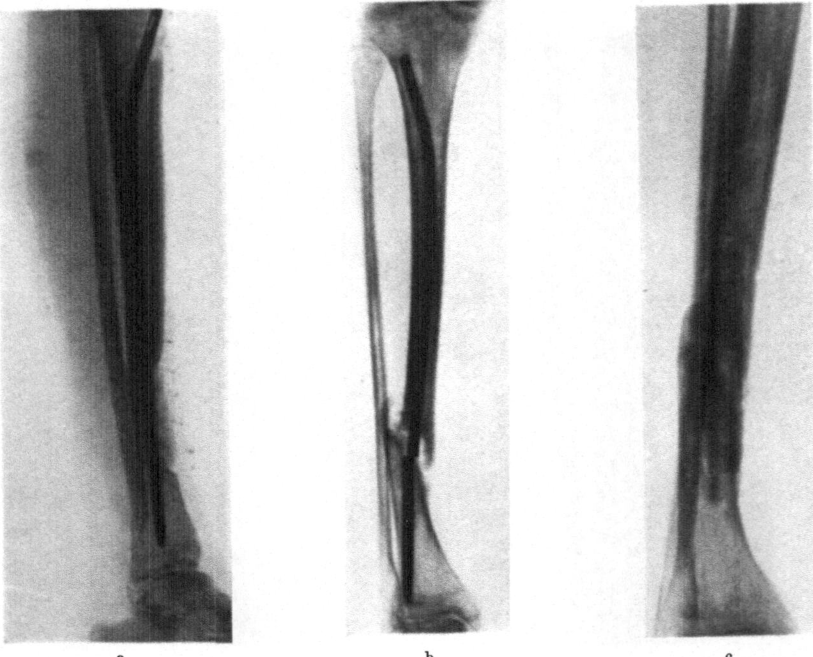

a   b   c

Abb. 122 a bis c. Tibiapseudarthrose bei einer 70jährigen Frau. Erste Operation: Marknagelung und Implantation konservierter Spongiosa (a). Röntgenkontrolle nach 9 Monaten zeigt Nagelbruch und Recidiv der Pseudarthrose (b). Zweite Operation: Spanplastik mit einem konservierten Fibulastück (c). Pseudarthrose konsolidiert. (Fall Nr. 43 und 80.)

in jeder Beziehung ungestört. Auf seinen Wunsch hin begab er sich vorzeitig in hausärztliche Behandlung. Wie man uns später mitteilte, traten elfeinhalb Monate nach der Operation erneute Beschwerden auf. Eine Röntgenkontrolle soll ein Recidiv der Pseudarthrose (Ermüdungsfraktur des Spanes?) ergeben haben. Der Patient unterzog sich im Ausland einer nochmaligen Operation. Leider konnten wir die späteren Röntgenbilder bis jetzt nicht bekommen.

Der zweite Versager betrifft eine 70jährige Frau mit einer annähernd quer verlaufenden, geschlossenen Fraktur des unteren Tibiadrittels. Die primäre Fixation wurde mit transkutanen K i r s c h n e r drähten und einem Gipsverband gemacht. Da es nicht zur Konsolidierung kam und sich die Frakturenden abdeckelten, führten wir eine offene Marknagelung aus, wobei wir in den Pseudarthrosespalt konservierte Spongiosa implantierten (Abb. 122 a). Eine Röntgenkontrolle nach neun Monaten zeigte einen Ermüdungsbruch des Marknagels und eine erneute Pseudarthrose (Abb. 122 b). Wir operierten die Patientin ein zweites Mal (Nr. 80), indem wir nach Entfernung des pseudarthrotischen Gewebes einen konservierten Fibulaspan einlegten (Abb. 122 c). Der Verlauf war bis jetzt ungestört, die Pseudarthrose ist klinisch fest.

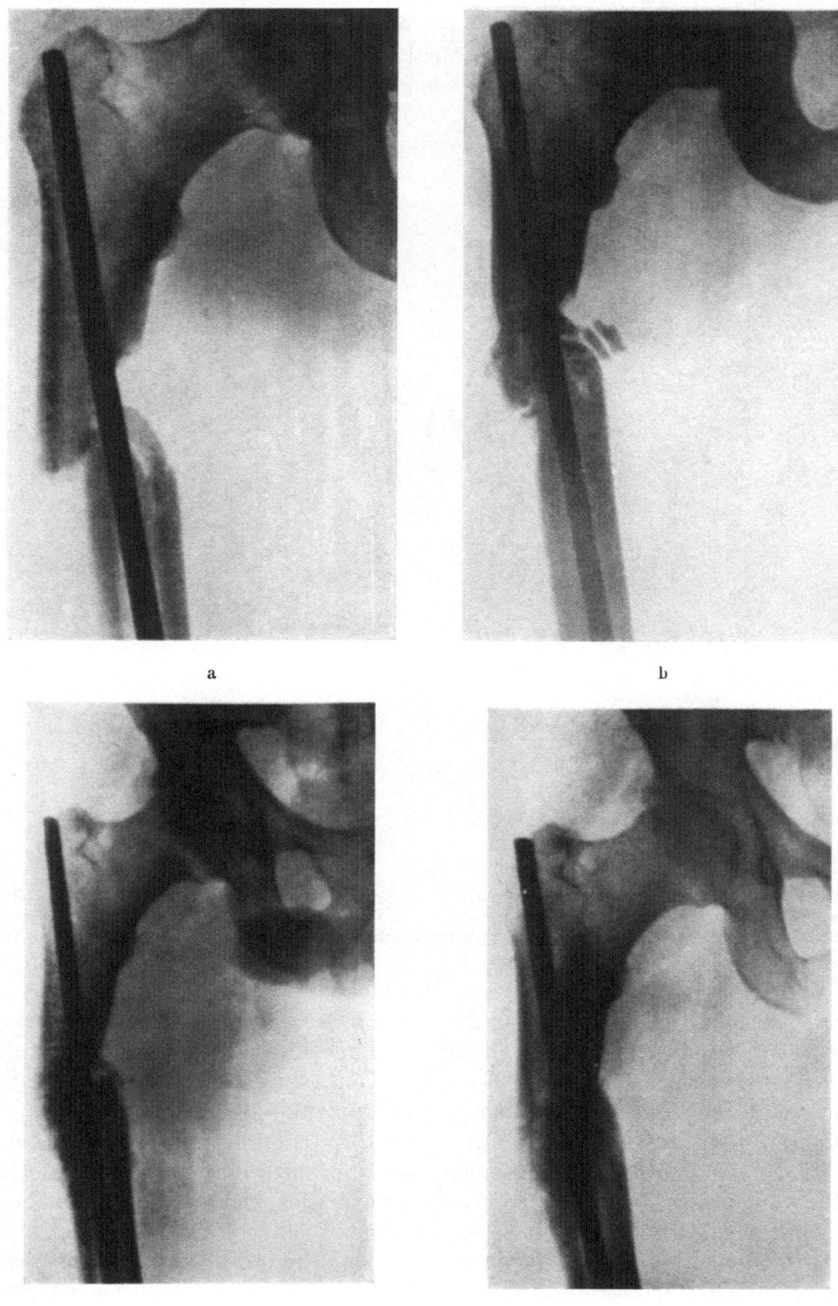

a   b
c   d

Abb. 123a bis d. a Pseudarthrose des Femurschaftes nach offener Stückfraktur und primärer Marknagelung. b Zustand nach Implantation von konservierten Corticalischips (medial) und eigener Spongiosa (lateral) c nach 9 Monaten ist der Einbau der Spongiosa weiter vorgeschritten als derjenige der Corticalischips. d 17 Monate nach der Operation sind beide Implantate weitgehend eingebaut (Fall Nr. 24).

In einem Falle (Nr. 24) operierten wir eine Pseudarthrose des *Femurschaftes*. Es handelte sich um eine offene Stückfraktur, die primär mit einem Marknagel versorgt wurde. Dabei mußte ein vollständig zermalmtes Knochenfragment entfernt werden. Drei Monate nach dem Unfall bestanden alle Zeichen einer beginnenden Pseudarthrose (Abb. 123 a). Wir legten die Fraktur frei, frischten sie an und implantierten an der Medialseite konservierte Corticalissplitter (Chips) und an der Lateralseite frische, eigene Spongiosa (Abb. 123 b). Auf diese Weise hatten wir Gelegenheit, bei derselben Fraktur den Einbau der beiden Spanarten miteinander zu vergleichen. Allerdings muß dabei berück-

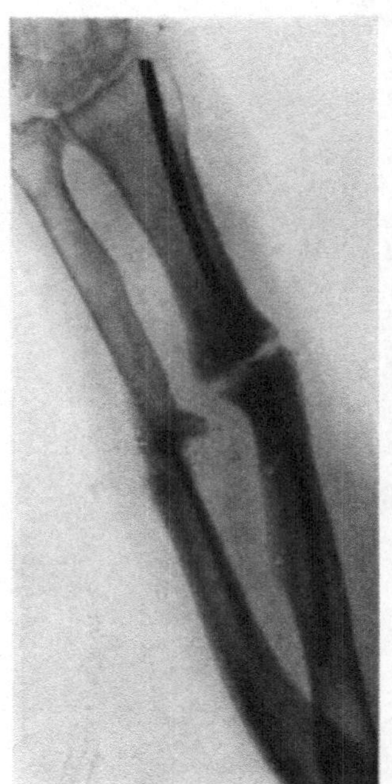
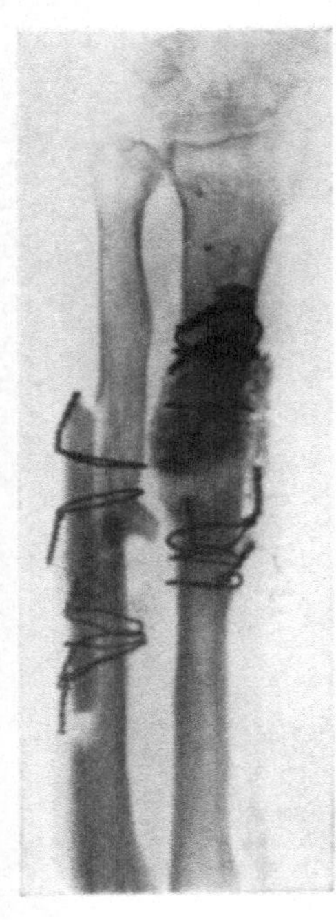
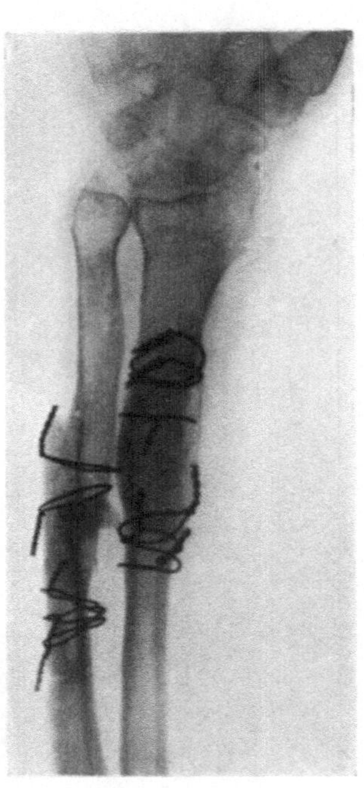

a   b   c

Abb. 124a bis c. a Vorderarmpseudarthrose nach Marknagelung des Radius. Ermüdungsbruch des Nagels. b 4 Wochen nach Implantation von zwei konservierten Corticalisspänen und frischer eigener Spongiosa. c nach 9 Monaten sind beide Späne schon weitgehend eingebaut. Der Patient ist klinisch geheilt (Fall Nr. 31).

sichtigt werden, daß die mediale Knochenlücke wesentlich größer war als die laterale. Nach neun Monaten war die autologe Spongiosa auf der Lateralseite schon weitgehend eingebaut, während medial die konservierten Chips noch deutlich zu sehen waren (Abb. 123 c). Die Kontrolle, 17 Monate nach der Operation, zeigte einen schönen Einbau beider Implantate (Abb. 123 d).

Drei *Vorderarmpseudarthrosen* operierten wir mit konservierten Spänen. Im Fall Nr. 31 handelte es sich um einen Patienten mit einer geschlossenen Querfraktur von Radius und Ulna. Es wurde primär eine Marknagelung des Radius ausgeführt. Es bildete sich eine Pseudarthrose beider Vorderarmknochen mit einer Ermüdungsfraktur des Marknagels auf der Höhe des Pseudarthrosespaltes (Abb. 124 a). Wir operierten in gleicher Weise wie bei den Tibiapseudarthrosen: Anfrischen der Frakturenden, Ausmeißeln einer Längsrinne, Implantation von frischer eigener Spongiosa und Einlegen eines konservierten Tibiaspanes (Abb. 124 b). Der Einbau erfolgte zwar langsam, aber ohne Störung (Abb. 124 c). Der 61jährige Patient ist vollständig geheilt.

Beim zweiten Patienten (Fall Nr. 61) bestand ebenfalls eine Querfraktur beider Vorderarmknochen. Es wurde primär eine Längsdrahtung mit scheinbar sehr gutem Resultat durchgeführt (Abb. 125 a). Trotzdem heilten beide Frakturen pseudarthrotisch. Daraufhin wurde eine autoplastische Spantransplantation am Radius und eine Marknagelung an der Ulna gemacht. Der Span baute sich zwar sehr langsam, aber sonst in vollkommener Weise ein. Nach anderthalb Jahren war die Radiuspseudarthrose geheilt, während die Ulnapseudarthrose weiterbestand und zu einer Fraktur des Marknagels geführt hatte (Abb. 125 b).

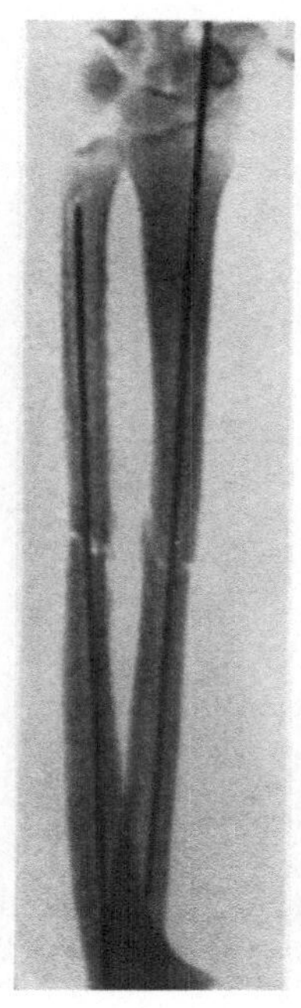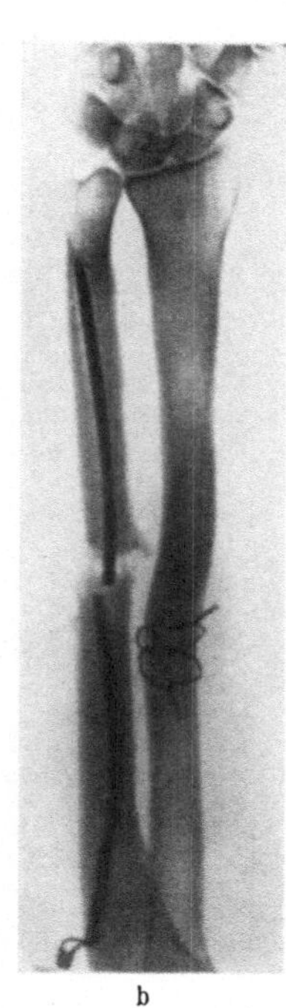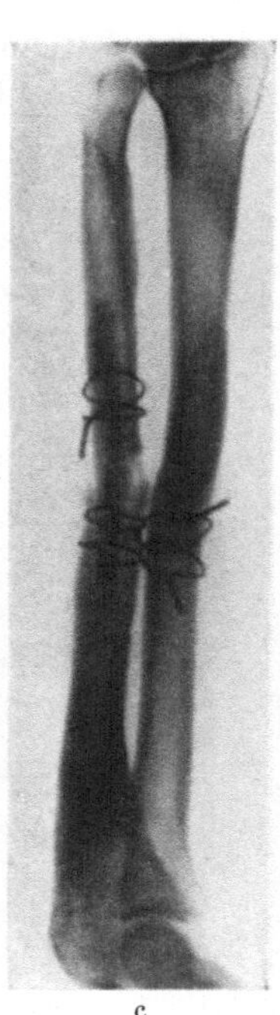

a   b   c

Abb. 125 a bis c. Trotz guter Fragmentstellung nach Längsdrahtung (a) bildete sich eine Pseudarthrose beider Vorderarmknochen. Nach autoplastischer Spantransplantation am Radius und Marknagelung der Ulna heilte nur die Radiuspseudarthrose. b Zustand 1½ Jahre nach diesem Eingriff. c 7 Monate nach Implantation eines konservierten Spanes in die Ulna, beginnender Einbau (Fall Nr. 61).

Wir waren deshalb genötigt, auch auf dieser Seite eine Spanplastik auszuführen. Wir implantierten einen homologen, konservierten Tibiaspan. Die Röntgenkontrolle nach sieben Monaten läßt schon deutliche Zeichen des Einbaues erkennen (Abb. 125 c). Klinisch ist die Pseudarthrose vollständig fest. Es scheint, daß sich hier der autologe frische und der homologe konservierte Span genau gleich verhalten. Daß sich auch der frische autologe Span sehr langsam einbaute, zeigt die Zusammenstellung der Röntgenkontrollen in Abb. 126.

Ein dritter Patient mit einer Pseudarthrose des Radius wurde ebenfalls mit einem eingelegten Tibiaspan behandelt (Fall Nr. 86). Die Einheilung war ungestört, die Pseudarthrose ist klinisch vollständig konsolidiert. Der Fall liegt erst acht Monate zurück, so daß auch hier noch kein Spätresultat vorliegt.

Zwei Fälle von *Unterkieferpseudarthrose* behandelten wir mit einem aufgelegten, konservierten Span (onlay graft).

Die sehr einfache Methode besteht darin, daß der Span — ohne Anfrischung der Frakturenden — in eine auf der Höhe des Pseudarthrosespaltes vorbereitete Periosttasche gelegt wird. Das Verfahren wurde von A x h a u s e n für Unterkieferfrakturen schon vor Jahren angewendet. P h e m i s t e r empfiehlt es neuerdings (1948) auch für Pseudarthrosen langer Röhrenknochen.

Im Falle Nr. 7 handelte es sich um eine doppelseitige Pseudarthrose der aufsteigenden Kieferäste nach einer Osteotomie wegen Prognathie. Zwei Rippenspäne wurden von außen angelegt und mit Catgut fixiert (Abb. 127 a). Die Kontrollaufnahmen nach 20 Monaten ergaben auf der rechten Seite eine vollständige Heilung (Abb. 127 b), während der breitere linke Pseudarthrosespalt noch deutlich zu sehen war (Abb. 127 c).

Der zweite Patient (Fall Nr. 88) hatte eine Pseudarthrose nach Zertrümmerungsfraktur des Unterkiefers. Der aufgelegte Tibiaspan heilte glatt ein. Bei

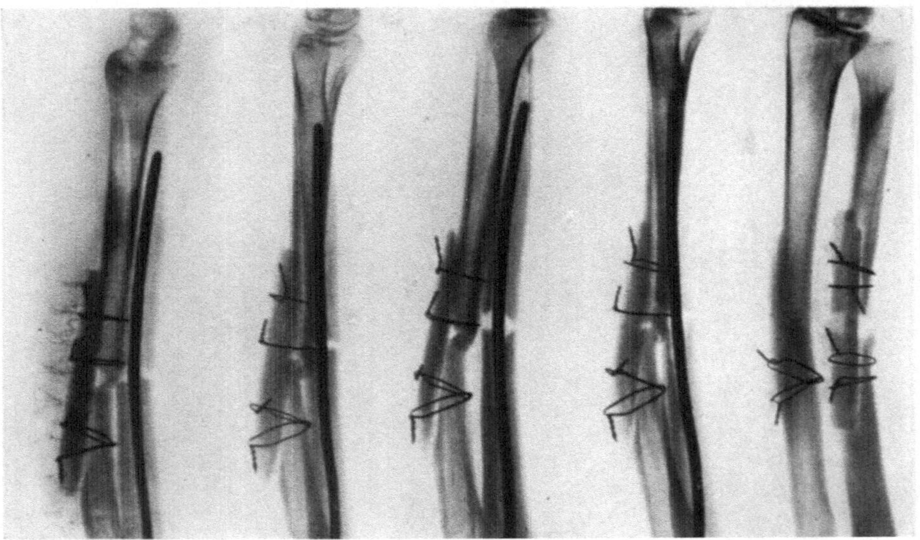

Abb. 126. Auch der Einbau eines frischen, autologen Corticalisspanes benötigt sehr viel Zeit. Genau wie der homologe, konservierte Span durchläuft er das Stadium der Atrophie, um über das Stadium der Verdichtung ins Stadium des funktionellen Einbaues zu kommen. Röntgenkontrollen nach der Autoplastik des Falles Nr. 61 unmittelbar nach der Operation, nach 2 Monaten, nach 5 Monaten, nach 9 Monaten und nach 27 Monaten.

der Nachkontrolle nach drei Monaten erwies sich die Pseudarthrose als klinisch konsolidiert, röntgenologisch jedoch noch nicht vollständig vergossen.

Auch eine Pseudarthrose der *Daumengrundphalanx* behandelten wir mit einem aufgelegten Rippenspan, wobei wir gleichzeitig das schmerzhafte Grundgelenk versteiften. Der spongiöse Span baute sich in überraschend kurzer Zeit ein und führte zu einer Heilung der Pseudarthrose. Auf der Höhe des Grundgelenkspaltes trat jedoch nachträglich eine umschriebene Resorption des Spanes mit Bildung einer Nearthrose auf. Trotzdem blieb der Patient klinisch beschwerdefrei.

Bei einem Patienten mit Pseudarthrose des *Os naviculare* machten wir eine Spongiosaplastik nach M a t t i, wobei wir konservierte homologe Spongiosa implantierten. Der Eingriff liegt erst sechs Monate zurück, so daß über den endgültigen Einbau noch nichts ausgesagt werden kann. Bis jetzt unterschied sich der Verlauf in keiner Weise von demjenigen einer autoplastischen Transplantation.

d) Entzündliche Knochendefekte.

Die chemotherapeutischen und antibiotischen Mittel haben die Aussichten der chirurgischen Entfernung umschriebener entzündlicher Knochenherde entscheidend verbessert. Dort, wo durch die Entfernung des Herdes ein größerer Defekt gesetzt wird, bildet die Implantation konservierter Knochenspäne eine wertvolle Ergänzung der Methode. Das in beliebiger Menge zur Verfügung stehende konservierte Knochenmaterial erlaubt auch dort den Versuch einer primären Plastik, wo die Einheilung nicht mit Sicherheit garantiert werden kann. Bei einem allfälligen Verlust des Implantates durch Sequestrierung oder Resorption kann der Eingriff nach Abklingen der Entzündung ohne weiteres wiederholt werden.

Wir verwendeten das Verfahren fünfmal bei banalen osteomyelitischen Herden und fünfmal bei tuberkulösen Herden. Tab. 11, S. 166/167, gibt eine Übersicht über diese Fälle.

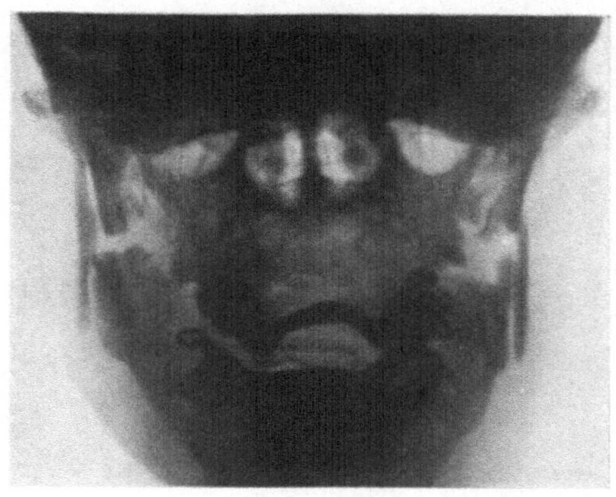

a

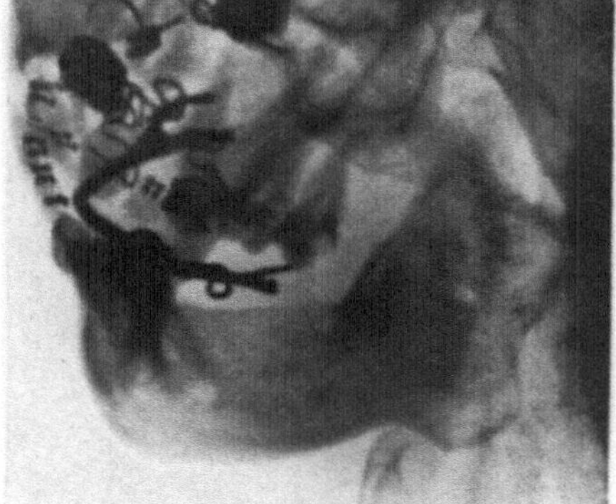

b

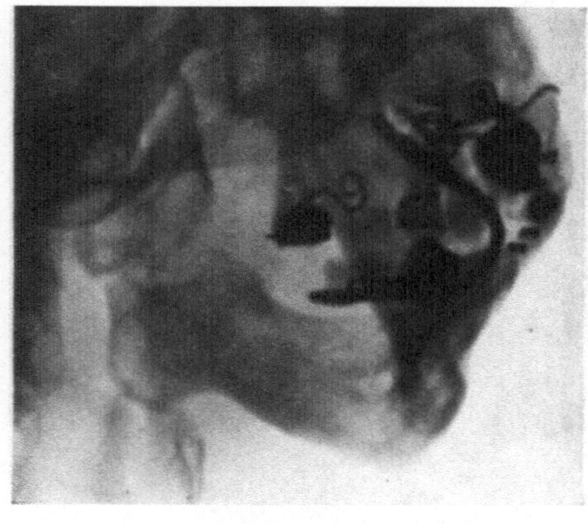

c

Abb. 127a bis c. Pseudarthrose der beiden aufsteigenden Unterkieferäste. Operation durch Anlegen eines konservierten Spanes (onlay graft). a Zustand unmittelbar nach der Operation. Röntgenkontrolle nach 20 Monaten zeigt auf der rechten Seite (b) Heilung, während der linke, von Anfang an breitere Pseudarthrosespalt noch deutlich zu sehen ist (c).

Bei allen fünf Fällen von Osteomyelitis infiltrierten wir die Weichteile am Schluß der Operation mit Penicillin. Zweimal schlossen wir die Wunde primär vollständig (Fall Nr. 20 und 29). Dreimal bauten wir eine Kanüle zur weiteren lokalen Penicillintherapie ein (Fall Nr. 50, 58 und 100). Die Kanüle wurde jeweils nach wenigen Tagen entfernt. — Im Fall Nr. 50 trat eine Wundfistel mit eitriger Sekretion (Staphylococcus aureus) auf, ohne daß die Knochenchips sequestrierten. Ein nochmaliger Kanüleneinbau führte zur raschen und vollstän-

11*

digen Heilung. In allen andern Fällen heilten die Wunden komplikationslos per primam intentionem. Einen Patienten konnten wir nicht nachkontrollieren, weil

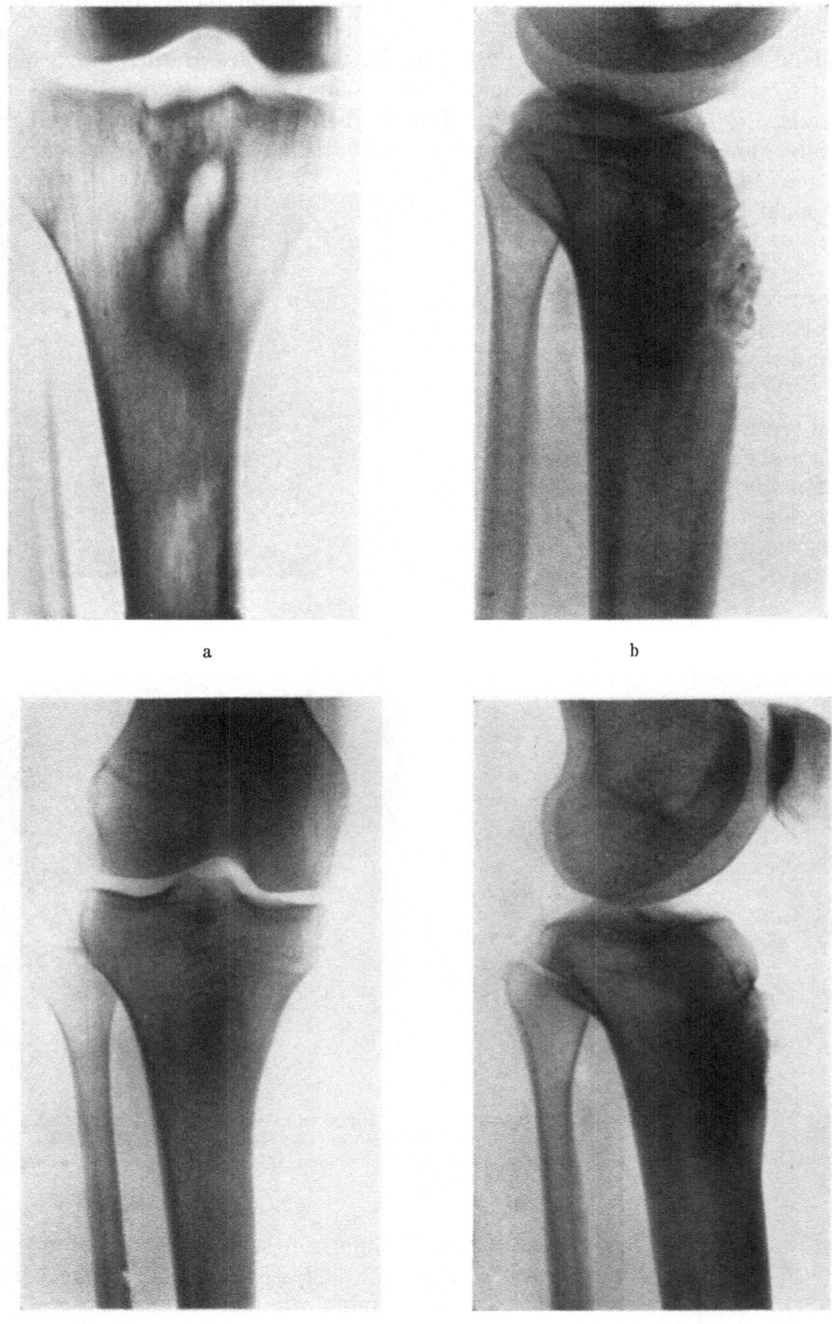

Abb. 128a bis d. Brodieabszeß des Tibiakopfes. Das Tomogramm (a) zeigt deutlich die Ausdehnung und Lage des Herdes. Nach der operativen Ausräumung wurde die entstandene Höhle mit konservierter Rippenspongiosa ausgefüllt (b). Die Kontrollaufnahmen nach 18 Monaten (c und d) zeigen einen vollständigen Einbau des Implantates.

er nach komplikationslosem postoperativem Verlauf ins Ausland verreiste
(Fall Nr. 58). Die andern Patienten wurden nachkontrolliert und zeigten alle
ein sehr gutes Spätresultat (Abb. 128 a bis d).

Tuberkulöse Herde entfernten wir zweimal aus der Fußwurzel, zweimal aus
der Handwurzel und dem distalen Radius- und Ulnaende und einmal aus dem

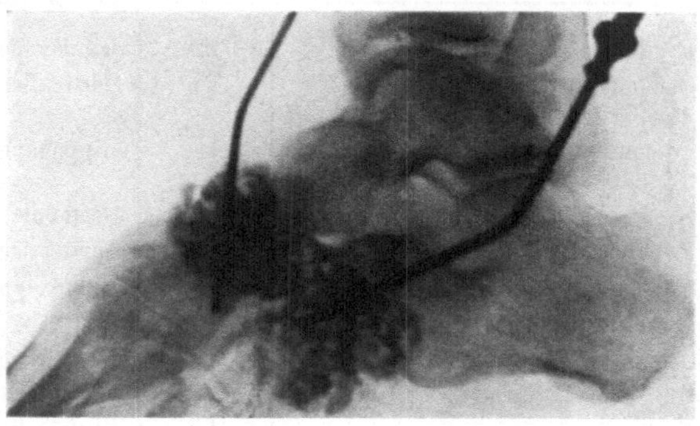

Abb. 129a und b. Fußwurzeltuberkulose. a Zustand nach Ausräumung des Herdes und Implantation konservierter Corticalischips. Die beiden Kanülen dienen zur lokalen Aminacylapplikation. b Kontrollbild nach
16 Monaten. Klinisch ist die Tuberkulose geheilt, der Einbau des Implantates jedoch noch nicht beendet
(Fall Nr. 27).

horizontalen Schambeinast. Die durch die Entfernung des Herdes entstandene
Knochenhöhle spülten wir mit einer 4%igen Aminacyllösung aus. Die Implan-
tate tränkten wir ebenfalls mit Aminacyl. In vier Fällen pflanzten wir eine
Kanüle oder einen Drain ein, um die lokale Chemotherapie sieben bis zwölf
Tage lang fortsetzen zu können. Alle Patienten erhielten außerdem für längere
Zeit entweder Streptomycin oder Semicarbazon. Die Wundheilung erfolgte in
vier Fällen komplikationslos per primam intentionem. Nur im Fall Nr. 94
(Tuberkulose des Schambeines), wo schon vor der Operation eine Fistel bestand,
bildete sich an der Drainstelle eine neue Fistel, die sich auch jetzt noch nicht
vollständig geschlossen hat.

Die Fälle 27, 51 und 53 liegen 16 bis 20 Monate zurück. Sie scheinen alle
klinisch geheilt zu sein, wenn auch der funktionelle Einbau noch nicht beendet
ist. Doch kann man bei der Tuberkulose nach dieser Zeit auch klinisch
noch nicht von einem Endresultat sprechen. Der Einbau der Implantate scheint

Tabelle 11. *Entzündliche*

Nr. des Falles	Alter des Patienten in Jahren	Art und Lokalisation des Herdes	Dauer seit der Operation in Monaten	Art des Spanes
20	19	Brodieabszeß im Tibiakopf	22	Rippenspongiosa
29	29	Osteomyelitischer Herd im Trochanter major	21	Corticalischips
50	18	Osteomyelitis im Trochanter major und Schenkelhals	17	Rippenspongiosa
58	33	Brodieabszeß in Femurmetaphyse	16	Corticalischips
27	16	Fußwurzeltuberkulose	20	Corticalischips
51	23	Fußwurzeltuberkulose	17	Rippenspongiosa
53	56	Handwurzeltuberkulose	16	Corticalischips
100	22	Osteomyelitis im Femurschaft	5	Corticalischips
73	34	Handgelenkstuberkulose	11	Rippenspongiosa
94	53	Tuberkulose des Os pubis	6	Rippenspongiosa

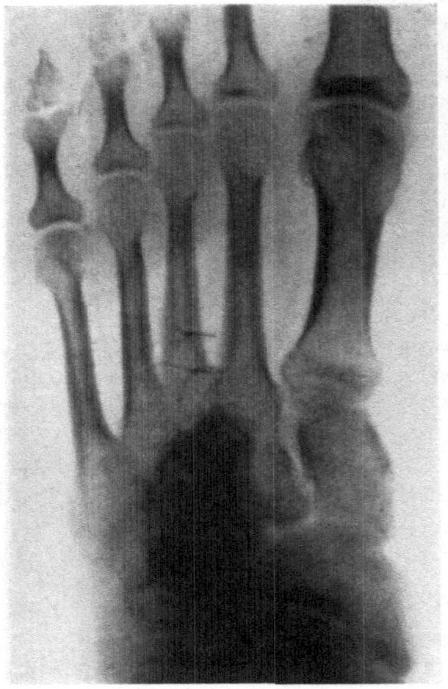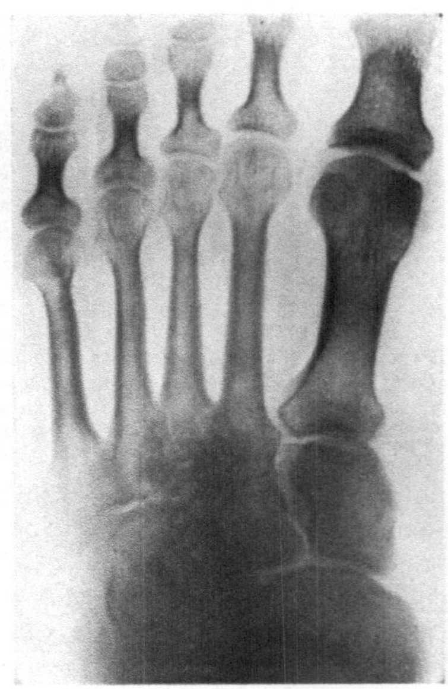

a   b

Abb. 130a und b. Fußwurzeltuberkulose. a drei Wochen nach Ausräumung des Herdes und Implantation von konservierter Rippenspongiosa. b nach 10 Monaten ist das Implantat schon weitgehend eingebaut. Ein Vergleich mit der Abb. 129b zeigt den rascheren Einbau des vorwiegend spongiösen Materiales (Fall Nr. 51).

bei der Tuberkulose besonders langsam vor sich zu gehen. Wir wissen nicht, ob dies mit der tuberkulösen Entzündung oder mit einer Gewebsschädigung durch die lokale Aminacyltherapie zusammenhängt. Ein Vergleich der Abb. 129b

Knochendefekte.

Konservierungsdauer des Spanes in Tagen	Alter des Spenders in Jahren	Blutgruppe		Resultat	
		Empfänger	Spender	Wundheilung	Spätresultat
7	34	B	B	p. p. ungestört	vollständiger Einbau, klinisch geheilt
7	55	A	0	p. p. ungestört	langsamer Einbau, klinisch geheilt
55	64	A	B	Fistel	vollständiger Einbau, klinisch geheilt
19	72	AB		p. p. ungestört	keine Nachkontrolle
6	55		0	p. p. ungestört	langsamer Einbau, klinisch geheilt
18	43	0	B	p. p. ungestört	guter Einbau, klinisch geheilt
43	51		A	p. p. ungestört	langsamer Einbau, klinisch geheilt
19	55	A Rh+	B Rh+	p. p. ungestört	bis jetzt guter Einbau, klinisch in Heilung
5	48	A Rh+	0 Rh−	p. p. ungestört	bis jetzt guter Einbau, klinisch in Heilung
19	39	A Rh+	0 Rh+	Fistel	bis jetzt befriedigender Einbau, klinisch in Heilung

mit Abb. 130 b zeigt, daß immerhin auch hier die Spongiosa rascher eingebaut wird als Corticalischips.

e) Knochenzysten.

Wir operierten neun Knochenzysten mit konservierten Spänen. Einen Knaben mit einer Zyste im Humeruskopf mußten wir zweimal operieren (Nr. 35 und Nr. 82). Die Patientenzahl beträgt deshalb acht. In Tab. 12, S. 168/169, sind diese Fälle zusammengestellt.

Dreimal handelte es sich um sogenannte braune Tumoren (Osteoklastome). Wir legten diese frei und kratzten sie mit dem scharfen Löffel gründlich aus. In allen drei Fällen „plombierten“ wir die entstandene Höhle mit Corticalissplittern. Der Einbau ging durchwegs sehr langsam vor sich, führte aber in allen Fällen zu einer Heilung. Im Fall Nr. 4, bei einem 18jährigen Jüngling, befand sich der Tumor im distalen Femurende (Abb. 132 a bis c).

Fall Nr. 6 operierten wir auswärts. Es handelte sich um eine 29jährige

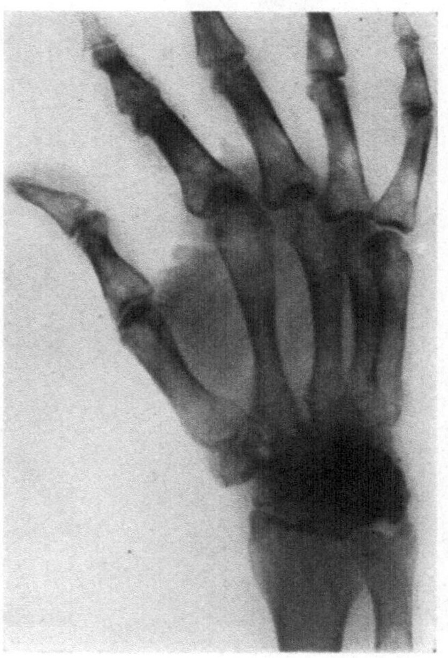

Abb. 131. Tuberkulose der Handwurzel. Kontrollbild 8 Wochen nach Ausräumung des Herdes und Implantation von Corticalischips (Fall Nr. 53).

Gravida mit einem riesigen Osteoklastom, das den ganzen medialen Condylus femoris ausgehöhlt hatte und sich während der Gravidität rasch vergrößerte (Abb. 133 a). Der große Defekt hätte sich autoplastisch kaum decken lassen;

Tabelle 12.

Nr. des Falles	Alter des Patienten in Jahren	Art und Lokalisation der Zyste	Dauer seit der Operation in Monaten	Art des Spanes
4	18	Brauner Tumor im distalen Femurende	26	Corticalis-Chips
6	29	Brauner Tumor im distalen Femurende	25	Corticalis-Chips
16	16	Brauner Tumor im Os ischii	23	Corticalisspäne
35	13	Solitäre Zyste im Humeruskopf (Spontanfraktur)	18	Rippenspongiosa
81	60	Solitäre Zyste im Humeruskopf (Spontanfraktur)	9	Fibulaspan
82	14	Solitäre Zyste im Humeruskopf	9	Rippenspongiosa
95	8	Solitäre Zyste im prox. Femurende	6	Corticalis-Chips
83	23	Wurzelzyste des Unterkiefers	8	Corticalis-Chips
97	49	Wurzelzyste des Unterkiefers	6	Corticalis-Chips

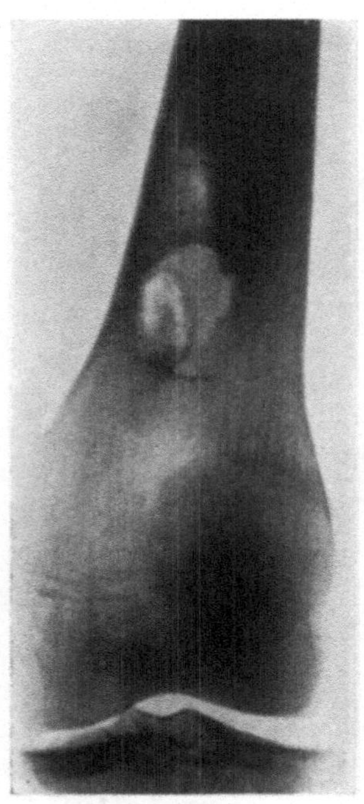 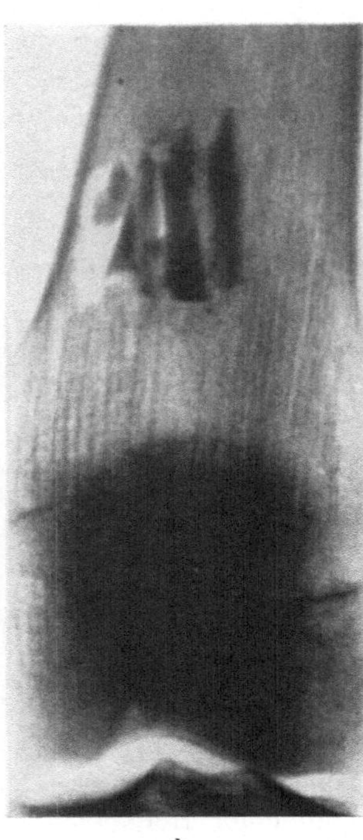 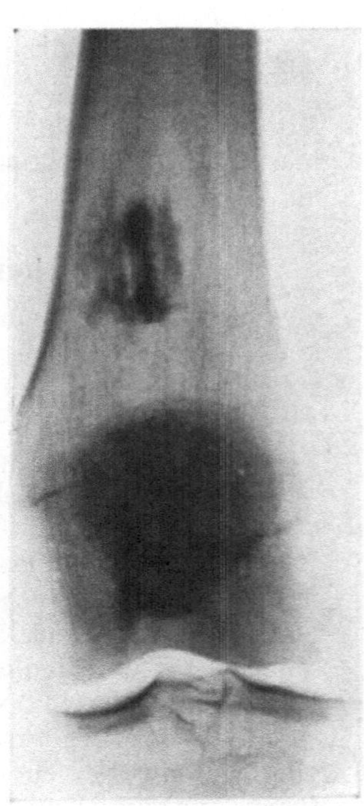

a   b   c

Abb. 132a bis c. a Osteoklastom im distalen Femurende eines 18jährigen Knaben. b Aufnahme 4 Wochen nach Excochleation des Tumors und Implantation konservierter Corticalisspäne. Sehr langsamer Einbau, 18 Monate später (c) sind die Umrisse der Späne noch immer zu erkennen (Fall Nr. 4).

zudem war es im Hinblick auf die Gravidität wichtig, den Eingriff auf ein Minimum beschränken zu können. Der postoperative Verlauf war in jeder Beziehung komplikationslos. Das Kniegelenk ist wieder voll funktions- und belastungsfähig.

Knochenzysten.

Konservierungsdauer des Spanes in Tagen	Alter des Spenders in Jahren	Blutgruppe		Resultat	
		Empfänger	Spender	Wundheilung	Spätresultat
18	61	0	A		langsamer Einbau, klinisch geheilt
35	61		A		
39	64	0	0		Recidiv
15	43	A	0	p. p. ungestört	
15	74	A Rh+	A Rh+		
0	46	A	A Rh+		bis jetzt guter Einbau, klinisch geheilt
7	30	0	0		
11	49	A	B Rh+		
14	30	AB	0		

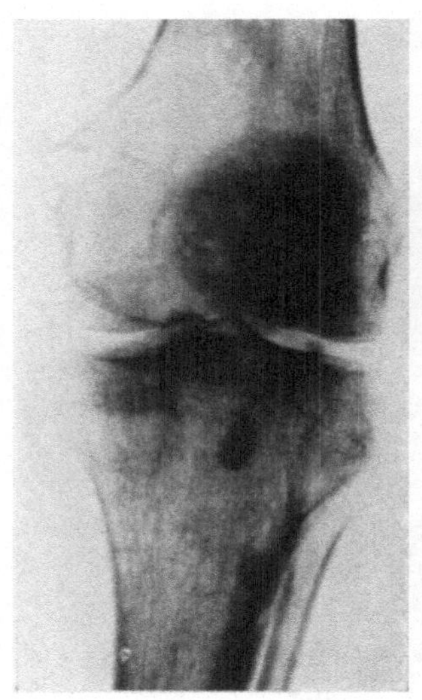
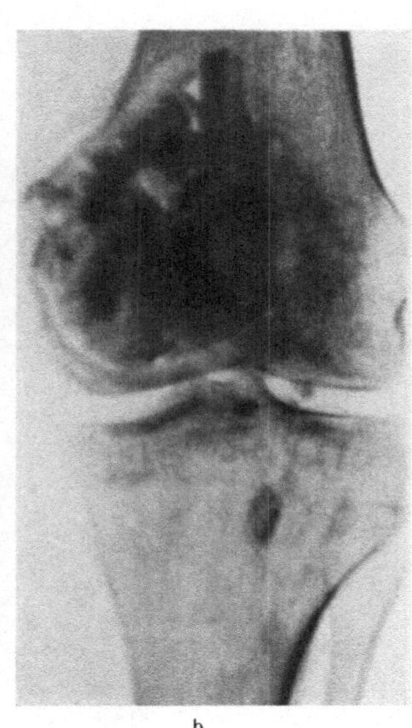
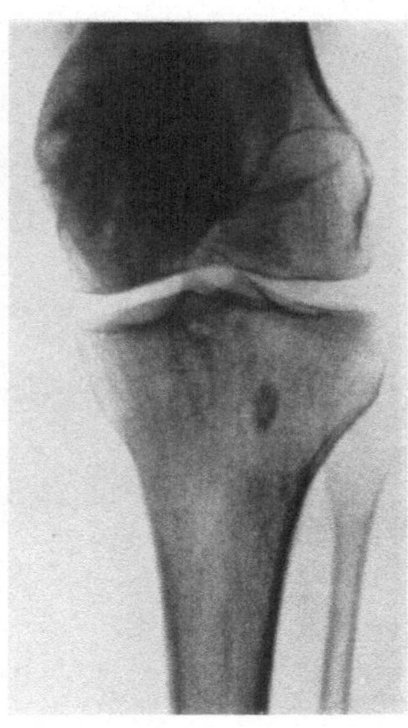

Abb. 133 a bis c. a Großes Osteoklastom, das den ganzen medialen Femurcondylus ausgehöhlt hat. 29jährige Gravida. b 7 Monate nach der Implantation von konservierten Corticalissplittern. c Guter Einbau der Späne nach 2½ Jahren. Vollständige klinische Heilung (Fall Nr. 6).

Beim dritten Osteoklastom (Fall Nr. 16) handelte es sich um ein sehr ausgedehntes Tumorrecidiv im Os ischii eines 16jährigen Knaben. Schon bei der ersten Operation, zehn Monate vorher, war der behandelnde Chirurg in Verlegenheit geraten, weil er dem grazil gebauten Jüngling nirgends genügend Knochen entnehmen konnte, um den großen Defekt autoplastisch zu decken. Bei dem ausgedehnten Recidiv (Abb. 134 a) war eine Autoplastik erst recht ausgeschlossen. Wir führten deshalb, gemeinsam mit dem behandelnden Chirurgen, eine Homoplastik mit konservierten Spänen aus. Durch das Aus-

kratzen des Tumors wurde praktisch das ganze Sitzbein ausgehöhlt. Zum Aus-
füllen des Defektes benötigten wir mehr als ein Drittel von der Tibia eines
erwachsenen Mannes. Nach sehr langsamem, aber ungestörtem Einbau trat
völlige Heilung ein.

Bei drei Patienten operierten wir solitäre Knochenzysten. Im Falle Nr. 81,
einer 60jährigen Frau, zeigten die Röntgenaufnahmen bei einer Spontanfraktur

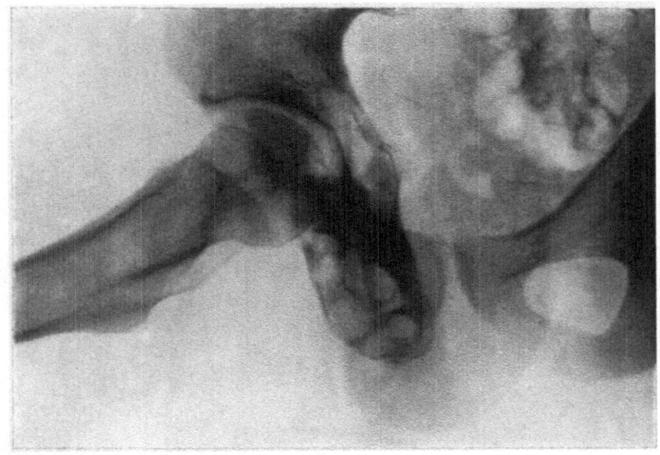

a

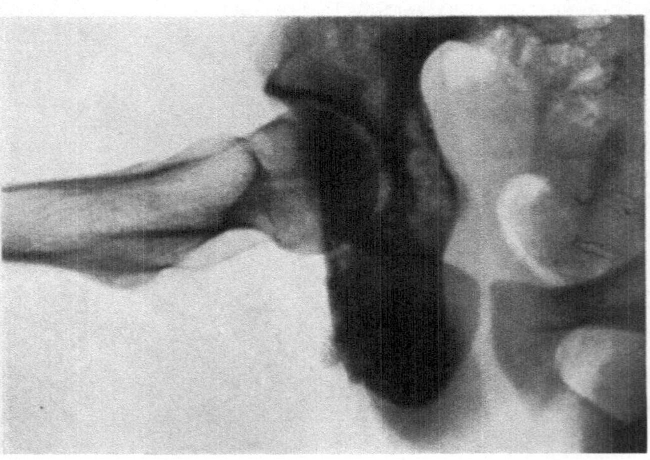

b

Abb. 134 a und b. Recidiv eines Osteoklastoms im Os ischii eines 16jährigen Knaben. Bei der ersten autoplastischen Operation konnte kein genügend großer Span entnommen werden, um den ganzen Defekt zu
decken. a Zustand 10 Monate nach diesem Eingriff. Bei einer zweiten Operation wurde der Tumor vollständig
ausgekratzt und die große Höhle mit konservierten Corticalissplittern gefüllt. 1½ Jahre später waren die Implantate weitgehend eingebaut und der Patient klinisch geheilt (b).

eine große Zyste im Collum anatomicum des Humerus. Wir legten die Fraktur
frei, kratzten die Zyste aus und implantierten zur Füllung des Defektes
und zur Fixation der Fraktur einen kräftigen Fibulaspan. Trotz langsamem
Einbau trat eine rasche klinische Heilung ein. — Eine weitere Zyste (Fall Nr. 95)
wurde bei einem achtjährigen Knaben durch Zufall entdeckt (Vergleichs-

aufnahme bei Fraktur der andern Extremität). Da es sich um ein ausgedehntes Höhlensystem im proximalen Femurende handelte, entschlossen wir uns zur plastischen Deckung mit Corticalischips (Abb. 135 a und b).

Bei der dritten solitären Knochenzyste (Fall Nr. 35) handelte es sich um einen 13jährigen Knaben, der ebenfalls mit einer Spontanfraktur des proximalen Humerusendes zu uns kam (Abb. 136 a). Wir kratzten die Zyste bis auf die pergamentartige, dünne Wand aus und füllten sie mit konservierter Rippenspongiosa (Abb. 136 b). Der postoperative Verlauf war ungestört. Eine Kontrolle nach fünf Monaten zeigte befriedigenden Einbau (Abb. 136 c) und vollständige klinische Heilung. Zehn Monate nach der Operation stürzte der Knabe vom

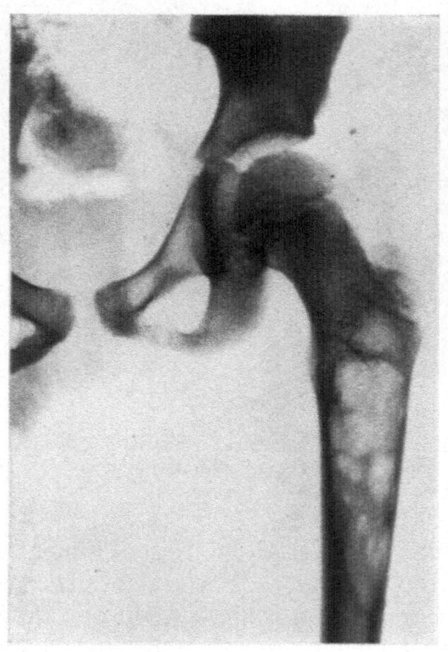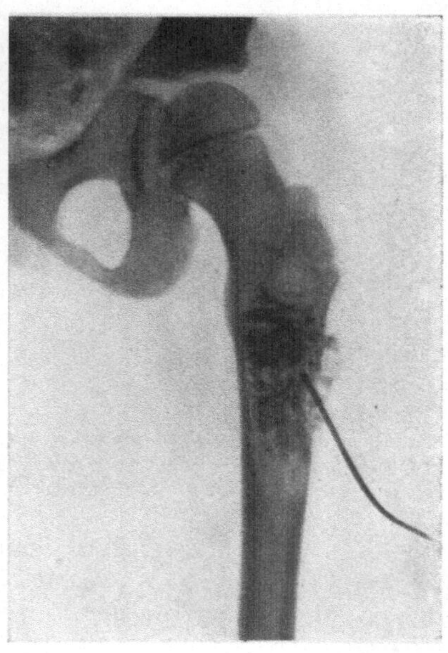

a   b

Abb. 135 a und b. Solitäre Knochenzyste im Femurschaft eines achtjährigen Knaben. b Zustand unmittelbar nach der plastischen Deckung mit konservierten Corticalischips. Kanüle zur lokalen Penicillinprophylaxe (Fall Nr. 95).

Fahrrad und zog sich eine erneute Fraktur an derselben Stelle zu (Abb. 137 a). Wir mußten ein zweites Mal operieren (Fall Nr. 82). Dabei kratzten wir das verhältnismäßig lockere Gewebe des Humerushalses sehr gründlich aus. Die entstandene Höhle spülten wir mit Argentum nitricum und „plombierten" sie mit frisch gewonnener homologer Rippenspongiosa. Die zweite Operation liegt jetzt neun Monate zurück. Klinisch und röntgenologisch scheint der Fall geheilt zu sein. — Interessant ist das histologische Untersuchungsresultat des bei der zweiten Operation gewonnenen Materials. Die Untersuchung wurde von Prof. U e h l i n g e r durchgeführt. Sie ergab ein eindeutiges Zystenrecidiv. Die Zystenwand bestand aus einem zell- und kapillarreichen retikulären Bindegewebe, das in Form von Strängen und Geflechten ins Innere der Zyste vordrang. Die eher weitmaschige Spongiosa zeigte überall ausgesprochene Zeichen des Abbaues (zahlreiche von Osteoklasten besetzte Buchten). Im Innern der Zyste befanden sich, eingeschlossen in ein fibröses Narbengewebe, zackig begrenzte, von Lücken durchsetzte Kalkschollen. Es handelt sich dabei wahrscheinlich um transformierte Reste des Implantates (Abb. 137 b und c). Offenbar wurde die Zyste bei der ersten Operation nicht radikal genug ausgekratzt. Außerdem müssen wir uns nachträglich fragen, ob nicht vielleicht das spon-

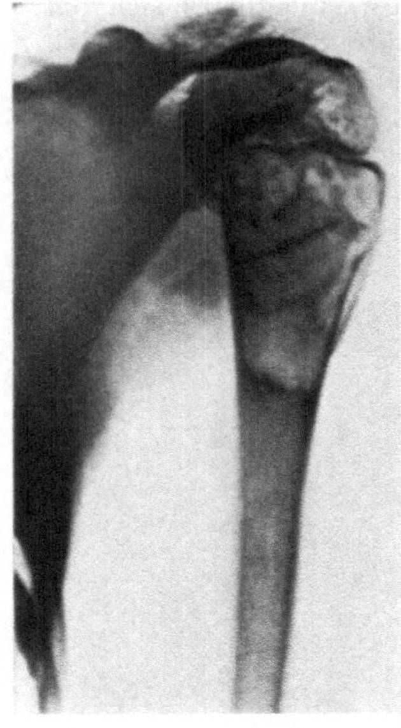
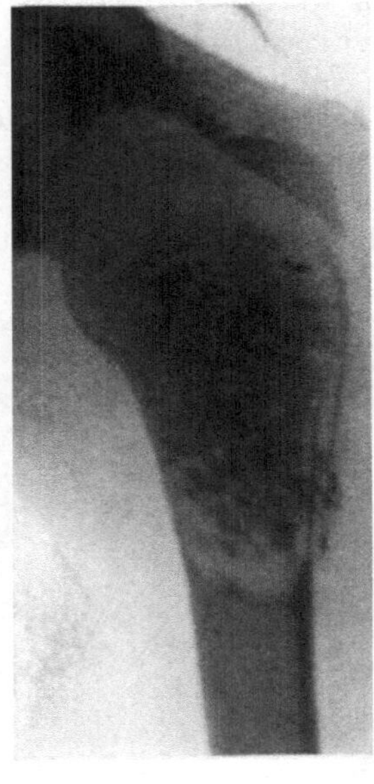
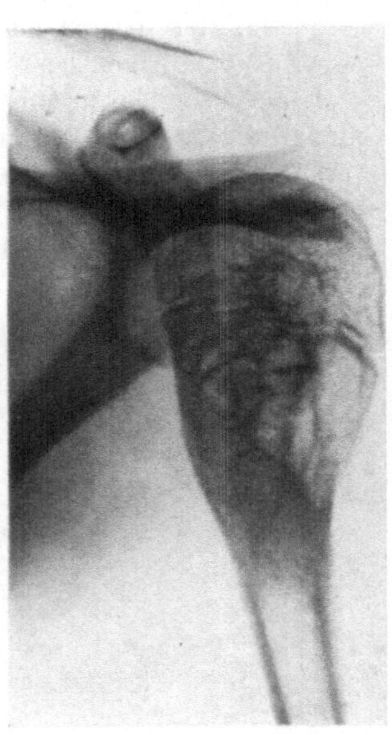

a　　　　　　　　b　　　　　　　　c

Abb. 136a bis c. a Solitäre Knochenzyste mit Spontanfraktur bei einem 13jährigen Knaben. b Zustand nach der Operation. Der Defekt wurde mit konservierter Rippenspongiosa gedeckt. c Kontrolle nach 5 Monaten zeigt befriedigenden Einbau (Fall Nr. 35).

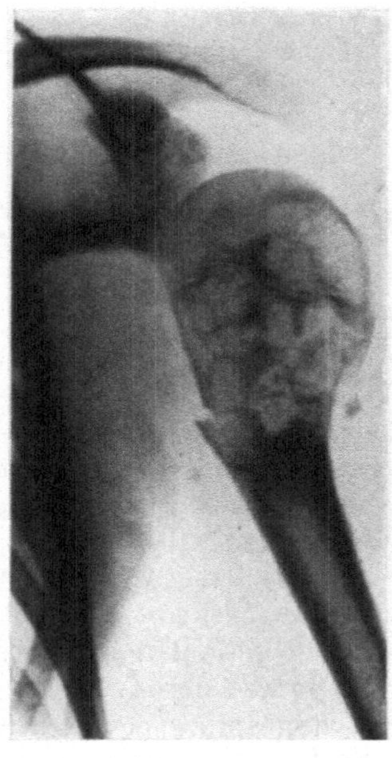

Abb. 137a.

giöse Implantationsmaterial in diesen Fällen ungeeignet ist. Das spongiöse Material besitzt zwar den Vorteil des rascheren Einbaues, auf der andern Seite ist es aber gegen resorptive Kräfte weniger resistent als Corticalisspäne. Unsere guten Resultate bei allen drei Osteoklastomen sind vielleicht nicht zuletzt auf die Verwendung kortikaler Knochensplitter zurückzuführen.

Bei den Fällen Nr. 83 und 97 handelte es sich um große, radikuläre Zahnzysten des Unterkiefers. Sie wurden von der Mundhöhle aus eröffnet, ausgekratzt und mit Corticalissplittern plombiert. In beiden Fällen heilten die Operationswunden ohne Komplikation. Die Beobachtungszeit ist noch kurz, das klinische Resultat bis jetzt jedoch gut.

f) Knochentumoren.

Wir operierten einen 15jährigen Knaben mit einem osteogenen Sarkom des distalen Femurendes (Fall Nr. 25). Der Knabe kam erst in einem sehr weit vorgeschrittenen Stadium der Erkrankung in unsere Behandlung (Abb. 138 a und b). Metastasen waren noch nicht feststellbar. Die Eltern lehnten eine Ampu-

tation oder Exartikulation des Beines strikte ab. Wir machten deshalb den
Versuch, den Tumor unter Erhaltung des Beines zu resezieren. Wir schälten

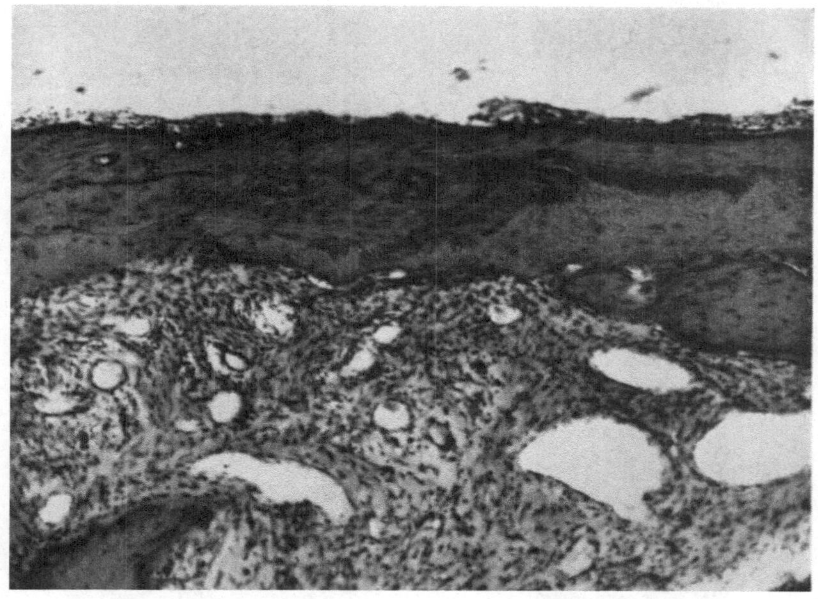

b

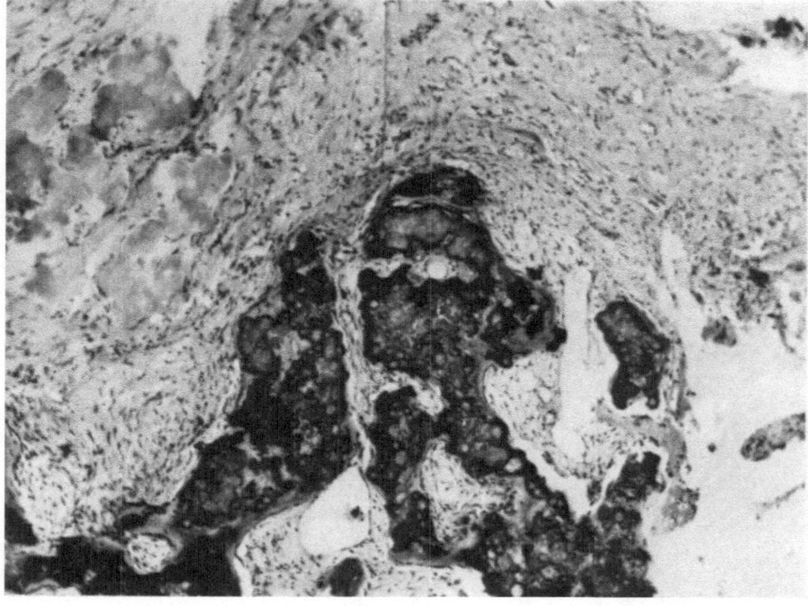

c

Abb. 137a bis c. Recidiv einer solitären Knochenzyste 10 Monate nach der Operation (gleicher Fall wie
Abb. 136a bis c). a Fraktur im Bereich der Zyste. b Ausschnitt aus der Zystenwand (Vergr. 77:1). Sehr zellreiches retikuläres Bindegewebe. Starker Knochenabbau (Howshipsche Lakunen mit Osteoklasten). c im Zentrum
der Zyste unregelmäßig begrenzte Kalkschollen, die offenbar Transplantatresten entsprechen (Vergr. 77:1).

den Femur samt dem Tumor, unter Erhaltung eines scheinbar gesunden Weichteilmantels aus. Dann entfernten wir die distale Hälfte des Oberschenkelknochens und die proximale Gelenkfläche der Tibia (Abb. 139 a und b). Zur Überbrückung

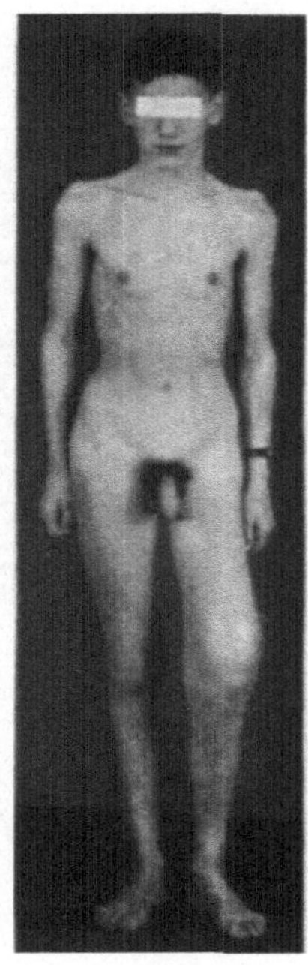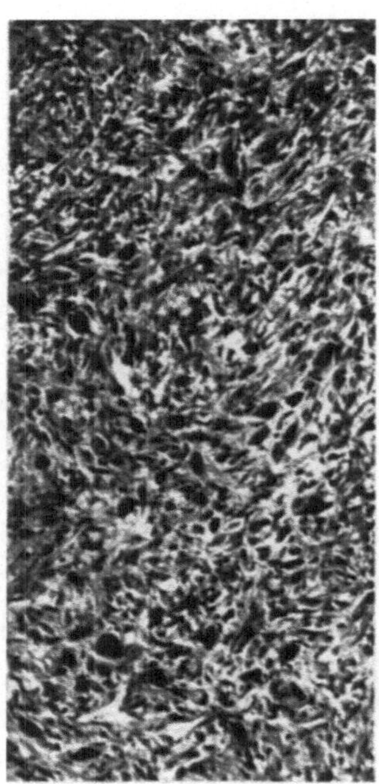

Abb. 138. Osteogenes Sarkom des distalen Femurendes bei einem 15jährigen Knaben. a der Patient beim Spitaleintritt. b das Tumorgewebe im histologischen Schnitt (Fall Nr. 25).

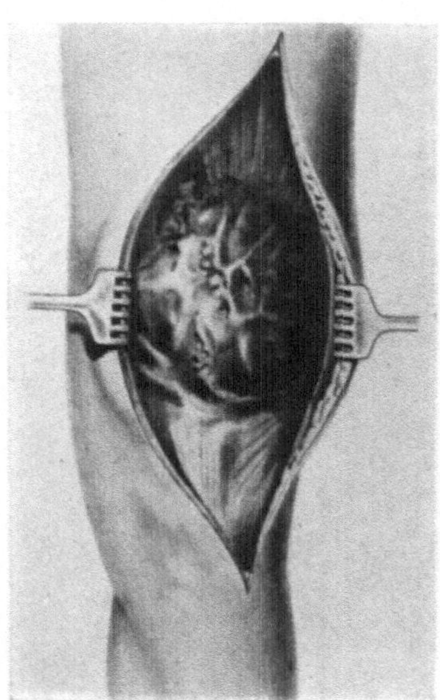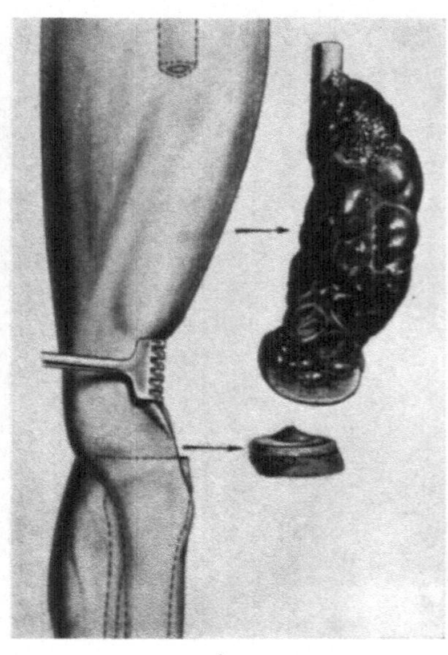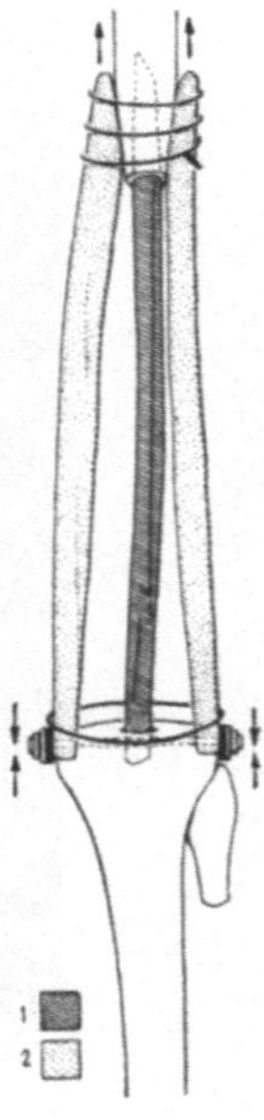

a   b   c

Abb. 139a bis c. Resektion des distalen Femurendes und der proximalen Gelenkfläche der Tibia bei osteogenem Sarkom (a und b). c der entstandene Defekt wird durch die gleichseitige Fibula (schraffiert gezeichnet) und durch konservierte Tibiaspäne (punktiert gezeichnet) überbrückt (Fall Nr. 25).

des Defektes resezierten wir zunächst die gleichseitige Fibula. Proximal pflanzten wir sie in die Markhöhle des Femurstumpfes und distal in ein Bohrloch des Tibiakopfes ein (Abb. 139 c 1). Zur Verstärkung implantierten wir medial und lateral des Fibulaspanes zwei kräftige konservierte Tibiaspäne. Proximal lagerten wir die Späne an den seitlich zugespitzten Femurschaft an und fixierten sie mit drei Drahtumschlingungen. Distal bildeten wir seitlich am Tibiakopf zwei Konsolen zur Abstützung der Späne. Wir befestigten sie hier mit Hilfe eines Gewindebolzens und einer Drahtumschlingung (Abb. 139 c 2). Die Wundheilung war überraschend gut. Die Abb. 140 a zeigt den Zustand des

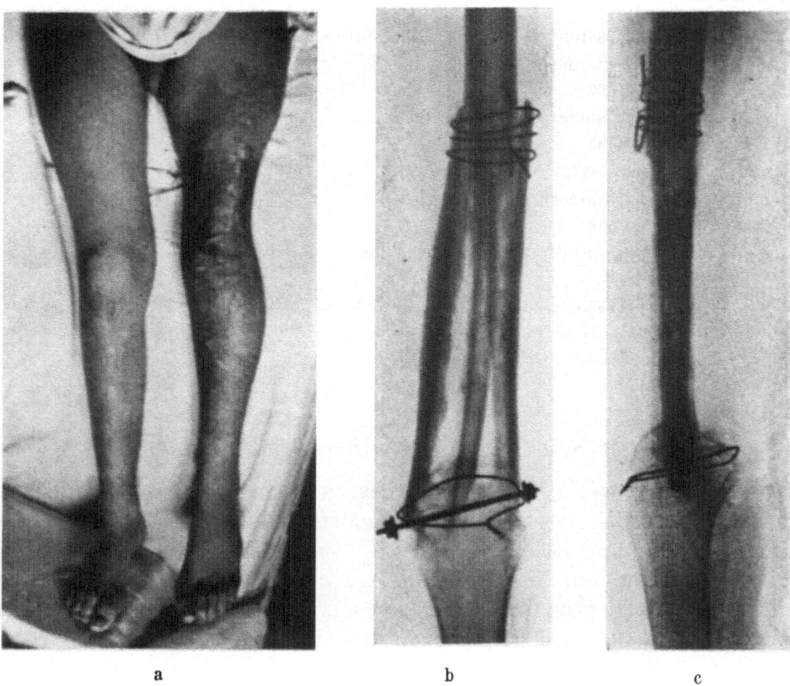

a   b   c

Abb. 140a bis c. a Status 3 Monate nach Resektion des distalen Femurendes. Weichteilwunde vollständig geheilt. b und c Röntgenkontrolle 8 Monate nach der Spanplastik. Die distalen Enden der beiden konservierten Späne haben sich schön eingebaut. Am proximalen Ende ist zwischen Span und Femurschaft noch eine deutliche Fuge zu sehen. In den Zwischenräumen zwischen den drei Spänen beginnende Kallusbildung (Fall Nr. 25).

Beines drei Monate nach dem Eingriff. Röntgenologisch war zwischen dem Verhalten der eigenen Fibula und der konservierten Späne kein Unterschied festzustellen. Acht Monate nach der Operation waren die distalen Enden der konservierten Späne schon sehr schön eingebaut, während die proximalen Enden noch nicht vollständig mit dem Femurschaft vergossen waren (Abb. 140 b). Wir glauben, daß der langsamere Einbau der proximalen Spanenden vor allem darauf beruht, daß die Implantationsstelle hier aus kortikalem Knochengewebe bestand, während distal die Spongiosa des Tibiakopfes für einen rascheren Einbau sorgte. Außerdem spielte vielleicht die verschiedene mechanische Belastung mit. Wir haben dies in der Abb. 139 c in Form von kleinen Pfeilen angedeutet: die Kontaktstellen der distalen Spanenden standen unter günstiger Druckbelastung, während an den proximalen Kontaktstellen ungünstige Schubkräfte einwirkten. — Im ganzen war das Transplantationsresultat recht befriedigend. Leider wurde jedoch einige Monate nach der Operation eine Lungenmetastase manifest. Später kam ein lokales Tumorrecidiv dazu. Der Patient starb 14¹/₂ Monate nach der Operation. Eine Autopsie wurde von den Angehörigen verweigert.

Tabelle 13. *Frische*

Nr. des Falles	Alter des Patienten in Jahren	Art und Lokalisation der Fraktur	Dauer seit der Operation in Monaten	Art des Spanes
17	51	Impressionsfraktur des Tibiakopfes	22	Rippenspan
32	45	Zertrümmerungsfraktur des Calcaneus	19	Fibulaspan
55	52	Zertrümmerungsfraktur des Calcaneus	16	Tibiaspan
62	50	Querfraktur von Radius und Ulna	15	Tibiaspan
63	32	Zertrümmerungsfraktur des Calcaneus	14	Fibulaspan
77	56	Offene Splitterfraktur des Tibiaschaftes	10	Fibulaspan
84	54	Impressionsfraktur des Tibiakopfes	8	Fibulaspan
101	40	Offene Querfraktur des Radius und der Ulna	5	Rippenspäne

g) Frische Extremitätenfrakturen.

Wir operierten zwei offene und sechs geschlossene frische Extremitätenfrakturen mit konservierten Spänen. Zusammenstellung siehe Tab. 13, S. 176/177.

Zweimal (Nr. 17 und 84) handelte es sich um schwere Impressionsfrakturen des Tibiakopfes. Um ein Zurücksinken des operativ gehobenen Tibiaplateaus zu verhindern, unterlegten wir einen konservierten Knochenspan. Im Fall 17 verwendeten wir dazu einen Rippenspan und im Fall 84 einen Fibulaspan. 'Das Resultat ist in beiden Fällen in jeder Beziehung befriedigend (Abb. 141 a und b).

In drei Fällen (Nr. 32, 55 und 63) operierten wir Zertrümmerungsfrakturen des Calcaneus, indem wir, in Anlehnung an die Methode von W e s t h u e s, vom Tuber calcanei her einen Kanal in der Längsrichtung des Calcaneus bohrten. Sobald die Spitze des Bohrers die Fraktur erreicht hat, wird durch eine Hebelbewegung des Instrumentes (Herunterdrücken des Handgriffes) die Fraktur reponiert und dann weitergebohrt. In den Kanal wird nachher ein Corticalisspan implantiert (Abb. 142). Zwei dieser Fälle heilten komplikationslos, während in einem Fall (Nr. 32) ein Fersendekubitus auftrat. Dieser führte zu einer Kokkeninfektion des Spanes, die schließlich — acht Monate nach der Operation — seine Entfernung und einen Kanüleneinbau notwendig machte. Der gleiche Patient hatte neben multiplen andern Knochenbrüchen auch eine Fraktur des vierten Lendenwirbels, die wir ebenfalls mit einem konservierten Span fixierten (Nr. 42).

In zwei Fällen (Nr. 62 und 101) schienten wir eine Querfraktur beider Vorderarmknochen mit konservierten Spänen (Abb. 143 a und b). Der konservierte Span erfüllt hier die Funktion einer L a n e schen Platte, die neben ihrer mechanischen Funktion auch osteogenetisch wirkt. Im Falle Nr. 62, wo wir konservierte Corticalisspäne implantierten, heilte die Fraktur anstandslos. Im

Falle Nr. 101, einer offenen Querfraktur beider Vorderarmknochen, verwendeten wir Rippenspäne. Wir hofften, mit diesem vorwiegend spongiösen Material eine raschere Frakturheilung zu erreichen als mit kortikalen Spänen. Das

Extremitätenfrakturen.

Konser-vierungs-dauer des Spanes in Tagen	Alter des Spenders in Jahren	Blutgruppe		Resultat	
		Empfän-ger	Spender	Wundheilung	Spätresultat
13	49	A	B	p. p.ungestört	rascher Einbau, klinisch geheilt
33	56	0	A	Wundinfekt.	Span entfernt, Fraktur geheilt
6	72	A			langsamer Einbau, klinisch geheilt
16	57	A			
50	69		0	p. p. ungestört	
21	71	AB	0 Rh+		bis jetzt guter Einbau, klinisch geheilt
13	49	A Rh+	B Rh+		
18	66	0 Rh+	A Rh−	Hautnekrose	Fraktur eines Spanes, keine Konsolidierung

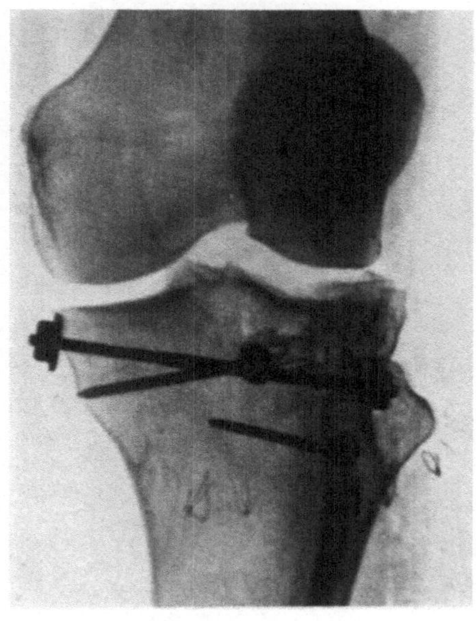
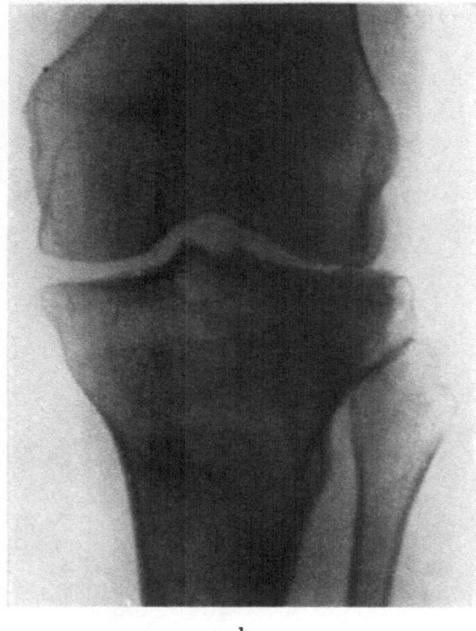

Abb. 141. a Impressionsfraktur des Tibiakopfes. Um ein Zurücksinken des operativ gehobenen lateralen Tibiaplateaus zu verhindern, wurden mehrere konservierte Rippenstücke unterlegt. Fixation mit einem Gewindebolzen und zwei Nägeln. b Kontrolle nach 1½ Jahren zeigt einen nahezu vollkommenen Einbau der Implantate (Fall Nr. 17).

Gegenteil war jedoch der Fall. Schon die Wundheilung war durch eine kleine Hautnekrose gestört. Die mechanische Festigkeit der Späne erwies sich als ungenügend. Zwei Monate nach der Operation war der eine Span gebrochen;

beide Frakturen zeigten keine Heilungstendenz. Es war ein nochmaliger Eingriff (Marknagelung der Ulna, Knochenbolzung des Radius) notwendig.

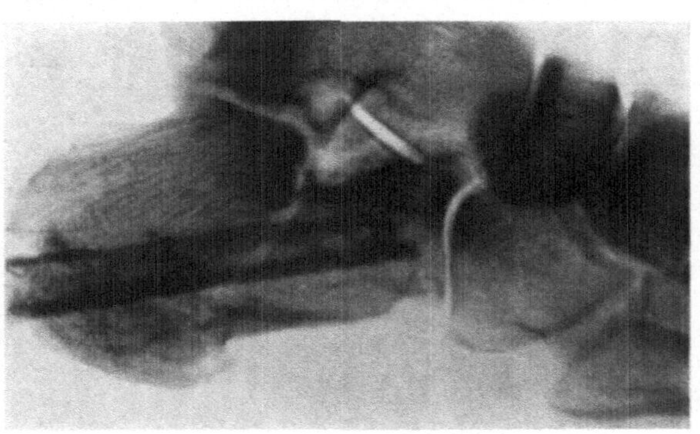

Abb. 142. Zertrümmerungsfraktur des Calcaneus. Zur Fixation der reponierten Fraktur wurde ein kräftiger Fibulabolzen eingeführt (Fall Nr. 63).

Bei einer offenen Splitterfraktur der Tibia ersetzten wir ein Stück der vollständig zertrümmerten Corticalis durch einen Fibulaspan, der gleichzeitig zur Fixation der reponierten Fraktur diente (Fall Nr. 77). Zur örtlichen Penicillintherapie bauten wir zwei Kanülen ein. Die Wunde heilte per primam intentionem, der Einbau war bis jetzt völlig ungestört. Die Fraktur ist klinisch geheilt.

Die Verwendung von Knochenspänen bedeutet in gewissen Fällen eine fast unentbehrliche Hilfe bei der operativen Frakturbehandlung. Dies trifft besonders für schwere Impressionsfrakturen des Tibiakopfes und für offene Splitter-

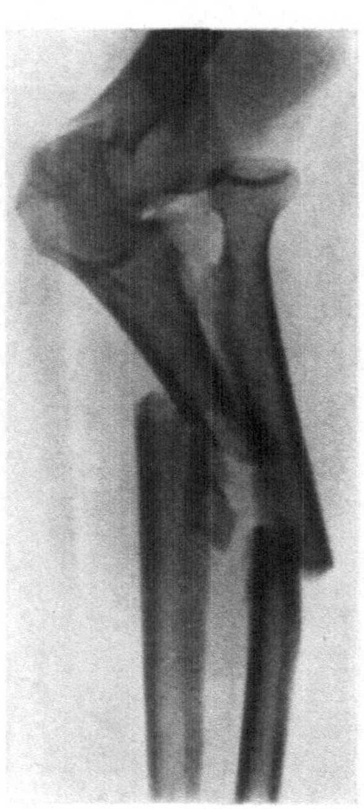

a

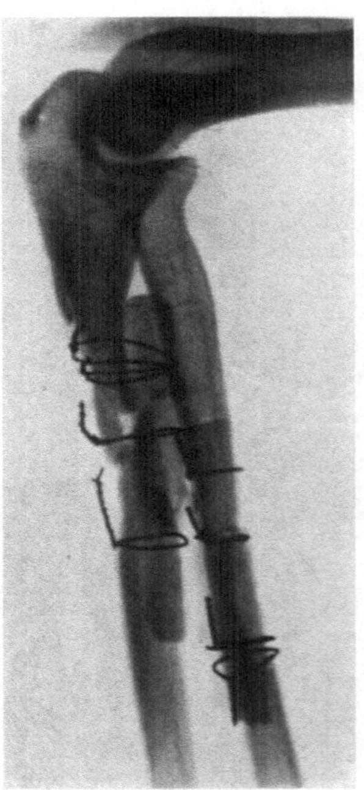

b

Abb. 143. a Querfraktur beider Vorderarmknochen. b blutige Reposition und Fixation durch aufgelegte Corticalisspäne (Fall Nr. 62).

frakturen mit Knochendefekten zu. Da man sich gerade bei diesen Schwerverletzten eine autoplastische Spantransplantation meist nicht leisten kann, ist der konservierte Knochenspan hier besonders wertvoll.

h) Plastische Operationen.

Wir verwendeten konservierte Knochenspäne für neun Fälle aus dem Gebiet der Wiederherstellungschirurgie. Sie sind in Tab. 14, S. 180/181, zusammengestellt.

Bei einem debilen 18jährigen Knaben mit einer hochgradigen allgemeinen Knochenatrophie und multiplen Spontanfrakturen trat im Anschluß an einen Schenkelhalsbruch eine Femurkopfnekrose auf (Fall Nr. 12). Die letzten Ursachen der Osteoporose konnten nicht eruiert werden. Neben der Debilität bestand auch eine Hypoplasie und Fibrose der Hoden. Trotzdem bei dieser Allgemeinerkrankung rein örtliche Maßnahmen nicht sehr aussichtsreich schienen, versuchten wir, den Femurkopf zu revitalisieren, indem wir den S m i t h - P e t e rs e n - Nagel durch einen konservierten Rippenspan ersetzten. Die Rippe baute sich zwar röntgenologisch gut ein; der Schenkelkopf blieb jedoch nekrotisch (Abb. 144). Eine Probeexzision acht Monate nach der Implantation zeigte eine ausgesprochene Osteolyse des Spanes bei hochgradiger Osteoporose des umgebenden Knochengewebes.

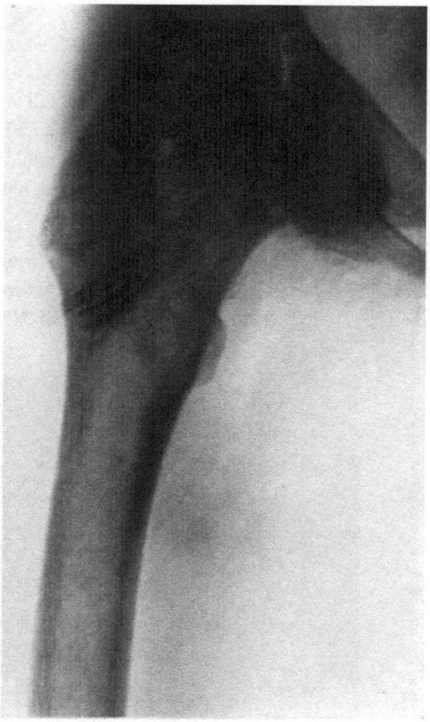

Im Falle 22 handelte es sich um einen jungen Mann, der eine Impressionsfraktur des Infraorbitalbogens erlitt. Zur Behebung der dadurch bedingten Gesichtsasymmetrie wurde ohne Erfolg eine Fettplastik ausgeführt. Wir implantierten einen konservierten Rippenspan. Die Wunde heilte per primam intentionem. Es bildete sich jedoch ein Narbenkeloid, das nach einem Jahr einen nochmaligen Eingriff notwendig machte. Wir stellten bei dieser Gelegenheit eine völlige Verschmelzung des Implantates mit dem darunterliegenden Infraorbitalbogen fest. Die Probeexzision zeigte eine weit fortgeschrittene Substitution des Rippenstückes durch lamelläre Spongiosa (Abb. 145).

Abb. 144. Hochgradige allgemeine Osteoporose unklarer Ätiologie. Schenkelkopfnekrose nach Spontanfraktur des Schenkelhalses. Der Versuch, den Kopf durch Implantation eines konservierten Rippenspanes zu revitalisieren, mißlang. Zustand 5 Monate nach der Spanimplantation (Fall Nr. 12).

Bei einer Patientin mit einer Sattelnase implantierten wir mit Erfolg einen kleinen Tibiaspan in den Nasenrücken (Fall Nr. 26).

Unser Kieferchirurg, Dr. K a l l e n b e r g e r, operierte eine 48jährige Frau mit hochgradiger Atrophie der Alveolarfortsätze des Ober- und Unterkiefers. An Stelle einer sogenannten Vestibularisplastik implantierte er durch die Mundschleimhaut am Ober- und Unterkiefer je eine konservierte Rippenspange. Einheilung und Einbau erfolgten erstaunlicherweise ohne die geringsten Komplikationen (Fall Nr. 57).

Bei einem 20jährigen Mann mit Hypoplasie respektive Aplasie beider Hoden entschlossen wir uns auf seinen dringenden Wunsch hin zu einem etwas ungewöhnlichen Vorgehen. Der Patient litt psychisch derart unter seinem Zustand, daß wir ihm zwei „Hodenprothesen" aus Tibiacorticalis einpflanzten. Die Ein-

Tabelle 14. *Plastische*

Nr. des Falles	Alter des Patienten in Jahren	Operationsindikation	Dauer seit der Operation in Monaten	Art des Spanes
12	18	Nekrose des Femurkopfes	24	Rippenspan
22	23	Status nach Impression des Infra-orbitalbogens	21	Rippenspan
26	22	Sattelnase	20	Tibiaspan
57	48	Atrophie der Alveolarfortsätze	16	Rippenspäne
64	20	Hypoplasie beider Hoden	13	Tibiaspäne
67	19	Traumatischer Schädeldefekt	13	Rippenspäne
68	36	Traumatischer Schädeldefekt	12	Rippenspäne
90	26	Traumatischer Schädeldefekt	8	Tibiaspan
71	6	Kongenitale Hüftgelenksluxation	12	Hüftgelenkspfanne

heilung war ungestört. Bis jetzt ist keine wesentliche Resorption feststellbar. Der Fall liegt allerdings erst 13 Monate zurück (Fall Nr. 64).

In drei Fällen von großen posttraumatischen Schädeldefekten deckten wir

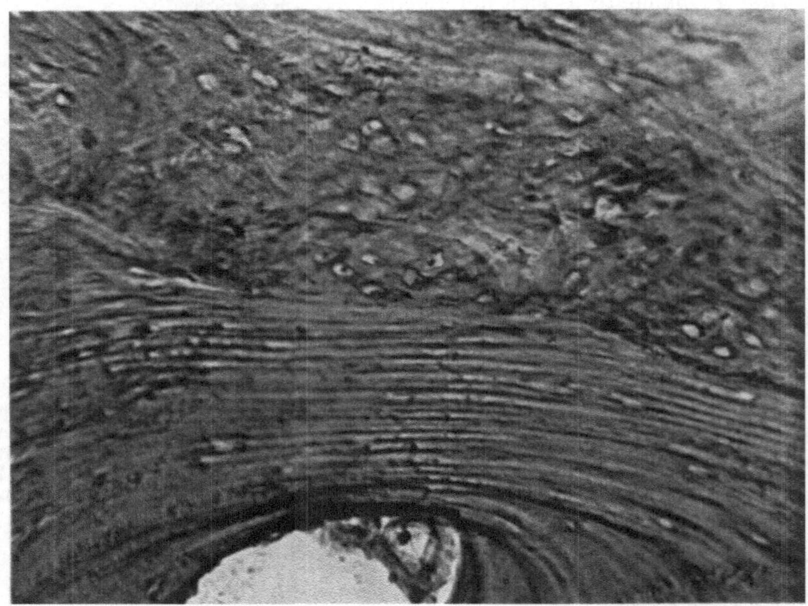

Abb. 145. Probeexcision aus einem konservierten Rippenstück, das vor einem Jahr über dem Infraorbital-bogen ins Subkutangewebe implantiert wurde. Das tote Transplantat ist größtenteils durch lamelläre Spongiosa substituiert. Der Strukturunterschied zwischen dem lebenden Knochengewebe und den toten Transplantatresten kommt im Phasenkontrastbild besonders deutlich zum Ausdruck (Fall 22, Phasenkontrastaufnahme Vergr. 225 : 1).

die Lücke mit konservierten Spänen (Fall Nr. 67, 68 und 90). Der Erfolg war in allen drei Fällen ausgezeichnet (Abb. 146 a bis d).

Bei einem sechsjährigen Mädchen (Fall Nr. 71) mit kongenitaler Hüft-gelenksluxation machten wir eine Pfannendachplastik, indem wir ein ent-

Operationen.

Konser-vierungs-dauer des Spanes in Tagen	Alter des Spenders in Jahren	Blutgruppe		Resultat	
		Empfän-ger	Spender	Wundheilung	Spätresultat
45	63	0	0		guter Einbau, klinisch erfolglos
24	50				guter Einbau, klinisch geheilt
4	55				klinisch geheilt
19	54		A		rascher Einbau, klinisch geheilt
59	57			p. p. ungestört	minimale Resorption
19	63		0		guter Einbau, klinisch geheilt
12	49	A			
9	47	A Rh+	A Rh—		
9	27	A Rh+	A		rascher Einbau, klinisch in Heilung

sprechendes Stück der Hüftgelenkspfanne einer erwachsenen Frau implantierten (Abb. 147 a bis d). Die Wundheilung erfolgte ungestört und der knöcherne Einbau ging überraschend schnell und gut vor sich.

i) Zusammenfassung.

Wenn wir die klinischen Erfahrungen unserer ersten 101 Fälle kurz *zusammenfassen*, so müssen wir unterscheiden zwischen dem Frühresultat, d. h. der Heilung der Weichteilwunde und dem Spätresultat, d. h. dem knöchernen Einbau des Spanes.

Tabelle 15. *Verlauf der Wundheilung.*

Art der Operation, Indikation	Wundheilung		
	p. p. ungestört	p. p. gestört	Fistel
Wirbelsäulenversteifungen	20	—	1
Arthrodesen	10	—	3
Habituelle Schulterluxationen	6	1	—
Pseudarthrosen	18	1	4
Entzündliche Knochendefekte	8	—	2
Knochenzysten	9	—	—
Osteogenes Sarkom	1	—	—
Frische Extremitätenfrakturen	6	—	2
Plastische Operationen	9	—	—
	87	2	12

Tab. 15 gibt eine Zusammenstellung über den Verlauf der *Wundheilung* bei unseren ersten zwei Operationsserien.

Bei der Beurteilung legten wir bewußt einen sehr strengen Maßstab an. Als „p. p. ungestört" wurden nur jene Fälle taxiert, bei denen die Operationswunde ohne die geringste Schwellung und Rötung per primam intentionem heilte. Wunden, die ebenfalls per primam intentionem heilten, die aber eine vorübergehende Schwellung oder Rötung zeigten, wurden als „p. p. gestört" bezeichnet. Unter der Rubrik „Fistel" wurden alle Fälle eingereiht, bei denen auch nur kurze Zeit eine kleine Narbenfistel oder eine teilweise Hautnekrose auftrat. Bei dieser strengen Beurteilung kommen wir auf einen sehr hohen Prozentsatz von Wundstörung: von den 101 Operationswunden heilten nur 87 ohne Störung. Von den 14 Wundheilungsstörungen fallen acht auf die erste Serie von 66 Operationen und sechs auf die zweite Serie von 35 Operationen.

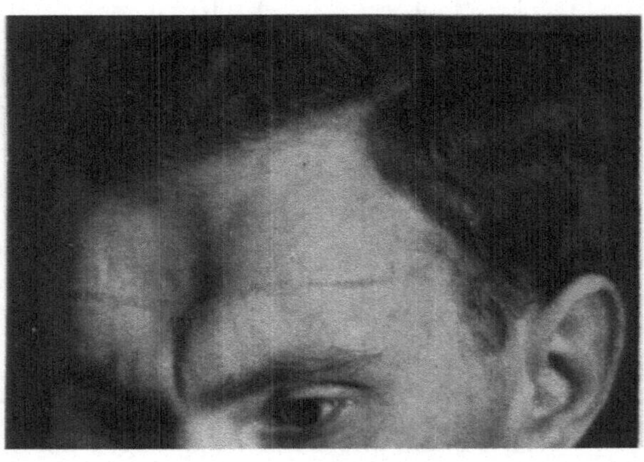

a

b

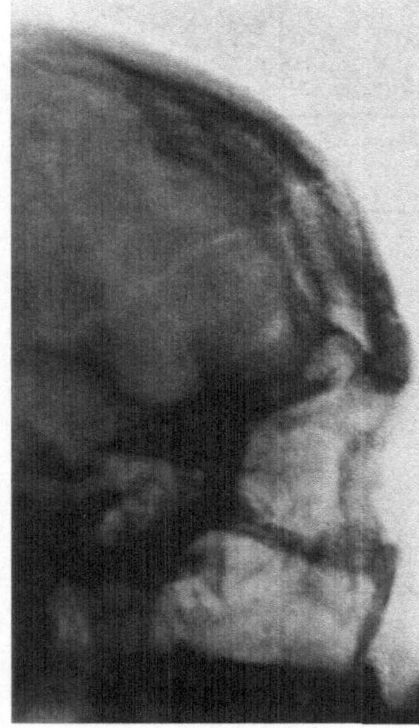

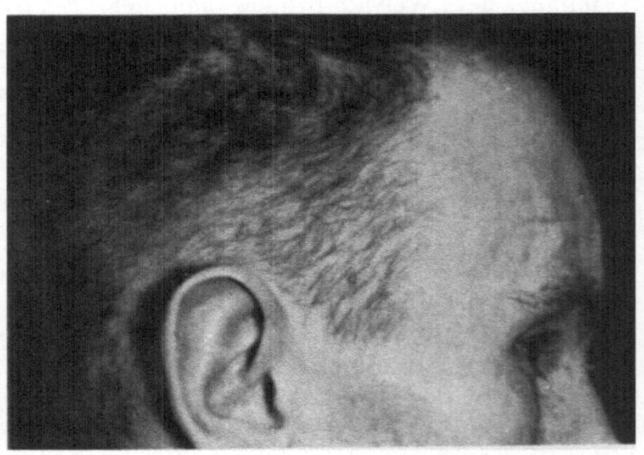

d

Abb. 146a bis d.
a und b große traumatische Lücke im Os frontale.
c und d Zustand 20 Tage nach der plastischen Deckung mit
konservierten Tibiaspänen (Fall Nr. 90).

c

Das Bild ändert sich allerdings, wenn wir nur diejenigen Wundstörungen betrachten, die dem implantierten Span zur Last gelegt werden müssen. Dies ist bei unseren 14 Fällen von gestörter Wundheilung nur viermal der Fall. In zehn Fällen muß die Störung auf andere Ursachen zurückgeführt werden: Bei

einem Patienten (Fall Nr. 75) sahen wir nach einer Spanversteifung der Wirbelsäule eine ernährungsbedingte Hautnekrose mit sekundärem Infekt. Im Fall
Nr. 32, Bolzung einer geschlossenen Calcaneusfraktur, trat in der Operationsnarbe über dem Tuber calcanei ein
tiefer Dekubitus auf. Eine sekundäre
Infektion führte zu einer Osteomyelitis
des Spanes, die schließlich seine Ent-

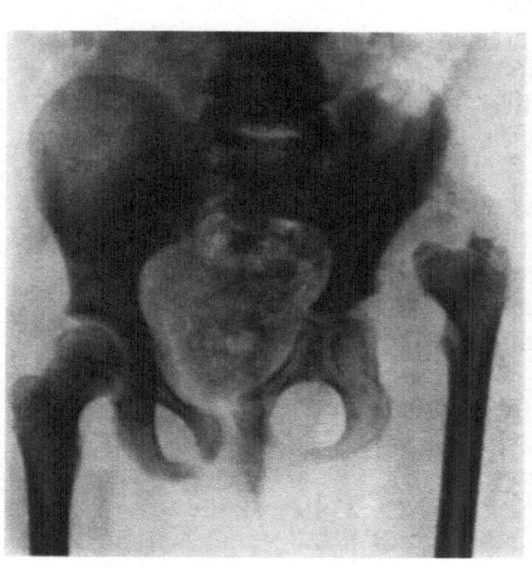

a

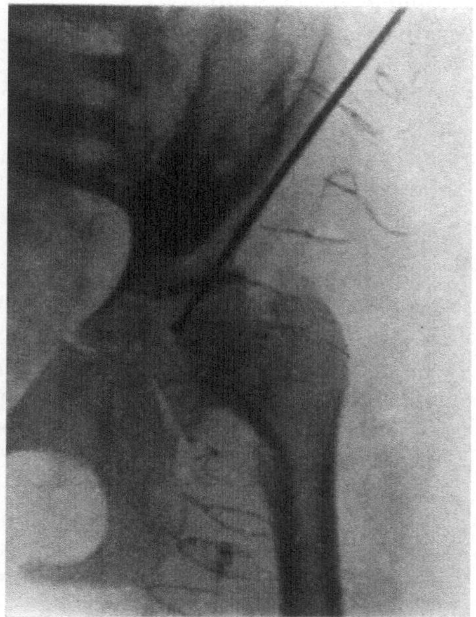

b

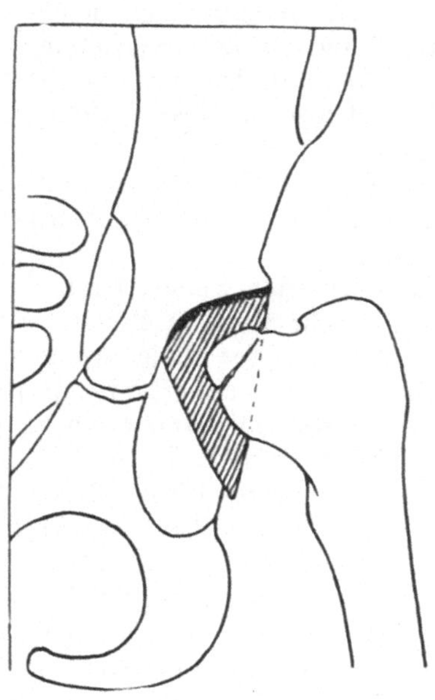

c

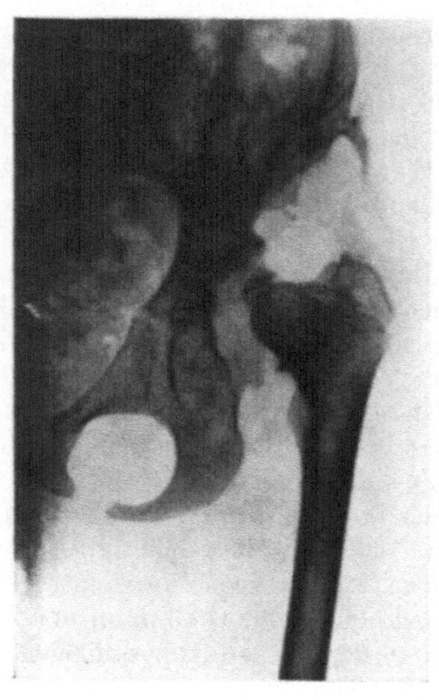

d

Abb. 147 a bis d.　a Kongenitale Hüftgelenksluxation bei einem 6jährigen Mädchen. b Pfannendachplastik durch
Implantation eines konservierten Stückes aus der Hüftgelenkspfanne einer erwachsenen Frau. c zeigt sche-
matisch die Umrisse des Implantates (schraffiert gezeichnet). d Kontrollaufnahme nach $6^1/_2$ Monaten, das
Implantat ist fast vollständig mit der Umgebung vergossen (Fall Nr. 71).

fernung notwendig machte. Im Falle 101 (offene Vorderarmfraktur) entstand eine umschriebene Hautnekrose in der Operationsnarbe. In sieben andern Fällen handelte es sich um Wundinfekte bei Implantationen in ein bereits infiziertes Lager. In allen diesen Fällen konnte im übrigen der Infekt beherrscht und eine klinische Heilung erzielt werden.

In den folgenden vier Fällen muß die Wundstörung auf den implantierten Span zurückgeführt werden: Im Fall Nr. 85 trat im Anschluß an eine Pseudarthroseoperation der Tibia eine Narbenfistel auf. Das trübe Sekret war zunächst steril und enthielt erst im weiteren Verlauf Pyocyaneusbazillen. Beim ersten Verbandwechsel fiel ein penetrierender Geruch nach zersetztem Eiweiß auf. Eine gleiche Störung erlebten wir im Fall Nr. 78, einer Arthrodese des Kniegelenkes bei einem Status nach Osteomyelitis. Die Entzündung lag jedoch schon Jahrzehnte zurück und das Sekret war auch hier steril. — Bei den beiden andern Fällen handelte es sich um geringgradige Wundstörungen, die sich in einer vorübergehenden Rötung und Schwellung der p. p. geheilten Operationsnarbe äußerte. Im Fall Nr. 21 trat die Störung fünf Wochen nach einer Spanverriegelung nach E d e n - B r u n auf und im Fall Nr. 93 sechs Wochen nach Spanimplantation bei einer Tibiapseudarthrose.

Es ist auffällig, daß von den vier spanbedingten Störungen drei der zweiten Operationsserie (35 Fälle) und nur einer der ersten Serie (66 Fälle) angehören. Da die Späne der zweiten Serie anfänglich bei einer Temperatur von nur — 4⁰ C aufbewahrt wurden, liegt die Vermutung nahe, daß es sich bei diesen Wundstörungen vielleicht um Abwehrreaktionen gegen Eiweißzersetzungsprodukte des Spanes handeln könnte. Jedenfalls veranlaßten uns diese Fälle, die Konservierungstemperatur der Späne von — 4⁰ C auf — 15⁰ bis — 18⁰ C zu reduzieren.

Der Prozentsatz der Wundstörungen scheint im übrigen bei den konservierten Spänen nicht höher zu sein als bei autologen, frischen Spänen. Bei einer eigenen Vergleichsserie von 48 autologen Transplantationen in ein nicht infiziertes Lager trat viermal eine leichte Wundstörung (Schwellung und Rötung) und zweimal eine vorübergehende Fistel auf. Die primäre Verträglichkeit der konservierten homologen Späne steht also offenbar derjenigen der frischen autologen Transplantate nicht nach.

Wenn unsere Resultate in bezug auf banale Wundinfektionen zufriedenstellend sind, so müssen anderseits die beiden Fälle von postoperativem Ikterus (Nr. 8 und Nr. 9) entschieden zur Vorsicht mahnen.

Das *Spätresultat*, d. h. der Einbau der konservierten Späne, kann nur bei jenen Fällen einigermaßen beurteilt werden, die mehr als zehn Monate zurückliegen. Tab. 16, S. 185, gibt eine Zusammenstellung dieser Fälle, wobei neben dem Verhalten des Spanes auch das klinische Resultat vermerkt ist. Dort, wo zwei Späne implantiert wurden, z. B. bei den Wirbelsäulenversteifungen nach H e n l e, wurde jeder Span als halb taxiert. Wenn also z. B. im Fall 8 ein Span sich vollständig resorbierte und ein Span schwere diffuse Resorptionserscheinungen zeigte, so zählte dies in jeder dieser Rubriken als ein halber Fall. Die bei der Spondylitis tuberculosa verzeichneten zwölf „Heilungen" gelten unter allem Vorbehalt, da das endgültige Heilungsresultat bei dieser Krankheit nach zwei Jahren noch nicht beurteilt werden kann. Dasselbe gilt für die umschriebenen Tuberkuloseherde an andern Stellen des Skelettes.

Die Tabelle zeigt, daß bei 77 Operationen der Einbau der Späne 61mal ungestört war, während in 16 Fällen Einbaustörungen auftraten. Unter den Einbaustörungen überwiegen die diffusen Resorptionserscheinungen. Wir beobachteten diese weitaus am häufigsten bei Spanversteifungen der Wirbelsäule wegen Spondylitis tuberculosa. In zwei Fällen sahen wir außerdem eine

Tabelle 16.

Art der Operation, Indikation	Anzahl der Fälle	Verhalten des Spanes					Klinisches Resultat	
		ungestörter Einbau	leicht diff. Resorption	schwere diff. Resorption	umschr. Res. (Ermüdungs- fraktur)	Totalverlust	geheilt	ungeheilt
Wirbelsäulenversteifung bei Spondylitis tuberculosa	13	5	$4^1/_2$	$2^1/_2$	—	1	12	1
Wirbelsäulenversteifung bei Frakt. oder Diskushernie	4	4	—	—	—	—	4	—
Arthrodesen	12	$10^1/_2$	—	—	$1^1/_2$	—	11	1
Arthrorisen (Eden-Brun)	5	4	1	—	—	—	5	—
Schenkelhalspseudarthrosen	5	5	—	—	—	—	5	—
Pseudarthrosen langer Röhrenknochen	10	8	—	1	1	—	8	2
Unterkieferpseudarthrosen	1	$1/_2$	$1/_2$	—	—	—	1	—
Pseudarthr. d. Daumengrundgliedes	1	—	—	—	1	—	1	—
Osteomyelitis	3	3	—	—	—	—	3	—
Umschriebene Knochen-Tbc.	4	4	—	—	—	—	4	—
Zysten (Osteoklastome, sol. Zysten)	4	3	1	—	—	—	3	1
Osteogenes Sarkom	1	1	—	—	—	—	—	1
Frische Extremitätenfrakturen	6	5	—	—	—	1	6	—
Plastische Operationen	8	8	—	—	—	—	8	—
	77	61	7	$3^1/_2$	$3^1/_2$	2	71	6

umschriebene Resorption der Späne auf der Höhe des Krankheitsherdes. Für dieses Schicksal der Späne war vielleicht zum Teil eine falsche Indikationsstellung verantwortlich. Im übrigen glauben wir, daß die auffällige Häufung der Resorptionserscheinungen bei den Spondylitisfällen auch auf einer Kälteschädigung der Späne beruhen könnte. Von den 13 Fällen wurden zwölf auswärts operiert und die Späne in Kohlensäureschnee, d. h. bei einer Temperatur von zirka — 75° C transportiert. Der in unserer Klinik operierte Fall von Spondylitis tuberculosa zeigte nur minimale Resorptionserscheinungen der Späne. Bei den ebenfalls in unserer Klinik versteiften Wirbelfrakturen und Diskushernien sahen wir in keinem Fall eine übermäßige Spanresorption. Umschriebene Resorption des Spanes oder Ermüdungsfrakturen erlebten wir — abgesehen von den zwei Spondylitisfällen mit umschriebener Resorption auf der Höhe des tuberkulösen Wirbels — viermal. In einem Fall von Arthrodese des Hüftgelenkes implantierten wir zwei Rippenspäne. Ein Span baute sich vollkommen ein, während der andere Span bei der Nachkontrolle nach zwei Jahren umschriebene Resorptionszonen aufwies. Bei einem zweiten Fall von Hüftgelenksarthrodese wurde die Adduktionskontraktur ungenügend korrigiert, worauf ebenfalls eine Ermüdungsfraktur im Span auftrat. Zwei weitere Fälle von Ermüdungsfrakturen erlebten wir bei Pseudarthroseoperationen. In einem Fall von Tibiapseudarthrose trat nach anfänglich gutem Einbau ein Jahr nach der Operation eine Ermüdungsfraktur des Spanes auf. In einem Fall von Pseudarthrose des Daumengrundgliedes versteiften wir mit einem Rippenspan gleichzeitig das Grundgelenk. Die Pseudarthrose heilte, auf der Höhe des Grundgelenkes bildete sich jedoch im Span eine umschriebene Resorptionszone und damit eine Nearthrose.

Den völligen Verlust eines Spanes erlebten wir dreimal: in zwei Fällen von Spondylitis tuberculosa wurde je ein Henle-Span vollständig resorbiert (zweimal ein halb Spanverlust); einen weiteren Span mußten wir — wie bereits erwähnt — wegen einer Osteomyelitis nach Decubitus entfernen.

Der Einbau von Corticalisspänen erfolgte regelmäßig wesentlich langsamer als derjenige von Spongiosa. Um den Einbau dieser Späne zu beschleunigen, verwendeten wir mehrfach zusätzlich autologe frische Spongiosa. Ob dadurch ein rascherer und zuverlässigerer Einbau erzielt wird, läßt sich nach den wenigen Fällen noch nicht sicher entscheiden [1]. Auch der Entscheid, ob die konservierten, homologen Späne langsamer eingebaut werden als die frischen autologen, kann noch nicht mit Sicherheit gefällt werden. Gefühlsmäßig glauben wir, daß dies so ist. Vergleiche mit frischen, autologen Corticalisspänen zeigten uns aber, daß auch diese, selbst im geschlossenen knöchernen Lager, oft erst nach Jahren ins Stadium des funktionellen Einbaues kommen.

Was die klinischen Resultate der 77 mehr als zehn Monate zurückliegenden Operationen anbetrifft, so müssen wir sechs Mißerfolge verzeichnen. Im Falle des osteogenen Sarkoms ist für den Mißerfolg das schon sehr weit vor-

---

[1] **Anmerkung bei der Korrektur.** Seit der Drucklegung verwendeten wir bei mehr als 30 weiteren Spanimplantationen zusätzlich frische Eigenspongiosa. Wir sind überzeugt, daß dadurch der Einbau der Späne beschleunigt wird. Am 5. Internationalen Kongreß für orthopädische Chirurgie und Traumatologie (1951, Stockholm) berichtete Palmer über interessante Transplantationsversuche an Hunden. Er überbrückte Defekte langer Röhrenknochen mit entsprechenden „tubulären" Corticalisspänen (Homoplastik). Die Transplantate fielen der Resorption anheim. Wenn jedoch gleichzeitig Eigenspongiosa mitverpflanzt wurde, trat keine Resorption ein, sondern die Späne bauten sich in kurzer Zeit ein. Auch nachträgliche Spongiosatransplantation brachte die bereits eingesetzte Resorption zum Stillstand und führte zum Einbau der Späne.

geschrittene Stadium des Leidens verantwortlich. Von den fünf andern unge-
heilten Fällen entfallen zwei auf Pseudarthroseoperationen. Der eine Fall betrifft die erwähnte Ermüdungsfraktur des Spanes bei einer Tibiapseudarthrose,
der andere Fall eine Tibiapseudarthrose, die mit einer offenen Marknagelung
und gleichzeitiger Implantation konservierter Spongiosa behandelt wurde. Es
trat eine Marknagelfraktur und eine diffuse Resorption des Implantates ein.
Die Pseudarthrose bei dieser 70jährigen Patientin wurde daraufhin noch einmal
freigelegt und mit einem eingelegten, konservierten Fibulaspan fixiert. Heute
— nach neun Monaten — scheint die Heilung gesichert. Ein Mißerfolg bei einer
Hüftgelenksarthrodese ist auf einen technischen Fehler bei der Operation
(ungenügende Korrektur der Adduktionsstellung) zurückzuführen. Dasselbe
gilt wohl für das Recidiv einer solitären Zyste, die offenbar zu wenig gründlich
ausgekratzt wurde. Ein letzter Mißerfolg schließlich, das Weiterschreiten einer
Spondylitis tbc. nach der Spanimplantation, beruht wahrscheinlich auf einer
falschen Indikationsstellung. In allen diesen Fällen hätte der Mißerfolg auch
bei der Verwendung eines frischen autologen Spanes eintreten können.

8. Der heutige Stand der Knochenkonservierung.

Die bisher allgemein übliche autoplastische Knochentransplantation ist mit
zahlreichen Nachteilen verbunden. Wenn wir diese Nachteile vermeiden wollen,
so stellt der homologe Knochenspan den besten Ersatz für den autologen dar.
Die routinemäßige Anwendung der Homoplastik scheiterte bisher vor allem
an der größeren Infektionsgefahr und an der Spenderfrage. Die Infektionsgefahr ist heute durch die modernen Chemotherapeutica und Antibiotica
wesentlich kleiner geworden. Die Spenderfrage kann durch die Knochenkonservierung gelöst werden.

Da auch frisch entnommene, autoplastisch verpflanzte Späne in kurzer Zeit
absterben, ist ein Überleben der Zellen offenbar nicht von entscheidender
Bedeutung für den Transplantationserfolg. Die biologische Funktion des Spanes,
die Anregung der Osteogenese beruht möglicherweise auf dem in der Grundsubstanz enthaltenen osteogenetischen Faktor L e v a n d e r s. Die Knochenkonservierung muß in erster Linie diese osteogenetische Substanz erhalten. Die
ältesten Konservierungsverfahren, das Auskochen oder Mazerieren der Späne,
zerstören die osteogenetische Substanz. Bei der Kältekonservierung dagegen
behalten die Späne — mindestens teilweise — ihre osteogenetischen Eigenschaften. Sehr tiefe Temperaturen schaden allerdings den Spänen. Der optimale
Temperaturbereich scheint zwischen — 12° bis — 20° C zu liegen. Die Konservierung unter flüssigem Paraffin bietet verschiedene Vorteile. Neben der Kältekonservierung wird von einzelnen Autoren auch die Aufbewahrung in wässeriger
Merthiolat-Lösung empfohlen.

Einige Autoren bezeichnen die Verwendung konservierter Knochenspäne
heute schon als Standardverfahren, das die Autoplastik in kurzer Zeit verdrängen werde. Wir teilen diese Ansicht nicht. Die Frage der Konservierungsmethode ist noch keineswegs endgültig gelöst. Alle bisher bekannten Verfahren
scheinen die Späne irgendwie zu schädigen. Sowohl die in der Kälte, als auch
die im Merthiolat aufbewahrten Späne heilen im Tierexperiment langsamer ein,
als frische Späne. Die klinischen Resultate mit konservierten Spänen sind zwar
erstaunlich gut. Wir dürfen aber nicht übersehen, daß das Endresultat einer
Knochentransplantation oft erst nach Jahren oder Jahrzehnten beurteilt werden
kann. Solange diese Endresultate nicht vorliegen, läßt sich auch über die
Methode der Knochenkonservierung nichts Endgültiges sagen. Bis jetzt steht

lediglich fest, daß die konservierten Späne primär ebensogut einheilen und toleriert werden, wie frische autologe Späne. Diese überraschend gute Verträglichkeit haben wir wohl in erster Linie der regelmäßigen Anwendung von Penicillin zuzuschreiben. Wir glauben, daß die früher bei der Homoplastik häufig beobachteten „Intoleranzerscheinungen" meistens auf bakteriellen Infektionen beruhten. Der definitive Einbau scheint bei konservierten Spänen langsamer vor sich zu gehen, als bei frischen, autologen Transplantaten. Ob auch häufiger Störungen des Einbaues vorkommen, wird erst eine größere Erfahrung lehren. Wir können uns zwar vorstellen, daß durch verbesserte Konservierungsmethoden die Resultate noch weiter verbessert werden. Aber auch das beste Konservierungsverfahren kann die Unterschiede zwischen dem homologen Span und dem autologen Span nicht beseitigen. Dank seiner vollkommenen Übereinstimmung in der Eiweißstruktur wird der autologe Span dem homologen in bezug auf den Einbau wohl immer überlegen bleiben. Wir glauben deshalb nicht, daß die Homoplastik mit konservierten Knochenspänen die Autoplastik jemals vollständig verdrängen wird, wir glauben, daß beide Methoden nebeneinander ihre Berechtigung haben werden. Wir werden deshalb in Zukunft von Fall zu Fall entscheiden müssen, welche der beiden Methoden angezeigt ist. Wenn wir nicht nur den Einbau des Spanes, sondern alle Vor- und Nachteile der beiden Methoden abwägen, so gibt es zahlreiche Fälle, bei denen der konservierte Span der Autoplastik vorzuziehen ist.

Neben der Ausarbeitung des besten Konservierungsverfahrens ist die Aufstellung von Richtlinien für die Indikation eine nächste Aufgabe der Zukunft. Das Anwendungsgebiet der konservierten Späne läßt sich heute schon in den Umrissen erkennen. Im allseitig geschlossenen knöchernen Lager steht der konservierte Span auch in bezug auf Einbau dem frischen Span nur wenig nach. Für die Plombierung von Knochenhöhlen möchten wir die Methode nicht mehr missen. Gerade bei entzündlichen Knochendefekten haben die „billigen" konservierten Späne den großen Vorteil, daß ein allfälliger Verlust weniger ins Gewicht fällt, als wenn es sich um einen „wertvollen" autologen Span handelt. Die chirurgische Entfernung entzündlicher Knochenherde, zusammen mit der lokalen antibiotischen Therapie und dem primären Ersatz des Defektes mit konserviertem Knochenmaterial eröffnet neue Aspekte in der Behandlung der chronischen Osteomyelitis und der Knochentuberkulose. Bei zahlreichen Eingriffen der Wiederherstellungschirurgie kann der konservierte Span die Autoplastik ersetzen. Dies gilt auch für die Spanverriegelung bei der habituellen Schulterluxation, sowie für gewisse frische Frakturen. Bei den letzteren besteht die Aufgabe des Spanes vor allem in der Fixation der Fragmente (internal fixation). Diese rein mechanische Aufgabe erfüllt der konservierte Span ebensogut wie der frische. Gegenüber der Metallfixation hat er den Vorteil, daß er nicht entfernt werden muß und zudem noch osteogenetisch wirkt. Aber auch bei Pseudarthrosen langer Röhrenknochen rechtfertigen die bisherigen Erfahrungen eine weitere Prüfung des konservierten Spanes. Besonders aussichtsreich scheint uns seine Verwendung dort, wo er — ähnlich wie bei der frischen Fraktur — in erster Linie der mechanischen Fixation dienen soll. Zur vermehrten Anregung der Osteogenese kann zusätzlich frische Eigenspongiosa implantiert werden. Ob konservierte Späne genügend osteogenetische Kraft besitzen, um auch als einfache aufgelegte Späne im Sinne P h e m i s t e r s eine Pseudarthrose zu heilen, können wir heute noch nicht entscheiden.

Wir sind auf Grund der bisherigen Erfahrungen überzeugt, daß die Transplantation konservierter Späne einmal zu den Standardmethoden der Chirurgie zählen wird. Die Methode bedarf jedoch noch des weiteren Ausbaues durch zielbewußte Experimente und klinische Beobachtung. Heute möchten wir noch warnen vor einer kritiklosen und unsystematischen Anwendung der Knochenkonservierung. Sie sollte vorläufig nur von jenen angewendet werden, die auch bereit sind, experimentell und klinisch an der Weiterentwicklung der Methode mitzuarbeiten. Aus diesem Grunde halten wir auch die Eröffnung von Knochenspendezentralen für unrichtig. Auch dann, wenn die Knochenkonservierung einmal so weit gediehen sein wird, daß sie allgemein empfohlen werden kann, zweifeln wir an der Zweckmäßigkeit von „bone banks" im Sinne der „blood bank". Wir können die Knochenspäne nicht ohne weiteres mit dem Blut vergleichen und die dort bewährte Organisation der Konservierung übernehmen. Die einwandfreie, sterile Knochenentnahme ist wesentlich komplizierter und läßt sich nicht ohne weiteres serienmäßig ausführen wie die Blutentnahme. Vor allem ist aber jede Knochenimplantation ein höchst verantwortungsvoller Eingriff. Wir glauben nicht, daß es von Gutem wäre, die Verantwortung zu teilen, indem der eine die Knochenentnahme und -konservierung und der andere die Indikationsstellung, Implantation und Nachbehandlung übernimmt. Wir sehen die Lösung darin, daß jede Klinik die Entnahme und Konservierung von Knochenmaterial selbst besorgt und damit auch die ungeteilte Verantwortung für ihre Knochentransplantationen übernimmt.

Literaturverzeichnis.

A b b o t t, L. C. and A. M. G o o d w i n: Observations on Bone Formation in Abdominal Wall Following Transplantation of Mucous Membrane of Urinary Bladder. Preliminary Report. Can. med. Ass. Journ. **26**, 393 (1932).

— — Heterotopic Bone Formation Produced by Epithelial Transplants from Urogenital Tract of Dogs, Rabbits, Guinea-pigs and Cats. Journ. of Urol. **40**, 294—311 (1938).

— J. B. S a u n d e r s, de C. M. and F. C. B o s t: Arthrodesis of the Wrist with the Use of Grafts of Cancellous Bone. J. Bone and Joint Surg. **24**, 883—898 (1942).

— and G. C. G i l l: The Use of Cancellous Bone Grafts in Orthopaedic Surgery. Medico-Surgical Tributes to Harold Brunn. University of California Press, 1942.

— The Use of Iliac Bone in the Treatment of Ununited Fractures. Am. Acad. Orthop. Surgeons, Lectures on Reconstruction Surgery. Pp. 13—22. Ann Arbor, Michigan: Edward Bros. Inc., 1944.

— F. C. B o s t, E. R. S c h o t t s t a e d t, W. E. S t e r n and H. J. M c C o r k l e: The Use of Penicillin Therapy in Conjunction with Free Bone Grafting in Infected. Areas. Surg. Gynec. and Obstet. **83**, 101 (1946).

— E. R. S c h o t t s t a e d t, J. B. S a u n d e r s and F. C. B o s t: The Evaluation of Cortical and Cancellous Bone as Grafting Material. J. Bone and Joint Surg. **29**, 381 (1947).

A l b e e, F. H.: An Experimental Study of Bone Growth and the Spinal Bone Transplant. J. A. M. A. **60**, 1044 (1913).

— Original Surgical Uses of the Bone-Graft. A Report of Two Hundred and Fifty Cases. Surg. Gynec. and Obstet. **18**, 699—718 (1914).

— Bone-Graft Surgery. Philadelphia: W. B. Saunders Co., 1915.

— Fundamentals in Bone Transplantations. Experiences in Three Thousand Bone Graft-Operations. J. A. M. A. **81**, 1429 (1923).

— Bone Graft for Fractures of the Spine. Surgical Clinic of North America **5**, 456 (1925).

— Injuries and Diseases of the Hip. New York: Hoeber, 1937.

— Bone Graft Surgery in Disease, Injury and Deformity. New York: D. Appleton-Century Co., 1915 and 1940.

— Evolution of Bone Graft Surgery. Am. J. Surg. **63**, 421, 436 (1944).

— Orthopedic and Reconstruction Surgery, Industrial and Civilian. P. 144. Philadelphia: W. B. Saunders Co., 1919 and 1944.

— and M o r r i s o n: Studies in Bone Growth. Ann. Surg. **71**, I, 32.

A l b e r t, F.: Etude biologique des greffes osseuses. XIe Congr. de la Soc. Internat. de Chir., Bruxelles 1938, Vol. 1, 314.

A l l g ö w e r, M.: Die Wirkung von Kalzium und Serum auf die Wanderung von zitratgeschädigten menschlichen Leukozyten. Experientia **5**, 405 (1949).

— Persönliche Mitteilung.

A l t m a n n, K.: Experimentelle Untersuchungen über mechanische Ursachen der Knochenbildung. Z. Anat. **114**, 457 (1949/50).

— Untersuchungen über Frakturheilung unter besonderen experimentellen Bedingungen. Ein Beitrag zur Biomechanik der Frakturheilung. Z. Anat. **115**, 52 (1950).

A n n e r s t e n, S.: Experimentelle Untersuchungen über die Osteogenese und die Biochemie des Frakturkallus. Acta chir. scand. **84**, Suppl. 60 (1940).

— Über die Osteogenese bei der Frakturheilung. Der Chirurg **13**, 76 (1941).

A n s c h ü t z: Über Knochenimplantation. Münch. med. Wschr. **1909**, 1712.

A r m s t r o n g, J. R.: Bone Grafting in the Treatment of Fractures. Baltimore: The Williams and Wilkins Co., 1945.

A s a d a: Über die Histogenese und die Ossifikation des Kallus. Archiv f. klin. Chirurgie **177**, 199 (1927).

A s a m i G o i c h i and W. D o c k: Experimental Studies of Heteroplastic Bone Formation. J. of exper. med. **32**, 745 (1920).

A x h a u s e n, G.: Diskussion zu A. Neumann, Demonstration eines Falles von Osteoplastik. Verhandlgn. d. Dtsch. Ges. f. Chir. 1908, S. 49, 1. Teil.
— Histologische Untersuchungen über Knochentransplantation am Menschen. Dtsch. Z. Chir. **91**, 388 (1908).
— Die pathologisch-anatomischen Grundlagen der Lehre von der freien Knochentransplantation beim Menschen und beim Tier. Beiheft 2, Med. Klin. **1908**, 23.
— Die histologischen und klinischen Gesetze der freien Osteoplastik auf Grund von Tierversuchen. Archiv f. klin. Chirurgie **88**, 23 (1909).
— Über den Vorgang partieller Sequestrierung transplantierten Knochengewebes. Archiv f. klin. Chirurgie **89**, 281 (1909).
— Zur Frage der freien Osteoplastik. Zbl. Chir. **1909**, II, 133.
— Kritische Bemerkungen und neue Beiträge zur freien Knochentransplantation. Archiv f. klin. Chirurgie **94**, 241, 281, 296 (1911).
— Nekrose des proximalen Bruchstückes bei Schenkelhalsbruch. Archiv f. klin. Chirurgie **120**, 325 (1922).
— Über die erhöhte Anwendbarkeit der freien Knochenüberpflanzung in der Kieferchirurgie mittels der Knochenvorpflanzung. Der Chirurg **1928**, I, 23.
— Ernährungsunterbrechungen am Knochen. Handbuch für Pathologie **9**, 3 (1937).
— Ist die „klassische Osteoblastenlehre" bei der freien Knochentransplantation unhaltbar geworden? Der Chirurg **22**, 163 (1951).

A x h a u s e n, W.: Die Quellen der Knochenneubildung nach freier Knochenüberpflanzung. Referat am Deutschen Chirurgenkongreß 1951 in München.
— Experimentelle Untersuchungen zur Theorie der „induzierten" Knochenneubildung (Levander). Langenbecks Archiv und Dtsch. Z. Chir. **266**, 381—398 (1950).

B a d o, J. L.: Experiences in the Treatment of intracapsular Fractures of the Neck of the Femur. J. Bone and Joint Surg. **30 A**, 294 (1948).

B a e t z n e r, W.: Über experimentelle freie Periostverpflanzung. Archiv f. klin. Chirurgie **118**, 504 (1921).

B a h l s, G.: Über das Schicksal des Knochengewebes bei der autoplastischen Knochentransplantation. Beiträge zur klin. Chirurgie **166**, 535 (1937).

B a l d w i n, H. A.: Skin Grafting. Med. record **98**, 686 (1920).

B a n c r o f f t, F. W.: The Use of Small Bone Transplants in Bridging a Bone Defect. Ann. Surg. **67**, 457 (1918).
— Bone Repair Following Injury and Infection. Arch. of Surg. **5**, 646 (1922).
— Process of Union after Fracture. Ann. Surg. **90**, 546 (1929).

B a r t h, A.: Über histologische Befunde nach Knochenimplantation. Archiv f. klin. Chirurgie **46**, 409 (1893).
— Über Osteoplastik in histologischer Beziehung. Archiv f. klin. Chirurgie **48**, 466 (1894).
— Histologische Untersuchung über Knochenimplantation. Ziegler Beitr. z. Path. Anat. **17**, 65 (1895).
— Über künstliche Erzeugung von Knochengewebe. Berlin. klin. Wschr. **1896**, 9.
— Über Osteoplastik. Archiv f. klin. Chirurgie **86**, 859 (1908).

B a s c h k i r z e w, N. J. und N. N. P e t r o w: Beiträge zur freien Knochenüberpflanzung. Dtsch. Z. Chir. **113**, 490 (1912).

B a s s e t, A.: Les fractures du col de femur. (Annales de la Clinique Chirurgicale du Professeur Pierre Delbet No. 7.) Paris: Félix Alcan, 1920.

B a s t, S u l l i v a n and G e i s t: The Repair of Bone. Anat. Rec. **31**, 255 (1925).

B a u e r, C.: Replantation der callusbildenden Gewebe. Archiv f. klin. Chirurgie **156**, 256 (1929).

B e l c h i e r, J.: An Account of the Bones of Animals Being Changed to a Red Colour by Ailment only. Philosoph. Trans. Royal Soc. London **39**, 287 (1738).

B e l l, G. H.: Remarks on Growth and Healing of Bone. Brit. M. Bull. **3**, 76 (1945).

B e n e s c h, R., M. R. A. C h a n c e and L. E. G l y n n: Inhibition of Bone Calcification by Sulphonamide. Nature (London) **155**, 203 (1945).

B e r g and T h a l h i m e r: Regeneration of Bone. Ann. Surg. **67**, 331 (1918).

B e r g e l, S.: Die Behandlung der verzögerten Kallusbildung und der Pseudarthrosen mit Fibrininjektionen. Berl. klin. Wschr. **53**, 32 (1916).

B e r g e m a n n, W.: Wie lange nach dem Tode oder nach der Amputation bleibt der Knochen bezüglich seiner Keimfreiheit transplantationsfähig? Archiv f. klin. Chirurgie **90**, 279 (1909).

B e r g m a n n, E.: Der Anteil der einzelnen Wachstumszonen am Längenwachstum der Knochen. Dtsch. Z. Chir. **213**, 303 (1929).

B e r n d t, F.: Zur Frage des Periostes bei der Muskelverknöcherung. Archiv f. klin. Chirurgie **65**, 235 (1902).

B e r t e l s e n, A.: Experimental Investigations into Postfetal Osteogenesis. Acta orthoped. Scandinavica **15**, 139 (1944).

B i c k e l, W. H., J. J. H i n c h e y and O. T. C l a g e t t: Treatment of Severe Scoliosis with Rib Resection and Immediate Fusion of Vertebrae. Proc. Staff. Meet. Mayo Clin. **19**, 401 (1944).

B i e r, A.: Osteoplastische Nekrotomie nebst Bemerkungen über die an der Kieler chirurgischen Klinik ausgeführten Methoden der Nekrotomie. Archiv f. klin. Chirurgie **43**, 121 (1892).

— Die Bedeutung des Blutergusses für die Heilung des Knochenbruches. Heilung von Pseudarthrosen und von verspäteter Callusbildung durch Bluteinspritzung. Med. Klinik **1**, 6—34 (1905).

— Diskussionsbeitrag betreffend Vortrag von K a t z e n s t e i n, M.: Über Entfernung von Steckschüssen aus Gelenken. Berl. klin. Wschr. **20**, 490—492 (1917).

— Über Knochenregeneration, über Pseudarthrosen und über Knochentransplantation. Archiv f. klin. Chirurgie **127**, 1 (1923).

B i e s a l s k i, K.: Zweck und Schicksal des Albeespans im spondylitischen Gibbus. Archiv f. klin. Chirurgie **127**, 667 (1923).

B i l l r o t h, Th.: Über Knochenresorption. Archiv f. klin. Chirurgie **2** (1862).

B i n s w a n g e r, H.: Über physikalische Zustandsänderungen an Knochentransplantaten und krankhaft veränderten Knochen. Dtsch. Z. Chir. **203/204**, 413 (1927).

B i r c h e r, E.: Die Elfenbeinstifte als osteoplastischer Ersatz. Fortschr. a. d. Geb. d. Röntgenstrahlen **11**, 321 (1907).

B i s g a r d, J. D.: Osteogenesis. An Experimental Study. Arch. of Surg. **30**, 748—776 (1935).

— Ossification. The Influence of the Mineral Constituents of Bone. Arch. of Surg. **33**, 926—939 (1936).

— Transplanted Epiphysial Cartilage. Arch. of Surg. **39**, 1028—1030 (1939).

— and H. H. M a c u m b e r: Influence of Bone Ash on the Repair of Bone. Arch. of Surg. **40**, 984—987 (1940).

B i t t n e r, W.: Über Knochenplastik nach Resektionen an langen Röhrenknochen. Zbl. Chir. **1910**, 571.

B l a i s d e l l, F. E.: The Osteogenetic Function of the Periosteum. Arch. of Surg. **11**, 933—945 (1925).

B l o c k, W. und V. P l e n g e: Callusbeeinflussung durch Fraktur-rekonvalescens-Serum. Archiv f. klin. Chirurgie **190**, 365 (1937).

B l o c k, W.: Die Bedeutung mechanischer Faktoren bei der Knochenbruchheilung. Archiv f. klin. Chirurgie **196**, 557 (1939).

— Die normale und gestörte Knochenbruchheilung. Neue Deutsche Chirurgie **62** (1940).

— Folgerungen für die Praxis aus neueren Erkenntnissen über die Knochenbruchheilung. Münch. med. Wschr. **1941**, II, 810.

B l o c k e r, T. G. and L. R. W e i s s: Use of Cancellous Bone in the Repair of Defects about the Jaws. Ann. Surg. **123**, 622 (1946).

B l o n d, K.: Ein Beitrag zur Lehre von der Osteoplastik. Archiv f. klin. Chirurgie **125**, 378 (1923).

B l u m, G.: Phosphatase and Repair of Fractures. Lancet **2**, 75 (1944).

B o d e, F.: Über das Bruchhämatom. Arch. f. orthop. Chir. u. Unfallchir. **39**, 698 (1939).

B o e m i n g h a u s, H.: Untersuchungen über die Beeinflußbarkeit des Knochenwachstumes und der Knochenregeneration. Dtsch. Z. Chir. **238**, 684 (1933).

B ö h m i g, R.: Zur Frage und Kritik der Knochensubstitution auf Grund der Histologie eines Albeespanes. Beiträge zur klin. Chirurgie **149**, 663 (1930).

B o l i a r s k y, N. N.: Cow's Horn as Plastic Material in Treating False Joints and Fractures. Vestnik Khir. **IX**, 244 (1927).

B o n o m e: Zur Histogenese der Knochenregeneration. Virchows Archiv **100**, 293 (1882).

B o r s t und E n d e r l e n: Transplantation von Gefäßen und Organen. Dtsch. Z. Chir. **99**, 54 (1909).

B o r s t, M.: Die Verpflanzung normaler Gewebe in ihrer Beziehung zur zoologischen und individuellen Verwandtschaft. 17. Internat. Med. Kongreß, London 1913.

— Das pathologische Wachstum. In: Pathologische Anatomie von L. A s c h o f f. Allg. Teil, Jena, 1936.

B o s s, W.: Verknöcherung in Bauchnarben. Zbl. Chir. **1922**, 1339.

B o y d, H. B.: Congenital Pseudarthrosis Treatment by Dual Bone Grafts. J. Bone and Joint Surg. **23**, 497 (1941).

— The Treatment of difficult and unusual Nonunions. J. Bone and Joint Surg. **25**, 535 (1943).

— The Bridging of Bone Defects. Am. Acad. of Orthopaedic Surgery, Lectures p. 522 to 531 (1944).

B r a e u n i g: Zbl. Chir. **1924**, 852.

B r a i l s f o r d, J. F.: Plasticity of Bone. Brit. Journ. of Surgery **32**, 345—357 (1945).

B r a m a n n, v.: Verhandlungen der Deutschen Gesellschaft f. Chirurgie **1894**, I, 127.

— Verhandlungen der Deutschen Gesellschaft f. Chirurgie **1904**, I, 149.

B r a n d e n b e r g e r, E. und H. R. F i n z: Über die Natur der Verkalkung bei Mensch und Tier und das Verhalten der anorganischen Knochensubstanz im Falle der hauptsächlichsten menschlichen Knochenkrankheiten. Helv. Med. Acta, Suppl. 16 (1945).

B r a n d e n b e r g e r, E.: Zum Begriff des Dauerbruches und der Ermüdung. Ztschr. f. Unfallmed. u. Berufskrankheiten **40**, 7 (1947).

B r a u n: Zur Knochenplastik. Verhandlungen der Deutschen Gesellschaft f. Chirurgie **1908**, I, 45.

B r e n t a n o: Beitrag zur Knochenüberpflanzung in Röhrenknochendefekten. Verhandlungen der Deutschen Gesellschaft f. Chirurgie **1908**, I, 41.

B r i g g e, E. K.: The Treatment of Chronic Osteomyelitis. J. Bone and Joint Surg. **28**, No. 3 (1946).

B r o o k s, B a r n e y: Studies in Regeneration and Growth of Bone. The Demonstration of New Formed Bone by Intravital Staining. Ann. Surg. **65**, 704 (1917).

— — Studies in Bone Regeneration. An Experimental Study of Bone Transplantation by Means of a Vitalstain. Ann. Surg. **66**, 625 (1917).

— — Studies in Bone Transplantation; a Study of a Method of Increasing the Osteogenetic Power of a Free Bone Transplant. Ann. Surg. **69**, 113 (1919).

— — and H u d s o n: Studies in Bone Transplantation. An experimental Study of Recoperative Success of Autogenous and Homogenous Transplants of Bone in Dogs. Arch. of Surg. **1**, 284 (1920).

— — A New Method of Bone Transplantation. South West Journal of Medicine and Surgery **28**, 59 (1920) (quoted by M o o r e).

B r o w n, W. S. and C. P. B r o w n: Preliminary Report on Experimental Bone and Periostal Transplantation. Surg. Gynec. and Obstet. **17**, 681 (1913).

B r u n, H.: Über das Wesen und die Behandlung der Pseudarthrosen, zugleich ein Beitrag zur Lehre von der Regeneration und Transplantation von Knochen. In B r u n, V e r a g u t h und H ö s s l y: Zur Diagnose und Behandlung der Spätfolgen von Kriegsverletzungen. Zürich: Rascher & Co., 1918/19.

— Pseudarthrose und verzögerte Konsolidation. Schweiz. med. Wschr. **1927**, 540.

B r u n s, v o n: Über Transplantation von Knochenmark. Archiv f. klin. Chirurgie **26**, 661 (1881).

B r ü t s c h, H.: Spätkomplikationen nach extraartikulär genagelten Schenkelhalsfrakturen. Helv. Chir. Acta **13**, 92, 235 (1946).

B r u y n, P. P. H. d e: Bone Formation by Fresh and Frozen Transplants of Bone, Bone Marrow and Periosteum. Anat. Rec. **99**, 641 (1947).

B u c h e r: Histologie. Bern: Huber, 1948.

B u c h e r, O. et J.-Th. W e i l: L'influence d'un extrait osseux (Ossopan) sur la consolidation de fractures in vitro. Experientia **VII**, 38 (1951).

B u c h t a l a, V. und K. H. F u c h s: Zur Aetiologie der Looserschen Umbauzonen (schleichende Callusbildung) und der Ermüdungsbrüche am Knochen. Der Chirurg **21**, 143—147 (1950).

B u l l, C. R.: Experimentelle Studien über Knochentransplantation und Knochenregeneration. Norske Videnskaps-Akademi i Oslo; 1. Matem. Naturv. Klasse, No. 9, 105 (1928).

B u r c k h a r d t, H.: Autoplastische Knochenmarkstransplantation. Zbl. Chir. **1925**, 2083.

— Knochenregeneration. Beiträge zur klin. Chirurgie **137**, 63 (1926).

— Über die Beziehungen der sogenannten Knochenfunktion zur Regeneration des Knochens. Dtsch. Z. Chir. **198**, 21 (1926).

— Über das Regenerationsproblem und über chemische Beeinflussung der Knochenregeneration. Beiträge zur klin. Chirurgie **144**, 1 (1928).

— und H. P e t e r s e n: Über den Umbau im Knochen. Zeitschr. f. Zellforschung **1928, 7**.

B ü r k i, E.: Fortschritte auf dem Gebiete der Keratoplastik. Schweiz. med. Wschr. **1947, 525**.

B ü r k l e d e l a C a m p: Über das Verhalten der Knochenhaut beim Bruch des Röhrenknochens. Dtsch. Z. Chir. **203/204**, 391 (1927).

B u r m a n and U n a n s k y: An Experimental Study of Free Periostal Transplantation. J. Bone and Joint Surg. **28**, 579 (1930).

B u s h, L. F.: Use of Homogenous Bone Grafts. J. Bone and Joint Surg. **29**, 620 (1947).

B u s s e, P. und B l e c h e r: Myositis ossificans. Dtsch. Z. Chir. **73**, 388 (1904).

— und G r a w i t z: Experimentelle Grundlagen zu einer modernen Pathologie. Basel: Schwabe, 1946.

B ü t t n e r, A. und F. R e h b e i n: Experimentelle Überlastungsschäden des Röhrenknochens. Langenbecks Arch. und Dtsch. Z. Chir. **263**, 331 (1949).

C a l d w e l l, G. A.: Repair of Bony Defects Associated with Osteomyelitis. Ann. Surg. **123**, 698 (1946).

C a l v é, J.: De l'emploi du tissus spongieux hétérogène en Chirurgie osseuse. (Rapport de Paul Mathieu.) Bull. et Mém. Soc. Nat. Chir. **61**, 1170 (1935).

C a m i t z, H o l m g r e e n et J o h a n s s o n: Contribution à l'étude de la nature de la transplantation osseuse. Acta chir. scand. **75**, 1 (1934).

C a m p b e l l, W. C.: The Treatment of ununited fractures. Amer. J. Surg. **37**, 1 (1923).

— Operative Orthopaedics. London: H. Kimpton, 1939.

— Onlay Bone Graft for Ununited Fractures. Arch. of Surg. **38**, 313 (1939).

— and J. S. S p e e d i s: Use of Vitallium as Material for Internal Fixation of Fractures. Ann. Surg. **110**, 119 (1939).

— and H. B. B o y d: Fixation of onlay bone grafts by means of vitallium screws in the treatment of ununited fractures. Amer. J. Surg. **51**, 748 (1941).

C a m p b e l l, E., A. M e i r o w s k y and G. H y d e: Studies on the Use of Metals in Surgery. 1. Comparative Determinations of the Citotoxicity of Certain Metals in Fibroblast Culture. Ann. Surg. **114**, 472 (1941).

C a n n i t z, H., H. H o l m g r e e n et H. J o h a n s s o n: Contribution à l'étude de la nature de la transplantation osseuse. Acta chir. scand. **75**, 1 (1934).

C h a p u t: Traitement des grands évidements osseux. Bull. et mém. Soc. chir. Paris **36**, 22 (1910).

C h a r v i n: Zit. bei H e r b e r t.

C h i a r i, O.: Vorläufige Mitteilung über Knochenmarkstransplantation. Münch. med. Wschr. **1912**, 2502.

C l a r k e, H. O s m o n d: Personal Communication.

C l e r e t, F.: Greffes d'os mort dans les arthrites chroniques douloureuses de la hanche. XIe Congr. de la Soc. Internat. de Chir. **1**, 702 (1938).

C o h n, M.: Diskussion zum Vortrag von B i e r: Zur Frage der autogenen Knochenregeneration. Zbl. Chir. **1913**, 272.

Coleman, H. M., J. E. Bateman, G. M. Dale and D. E. Starr: Cancellous Bone Grafted for Infected Bone Defect. Surg. Gynec. and Obstet. 83, 392 (1946).

Coley, B. L. and N. L. Higinbotham: Conservative Surgery in Tumors of Bone with Special Reference to Segmental Resection. Ann. Surg. 127, 231 (1948).

Copher, G. H. and J. A. Key: Influence of Bladder Transplants on the Healing of Defects of Bone. Arch. of Surg. 29, 64 (1934).

— Influence of Urinary Bladder Transplants on Hyaline Cartilage. Ann. Surg. 102, 927—940 (1935).

Costigan, W. E.: A Clinical Investigation of the Role of Subperiosteal Synthetic Bone Implantations in the Elimination of Undercut Alveolar Ridges. Northwestern University Bulletin, Vol. L, Nr. 19, 12 (1950).

Cuéno, B.: Introduction à la chirurgie des greffes osseuses. XIe Congr. de la Soc. Internat. de Chir., Bruxelles 1938, 1, 702.

Cuthbertson, D. P., J. L. McGirr and J. S. M. Robertson: The Effect of Fracture of Bone on the Metabolism of the Rat. Quart. J. Exper. Physiol. 29, 13-25 (1939).

Dahl-Iversen, E.: On the Frequency and Duration of Ostitis after Osteosynthesis. Illustrated by 274 Cases and Re-Examination of 66 Cases of Operatively Treated Fractures. Acta chir. scand. 63, 41 (1928).

— Osteosynthesis mit resorbierbarem Material. Archiv f. klin. Chirurgie 158, 680 (1930).

— Experimentelle Untersuchungen über Osteosynthesis mit resorbierbarem Material bei Kaninchen und Meerschweinchen. Archiv f. klin. Chirurgie 165, 345 (1931).

Danis, R. et F. Jonckheere: Sur l'éclissage par hétéro-greffe à l'Os purum dans le traitement des fractures et des pseudarthroses du tibia. XIe Congr. de la Soc. Internat. de Chir., Bruxelles 1938, 1, 529.

Danis, R.: De l'influence de certains modes d'ostéosynthèse sur les phénomènes de consolidation des fractures et sur l'évolution des greffes autoplastiques. Acta Chirurgica Belgia, No. 4, 169 (1949).

David, M.: Über die histologischen Befunde nach Replantation trepanierter Knochenstücke des Schädels. Archiv f. klin. Chirurgie 53, 740 (1896).

Davis: Skin Transplantation. Johns Hopkins Hospital Reports 15 (1910), ref. Zbl. Chir. 1911, 287.

Davis, J. S. and J. A. Hunnicut: The Osteogenetic Power of Periosteum. Ann. Surg. 61, 671—685 (1915).

Davison, Ch. and F. Christopher: The Use of Boiled Beef-Bone, Intramedullary Pegs in the Fractures of Long Bones. An Experimental Study. Surg. Gynec. and Obstet. 38, 534 (1924).

— und A. Kraft: Das Schicksal der kortikalen Knochenüberpflanzung. Arch. of Surg. 22, 94—97 (1931).

Debrunner, H.: Die Indikationsstellung zur Albee'schen Operation bei tuberkulöser Spondylitis. Schweiz. med. Wschr. 1921, 446.

— Über die Wirkung von Gewebsimplantaten in künstlichen Knochenlücken. Schweiz. med. Wschr. 1923, 271.

— Über Schicksal und Wirkung von Gewebsimplantaten in künstlichen Knochenlücken. Ztschr. f. orthopäd. Chir. 44, 109 (1923).

— und L. Frosch: Experimentelle und klinische Untersuchungen zur Pseudarthrosenfrage. Arch. f. orthopädische und Unfallchirurgie 23, 10 (1926); 24, 261 (1927).

— Über den Begriff der funktionellen Anpassung. Zeitschrift für Orthopädie und ihre Grenzgebiete 73, 238 (1942).

— Vom Leben des Knochens. Verhandl. der Deutschen Orthopädischen Gesellschaft, 30. Kongreß, 1935, S. 40.

— Die funktionelle Anpassung und ihre Bedeutung für die Heilkunst. Vierteljahrsschrift d. Naturforschenden Gesellschaft Zürich 80, 73 (1944).

— Diskussion z. Vortrag von F. Hugi: Intraartikuläre Arthrodese bei Coxitis tbc. Helv. Chir. Acta 13, 386 (1946).

— Über das Versagen der mechanischen Gewebe. Schweiz. med. Wschr. 1947, 617.

Deckner, K.: Spontanfrakturen der Tibia nach Spanentnahme. Beiträge zur klin. Chirurgie 156, 487 (1932).

D e l a n g e n i è r e, H. and P. L e w i n: A General Method of Repairing Loss of Bony Substance and of Reconstructing Bones by Osteoperiosteal Grafts Taken from the Tibia. 273 Observations. Surg. Gynec. and Obstet. 30, 441—447 (1920).

D e l c h e f, J. et P. G e r a r d: A propos de l'évolution des greffons interépineux d'Albee. Examen microscopique d'un greffon dix-neuf mois après son implantation. Bull. Acad. roy. Méd. Belg. 5e Série 7, 448—451 (1927).

D e l r e z, L.: Le sort éloiné des implants d'os fixé à l'alcool. Bull. Acad. roy. Méd. Belg. 5e Série 11, 341—350 (1931).

D e m e l: Operative Frakturbehandlung. Wien, 1926.

— Anzeigen der freien Einpflanzung eines Knochenstückes bei frischen Knochenbrüchen und bei Pseudarthrosen. XI. Internat. Chirurgenkongreß, Brüssel, 1938, 1, 482.

D e u c h e r, W. G., A l t o n und E. W. O c h s n e r: Zur Frage der freien homoioplastischen Hauttransplantation bei Agglutinationsgruppengleichheit. Archiv f. klin. Chirurgie 132, 470 (1924).

D i c k and J. L a w s o n: Iliac Bone Transplantation. Preliminary Observations. J. Bone and Joint Surg. 28, 1 (1946).

D i c k s o n, F.: Lecture on Reconstruction, 1944, erwähnt bei C o l e m a n und Mitarbeiter.

D i e t e r i c h, H.: Die Histogenese des Callus. Archiv f. klin. Chirurgie 141, 27 (1926).

D i e t r i c h, v o n: Beitrag zur Lehre von der circumscript. traumatischen Muskelverknöcherung. Virchows Archiv 260, 436 (1926).

D o b r o w o l s k a j a, N. A.: On the Regeneration of Bone. Brit. Journ. of Surgery 4, 332 (1916).

D o w n s and M c K e o w n: Hystology of Healing Fractures. Arch. of Surg. 25, 94 (1932).

D r e w, H. V.: Bone Grafting and Regeneration. Brit. Med. Journ. 1907, 908.

D u b o i s, M.: Beitrag zur Biologie des Knochens und zur orthopädisch-chirurgischen Therapie der Spondylitis tbc. Zeitschr. f. orthop. Chirurgie 48, Beilageheft, 1927.

— Schweiz. Zeitschr. f. Unfallmedizin u. Berufskrankheiten, 1936.

D y k e: On Blood Grouping and its Clinical Applications. Lancet 202, 579 (1922).

E d b e r g, E.: Some Experiences of Filling Osseus Cavities with Plaster. Acta chir. scand. 67, 313 (1930).

E d e n, R.: Die Bedeutung der gruppenweisen Hämagglutination für die freie Transplantation und über die Veränderung der Agglutinationsgruppen durch Medikamente, Narkose, Röntgenbestrahlung. Dtsch. med. Wschr. 1922, 85.

— Versuche über die Vorgänge bei der Verknöcherung und deren Beeinflussung. Archiv f. klin. Chirurgie 126, 418 (1923).

— Über Verknöcherung und über die Grundlagen und bisherigen Ergebnisse der Einspritzungen von Phosphatlösungen, besonders des Natrium-Glykokoll-Phosphates bei verzögerter Frakturheilung. Münch. med. Wschr. 1924, 11, 60.

E g g e r s, G. W. N., Th. O. S h i n d l e r and Ch. M. P o m e r a t: The Influence of the Contact-compression Factor on Osteogenesis in Surgical Fractures. J. Bone and Joint Surg. 31 A, 693—716 (1949).

E h r l i c h, P.: Experimentelle Studien an Mäusetumoren. Zschr. f. Krebsforschung 5, 65 (1907).

E i s e l s b e r g, A. v o n: Über Hautverpflanzung nach Thiersch. Wien. klin. Wschr. 1889, Nr. 34 und 35, 666 und 686.

— Zur Heilung größerer Defekte der Tibia durch gestielte Haut-Periost-Knochenlappen. Archiv f. klin. Chirurgie 55, 435 (1897).

E l l m e r, G. und A. S c h m i n c k e: Ein 15$^{1}/_{2}$ Jahre altes homoioplastisches Knochentransplantat beim Menschen. Zbl. Chir. 52, 562 (1925).

E l o e s s e r, L.: Arch. of Surg. 1, 428 (1920).

E l s: Über das Schicksal und Anpassung frei transplantierter Knochenstücke. Anatom. Hefte 58, 619 (1920).

E l y, L. W.: The Formation of Bone. Ann. Surg. 69, 225 (1919).

— An Experimental Study of Buried Bone. Ann. Surg. 70, 747 (1919).

— Healing of Fractures. Arch. of Surg. 5, 527 (1922).

E n d e r l e n, E.: Ein Beitrag zur Knochenplastik am Schädel. Correspondenzbl. f. Schweizerärzte **1906**, 310.

— Transplantation. Dtsch. med. Wschr. **1911**, 2265.

E n g s t r ö m, H.: Über das Auftreten von Riesenzellen bei der Resorption intramuskulär implantierter gekochter Knochensubstanz. Ztschr. f. mikroskop.-anat. Forschung **41**, 273 (1937).

E n s t h a l e r, J.: Homoioplastische Fibulaimplantation im postmyelitischen Tibiadefekt. Wien. med. Wschr. **99**, 275 (1949).

E n z l e r, A.: Spätresultate der Operationen nach Eden und Eden-Brun bei habitueller Schulterluxation. Diss., Zürich, 1946.

E s c h l e, M.: Über die extraartikuläre Arthrodese des Hüftgelenkes. Diss. Prof. Debrunner, Zürich, 1946.

E v a n s, J. D. and N. B. R o b e r t: Metabolism of Rabbit Bone Marrow in Vitro in Ringer-Bicarbonate Medium Containing no Added Glucose. J. of Biolog. Chemistry **181**, 357 (1949).

E w a n, J. F. and L. W. E l y: A Study of Buried Bone. J. Orthop. Surg. **1**, 100 (1919).

E y k m a n   v a n   d e r   K e m p, P. H.: Histologisch-experimenteel onderzoek over de autotransplantatie van been. Utrecht: Oosthoek, 1926.

F a n g, H. C., Y. K. Y u a n and L. J. M i l t n e r: Osteogenetic Power of Tibial Periosteum. Proc. Soc. Exp. Biol. and Med. **31** (II), 1239—1240 (1934).

F a r r o w, R. C.: Summary of Results of Bone-Grafting for War Injuries. J. Bone and Joint Surg. **30 A**, 31 (1948).

F e h r, A. M.: Über die Biologie der Knochenbruchheilung und ihre Bedeutung bei der Behandlung. Ärztl. Monatshefte f. berufl. Fortbildung 1 (1945).

— Die Ergebnisse der operativen Behandlung der Navicularepseudarthrose nach Matti. Helv. Chir. Acta **12**, 141 (1945).

— Die Drahtnaht des geschlossenen Unterschenkelspiralbruches. Erfahrungen mit der grundsätzlichen und frühen Operation. Helv. Chir. Acta **12**, 233 (1945).

— Erste Erfahrungen mit der sogenannten Chipsplastik, d. h. Spongiosaplastik nach Matti. Helv. Chir. Acta **16**, 296 (1949).

— Osteomyelitis und Antibiotica. Schweiz. med. Wschr. **1951**, 29.

F e l l, H. B. and R. R o b i s o n: Embryonic Bone Development. Biochem. Journ. **23**, 767 (1929).

F e l s e n r e i c h, F.: Histologische Untersuchungen an operierten Schenkelhalsfrakturen. Archiv f. klin. Chirurgie **195**, 30 (1939) und **198**, 4, 532 (1940).

F i s c h e r, A. W. und H. R e i c h: Wie steht es um die Gefahr der Osteomyelitis bei der . Küntscher-Nagelung offener Frakturen? Zbl. Chir. **1943**, 299.

F i s h b e i n, B a i m und W e i l: Zit. bei C o s t i g a n.

F o g l i a t t i, E.: Studi sperimentali sull'osteogenesi eterotopica. Osteogenesi consecutiva ad iniezione di estratti alcoolici di ossa. La Chir. degli Or. di Nov. **34**, 129—131 (1950).

F o h l, T.: Weitere Versuche über die Transplantation der Knorpelfuge. Archiv f. klin. Chirurgie **155**, 232—243 (1929).

F o n t a i n e, F.: Quelques réflexions sur la biologie de la greffe osseuse. A propos du rapport de Mr. le Professeur F. Albert. XIe Congr. de la Soc. Internat. de Chir. **1**, 546 (1938).

F o n t a i n e, R., P. M a n d e l, I. W i t z et O s t e r t a g: Contribution à l'étude clinique et biochimique des calcifications tissulaires et des ossifications hétérotopiques. Rev. d'Orthop. **36**, 3—19 (1950).

F o w l e r, E. B.: Cow's Horn of Fixation of Fractures: Its Stimulating Effect on Callus Formation and a Simplified Technic. Illinois Med. J. **65**, 231 (1934).

F r a n g e n h e i m, P.: Experimentelle und klinische Erfahrungen über die Arthrodese durch Knochenbolzung. Archiv f. klin. Chirurgie **90**, 437 (1909).

— Dauererfolge der Osteoplastik im Tierversuch. Archiv f. klin. Chirurgie **93**, 191 (1910).

— Demonstration zur Behandlung der habituellen Patellarluxation. Archiv f. klin. Chirurgie **126**, 426 (1918).

Frankenstein, H.: Über freie Knochentransplantation zur Deckung von Defekten langer Röhrenknochen. Beiträge zur klin. Chirurgie **64**, 121 (1909).

Freudenberg und György: Der Verkalkungsvorgang bei der Entwicklung des Knochens. Ergeb. d. inn. Med. und Kinderheilk. **24**, 17 (1923).

Freund, E.: The Use of Bone Chips in the Treatment of Localized Osteitis Fibrosa. J. Bone and Joint Surg. **19**, 36 (1937).

Friedrich: Ausgedehnte Osteoplastik mit totem Knochen. Dtsch. med. Wschr. **1907**, 781.

Fuchs, H. und K. Faber: Zur Bedeutung des Blutergusses bei der Frakturheilung. Dtsch. Z. Chir. **232**, 658 (1931).

Gade, H. G.: Den kirurgiske Behandling av den kroniske uspecifike Osteomyelitt. Nord. Med. **1941**, 2359.

Gallie, W. E. and D. E. Robertson: The Transplantation of Bone. J. A. M. A. **70**, 1135 (1918).

— The Repair of Bone. Brit. Journ. of Surgery **7**, 211—261 (1919).

— The Transplantation of Bone. Brit. Med. J. **2**, 840 (1931).

— Subastragalar Arthrodesis in Fractures of the Os Calcis. J. Bone and Joint Surg. **25**, 731 (1943).

Gardner, W. U. and C. A. Pfeiffer: Influence of Estrogens and Androgens on the Skeletal System. Physiol. Rev. **23**, 139 (1943).

Gaylord: Quoted by Breedis.

Gaza, W. von: Die Bedeutung der Gewebszerfallstoffe für das regenerative Geschehen. Archiv f. klin. Chirurgie **121**, 378 (1922).

Gebhardt, W.: Über die funktionelle Knochengestalt. Verhandl. der Deutschen Orthopäd. Gesellschaft 1910/1911, 9/10, 121.

Gelbke, H.: Ergebnisse operativer Pseudarthrosenbehandlung. Archiv f. klin. Chirurgie **262**, 182 (1949).

— Tierexperimentelle Untersuchungen zur Frage der Knochenbildung. Langenbecks Arch. und Dtsch. Z. Chir. **264**, 518—521 (1950).

Geissendörfer, R.: Die Knochenplastik nach Phemister bei Pseudarthrosen. Beiträge zur klin. Chirurgie **180**, 3 (1950).

Ghormley, R. K.: Low Back Pain. With Special Reference to the Articular Facts with Presentation of an Operative Procedure. J. A. M. A. **101**, 1773 (1933).

— and W. G. Stuck: Experimental Bone Transplantation with Special Reference to the Effect of "Decalcification". Arch. of Surg. **28**, 742 (1934).

— Choice of Bone Graft Methods in Bone and Joint Surgery. Ann. Surg. **115**, 427 (1942).

— Preparation of Patients for Bone Grafting in Cases of Nonunion. Am. Acad. of Orthopaedic Surgery, Lectures, 1944.

Gibson, A. and B. Loadman: The Bridging of Bone Defects. J. Bone and Joint Surg. **30 A**, 381 (1948).

Gill, A. B.: Transplantation of Entire Bones with their Joint Surfaces. Ann. Surg. **61**, 658 (1915).

— Surg. Clin. North America **12**, 1535 (1932).

Gill, G. G. and L. C. Abbott: Varus Deformity of Ankle Following Injury of Distal Epiphyseal Cartilage of Tibia in Growing Children. Surg. Gynec. and Obstet. **72**, 659 (1941).

Glättli, W.: Die Osteoblastenlehre. Diss., Bern: Buchdruckerei Paul Haupt, 1947.

Gluck: Über Osteoplastik. Verhandl. Deutscher Chirurgenkongreß, 1921, I, 278, II, 257.

Goodsir, J.: The Anatomic Memoirs of John Goodsir. Vol. 2. Edited by William Turner. Edinburgh: A. & C. Black, 1868.

Gorbunov, V.: Vergleichende Ergebnisse der Dauerresultate der Transplantation von Knochen- und Knorpelgewebe. Vestnik Khir. (russ.) **13**, 73 (1928) (zit. bei Bahls).

— Vergleichende Studien über die Knochen- und Knorpel-Auto- und Homotransplantation. Archiv f. klin. Chirurgie **161**, 651 (1930).

Gordon, D. and R. F. Warren: Homogenous Foetal Cartilage Grafts to Bone. An Experimental Study. Ann. Surg. **127**, 90 (1948).

Gordon, S.: Role of Cancellous Bone in Plastic Surgery. Surgery **20**, 202 (1946).

G o s s e t, A.: Production hétérotopique de tissu osseux après greffe de muqueuse des voies urinaires. Press. méd. **42**, 2022 (1934).

G o e t z e, O. und W. B r a k e r t z: Die histologischen Unterschiede der subcutanen und der operativen Frakturheilung. Archiv f. klin. Chirurgie **178**, 565 (1934).

G r e u n e, H.: Experimentelle Untersuchungen über örtliche Verschiebung der aktuellen Reaktion bei Knochenbrüchen. Dtsch. Z. Chir. **230**, 324 (1941).

G r o h é: Die Vita propria der Zellen des Periosts. Virchows Archiv **155**, 428 (1899).

G r o s s, D.: Nachuntersuchung nach habitueller Schulterluxation. Diss., Basel, 1951.

G r o s s e: Über Knochenplastik. Verhandl. der Deutschen Gesellschaft f. Chirurgie **I**, 155 (1900).

G r o v e s, E. W. H.: An Experimental Study of the Operative Treatment of Fractures. Brit. Journ. of Surgery **1**, 438 (1914).

— Methods and Results of Transplantation of Bone in the Repair of Defects Caused by Injury or Disease. Brit. Journ. of Surgery **5**, 185 (1917—1918).

— Ununited Fractures with Special Reference to Gunshot Injuries and the Use of Bone Grafting. Brit. Journ. of Surgery **6**, 203 (1918).

— New Bones for Old. Lancet **1**, 69 (1939).

G r u b e r, G. B.: Über heteroplastische Knochenneubildung in der Muskulatur und ihrer Nachbarschaft. Beiträge zur klin. Chirurgie **106**, 384 (1917).

— Zur Kritik der Callusbildung. Virchows Archiv **233**, 401 (1921).

— Anmerkung zur Frage der Weichteilverknöcherung. Virchows Archiv **260** (1926).

— und W. S c h m i d t: Die experimentelle Nierenverknöcherung. Verhandl. d. Dtsch. Path. Ges. **48**, 181 (1930).

G u i l l e m i n e t et P. S t a g n a r a: Technique de la double greffe osseuse boulonnée dans les pseudarthroses tibiales. Acta Chirurgica Belgia, No. 4, 156 (1949).

G u l e k e, N.: Über die Pseudarthrosen der langen Extremitätenknochen nach Schußfrakturen. Arch. f. orthop. Chir u. Unfallchir. **16**, H. 2 (1918).

— Über den Umbau transplantierter Knochen im Röntgenbild. Verhandl. d. Dtsch. Path. Ges., Jena, 12.—14. 4. 1921.

— Über die Umformung transplantierter Knochen im Röntgenbild. Archiv f. klin. Chirurgie **141**, 325 (1926).

G u s s a r o w, I. I.: Ca-Spiegel im Blutserum bei experimentellen Knochenfrakturen. Archiv f. klin. Chirurgie **155**, 39 (1929).

G u t h r i e: New York med. Journ. 1902, zit. nach L e x e r, Transplant. I, S. 19.

H a a s, S. L.: Regeneration of Bone from Periosteum. Surg. Gynec. and Obstet. **17**, 164 (1913).

— Regeneration of Cartilage and Bone. Surg. Gynec. and Obstet. **19**, 604 (1914).

— Free Transplantation of Bone into the Phalanges. J. A. M. A. **62**, 1147 (1914).

— The Experimental Transplantation of the Epiphysis with Oberservations on the Longitudinal Growth of Bone. J. A. M. A. **65**, 1965 (1915).

— J. Bone and Joint Surg. **4**, 209 (1922).

— Function in Relation to Transplantation of Bone. Arch. of Surg. **3**, 425 (1921).

— Fractures in Transplanted Bones. Surg. Gynec. and Obstet. **36**, 749 (1923).

— A Study of the Viability of Bone after Removal from the Body. Arch. of Surg. **7**, 213 (1923).

— The Importance of the Periosteum and the Endosteum in the Repair of Transplanted Bone. Arch. of Surg. **8**, 535 (1924).

— Further Observation of the Survival of Bone after Removal from the Body. Arch. of Surg. **1**, 196 (1925).

— Transplantation of Bone into Joints. Arch. of Surg. **13**, 426 (1926).

H a a s e, W.: Technisch-physikalische Untersuchungen an Knochenbrüchen. Beiträge zur klin. Chirurgie **164**, 243 (1936).

— Schubebenen und Zerrüttungszonen beim Knochenbruch. Arch. f. orthop. Chir. und Unfallchir. **37**, 592 (1937).

— Zellteilungshormone und ihre Beziehungen zur Wundheilung. Biol. Zbl. **42** (1922).

H a b e r l a n d t: Wundhormone als Erreger von Zellteilungen. Beitr. z. allg. Botanik **2**, 1 (1923).

H a e b e r l i n, F.: Über die mit Heliotherapie kombinierte chirurgische Behandlung der Knochen- und Gelenktuberkulose. Schweiz. med. Wschr. **44,** 1005 (1932); Schweiz. Ztschr. f. Tbc. **1,** 172 (1944/45).
— Serien-Röntgenbilder von Hüftgelenksarthrodesen bei Coxitis tbc. Helv. Chir. Acta **13,** 379 (1946).
H a b e r e r, H.: Zur Frage der Knochencysten; zugleich ein Beitrag zur freien Knochentransplantation. Archiv f. klin. Chirurgie **93,** 791 (1910).
H ä b l e r und R e i s s: Festigkeit des Knochens im normalen und im Zustand der Bruchheilung. Dtsch. Z. Chir. **246,** 486 (1934).
H a c k e r, v o n: Diskussionsbeitrag zu A. N e u m a n n: Demonstration eines Falles von Osteoplastik. Verhandl. der Deutschen Gesellschaft f. Chirurgie, 1908, I. Teil, S. 48.
H a g a und F u j i m u r a: Über Myositis ossificans traumatica. Archiv f. klin. Chirurgie **72,** 64 (1904).
H ä g g q u i s t: Über Entwicklung und Auflösungsprozesse im Bindegewebe, Knorpel und Knochengewebe. Acta chir. scand. **65,** 180 (1929).
H a l d e m a n, K. O.: The Role of Periosteum in the Healing of Fractures. An Experimental Study. Arch. of Surg. **24,** 440 (1932).
— The Influence of Periosteum on the Survival of Bone Grafts. J. Bone and Joint Surg. April 1933.
— and J. M. M o o r e: Influence of a Local Excess of Calcium and Phosphorus on the Healing of Fractures. Arch. of Surg. **29,** 385 (1934).
H a l l o c k, H.: The Use of Multiple Small Bone Transplants in the Treatment of Pseudarthrosis. J. Bone and Joint Surg. **20,** 648 (1938).
H a l p e r i n, G. and E. L. W a l s h: The Effect of Bone Transplantation on the Blood Calcium Level. Amer. J. Surg. **45,** 563 (1939).
H a n, A. W.: A Histological Study of the Early Fates of Bone Repair. J. Bone and Joint Surg. **12,** 827 (1930).
H ä n t s c h, L.: Beitrag zur Frage der Entstehung von Ermüdungsbrüchen. Med. Klinik **1949,** 1512.
H a r t l e y, P a n z and S c h n e i d e r: Osteogenesis Produced by a Chemical Extract of Bone. J. Mount Sinai Hospital **15,** 383 (1949) (zit. bei H e i n e n, D a b b s and M a - s o n).
H ä u p e l, K.: Über die Gesetzmäßigkeiten, welche die geweblichen Veränderungen bei der Knochentransformation beherrschen. Zeitschr. f. Anatomie und Entwicklungsgesch. **112** (1942).
H e d r i, A.: Zur Behandlung der osteomyelitischen Knochenhöhlen mit dem „Doppeldeckerverfahren" nach P a y r. Zbl. Chir. **1,** 698 (1921).
H e i l b r u n n: Quoted by B r e e d i s.
H e i n e, B.: Versuche über Knochenregeneration. Berlin: Julius Springer, 1926.
H e i n e n, J., G. H. D a b b s and H. A. M a s o n: The Experimental Production of Ectopic Cartilage and Bone in the Muscle of Rabbits. J. Bone and Joint Surg. **31 A,** 765 (1949).
H e l l e r, E.: Experimentelle Untersuchungen über die Transplantation des Intermediärknorpels in Form der halbseitigen Gelenktransplantation. Archiv f. klin. Chirurgie **104,** 843 (1914).
— Versuche über die Transplantation der Knorpelfuge. Archiv f. klin. Chirurgie **109,** 1 (1918).
H e l l s t a d i u s, A.: On the Ability of Bone Tissue to Survive in Pedicled Bone Grafts. Acta chir. scand. **86,** 85 (1942).
— Bone Chip Grafts in Defects in the Long Bones. Acta chir. scand. **90,** 317 (1944).
H e l z b e r g, J. M.: Subperiosteal Implantation of Gelatin Sponge and Synthetic Bone Paste for the Purpose of Eliminating Undercuts in Alveolar Ridges, M. S. D. Thesis. Northwestern University, Dential School, 1948.
H e m p e l, J.: Wirkungsweise von Gewebsautolysate. Dtsch. Z. Chir. **231,** 387 (1931).
H e n d e r s o n, M. S.: The Use of Beef-Bone Screws in Fractures and Bone Transplantation. J. A. M. A. **74,** 715 (1920).
— Nonunion in Fractures. The Massive Bone Graft. J. A. M. A. **81,** 463 (1923).

H e n d e r s o n, M. S.: The Massive Bone Graft in Ununited Fractures. J. A. M. A. **107,** 1104 (1936).
— Bone Grafts in Ununited Fractures. J. Bone and Joint Surg. **20,** 636 (1938).
— Extraarticular Osteosynthesis. Arch. of Surg. **42,** 557 (1941).
— Remedies for Nonunion and Large Bone Defects. Am. Acad. of Orthopaedic Surgery, Lectures p. 514, 1944.
H e n r y, M. O. and E. S. G e i s t: Spinal Fusion by Simplified Technique. J. Bone and Joint Surg. **15,** 622 (1933).
— Chip Grafts in Orthopaedic Surgery. J. Bone and Joint Surg. **19,** 1057 (1937).
— Homografts in Orthopaedic Surgery. J. Bone and Joint Surg. **30 A,** 70 (1948).
H e n s c h e n, C.: Auslösung von Wachstumsvorgängen an Geweben und Organen durch gewebe- und organeigene autofermentative Abbaustoffe. Archiv f. klin. Chirurgie **152,** 85 (1928).
— und W. G e r l a c h: Spektrographische Untersuchungen über die von metallischen Fremdkörpern (Allenthesen) ausgehenden Metallosen der Gewebe, besonders der Knochen. Zbl. Chir. **1934,** 828.
— Die kristalline Struktur des Knochens in ihren Beziehungen zur Physiologie und Pathologie des Skelettes. Schweiz. med. Wschr. **1937,** 153, 182, 202, 223.
— Infektauslöschung osteomyelitischer Dauerinfekte der Röhrenknochen durch subperiostale Resektion und Plombierung der Knochenlücke mit dem sterilisierten und zermahlenen Resektionsknochen. Helv. Med. Acta **9,** 18 (1942).
H e r r m a n n, E.: Chemische Vorgänge bei der Frakturheilung. Archiv f. klin. Chirurgie **130,** 284 (1924).
H e u s s e r, H.: Die Biologie der Frakturheilung. Helv. Chir. Acta **12,** 469 (1945).
H e y d e m a n n, E. R.: Gesetzmäßigkeiten der Knochenatrophie nach Frakturen. Beiträge zur klin. Chirurgie **157,** 561 (1933).
H i g g s, S. L.: The Use of Cancellous Chips in Bone Grafting. J. Bone and Joint Surg. **28,** 15 (1946).
H o f f m a n n, V.: Die autoplastischen Knochentransplantationen vom Standpunkt der Biologie und Architektonik. Archiv f. klin. Chirurgie **135,** 413 (1925).
— Die operative Hüftverriegelung bei chronischen Gelenkserkrankungen. Verhandl. Deutsche orthopäd. Gesellschaft, 1948, **202.** Beilageheft der Zeitschr. f. Orthopädie **78.**
H o f f m e i s t e r, W.: Über Ablagerungen und Resorption von Kalksalzen in den Geweben. Erg. d. Physiol. **10,** 429 (1910).
— T. T e i c h m a n n und C. A. R o t h e n h e i m: Prüfung von Kallus- und Knochenextrakt bei Knochenbrüchen und Knochencysten. Dtsch. Z. Chir. **231,** 380 (1931).
— Blutkalkspiegel bei Knochenbrüchen. Dtsch. Z. Chir. **240,** 414 (1933).
H o g e m a n n, K. E.: Transplantation av bone-chips vid osteit. Nord. Med. **39,** 1468 (1948).
— Treatment of Infected Bone Defects with Cancellous Bone Chip Grafts. Acta chir. scand. **98,** 576 (1949).
H o g l u n d, E. J.: New Method of Applying Autogenous Intramedullary Bone Transplants and of Making Autogenous Bone Screws. Surg. Gynec. and Obstet. **24,** 243 (1917).
H o r w i t z, Th. and R. G. L a m b e r t: Treatment of Ununited Fractures of Long Bones. A Method Combining Grafting and Internal Fixation. J. Bone and Joint Surg. **27,** 637 (1945).
— — Massive Iliac Bone Grafts in the Treatment of Ununited Fractures and Large Defects of Long Bones. Surg. Gynec. and Obstet. **84,** 435 (1947).
— The Behaviour of Bone Grafts. Surg. Gynec. and Obstet. **89,** 310 (1949).
H o e s s l y, H.: Die osteoplastische Behandlung der Wirbelsäulenerkrankungen, speziell bei Verletzungen und bei der Spondylitis tuberculosa. Beiträge zur klin. Chirurgie **102,** 153 (1916).
H o t z, G.: Schädelplastik. Beiträge zur klin. Chirurgie **98,** 593 (1916).
H u d a c k, S. S. and W. B l u n t, Jr.: Basic Processes in Healing. The American Journal of Surgery **53,** 680 (1950).

H u g g i n s, C. B.: The Formation of Bone under the Influence of Epithelium of the Urinary Tract. Arch. of Surg. **22**, 377 (1931).

— H. R. M c C a r r o l l and B. H. B l o c k s o m: Experiments on the Theory of Osteogenesis. The Influence of Local Calcium Deposits on Ossification, the Osteogenic Stimulus of Epithelium. Arch. of Surg. **32**, 915 (1936).

H u g i, F.: Intraartikuläre Arthrodese bei Coxitis tbc. Helv. Chir. Acta **13**, 376 (1946).

H u n t e r, J.: The Works of John Hunter. London: Longman, Rees, Orme, Brown, Green and Longman, 1835 to 1837.

J e l a n s k i: Über maligne Degeneration der Magengeschwüre. Verhandl. d. 15. Russ. Chirurgen-Kongr., St. Petersburg, 1922. Ref. Z. O. **22**, 146 (1923).

J e n s e n, W.: Ermüdungsbrüche am Wadenbein. Zbl. Chir. **1940**, 2148.

I m b e r t, L.: Recherches histologiques sur l'évolution de la greffe osseuse. Ann. d'Anat. Pathol. **7**, 291 (1930).

I n c l a n, A.: The Use of Preserved Bone Graft in Orthopedic Surgery. J. Bone and Joint Surg. **24**, 81 (1942).

J o k o i, T.: Experimenteller Beitrag zur Knochenneubildung bezw. Implantation von Periostemulsion. Dtsch. Z. Chir. **118**, 433 (1912).

J o n g, d e: La substance minérale dans les os. Rec. Trav. Chim. Pays-Bas et Belg. **45**, 445 (1926).

J o s s e l i n, d e, d e J o n g und E y k m a n v a n d e r K e m p: Experimentelle Untersuchungen über die Autotransplantation von Knochengewebe. Beitr. z. path. Anat. u. allg. Path. **79**, 28 (1927).

J u l l i a r d, Chs.: Résultats éloignés de trois cas de greffe osseuse du maxillaire inférieur. Schweiz. med. Wschr. **1920**, 492.

K a p p i s, M.: Die paraartikuläre Spanarthrodese des Hüftgelenkes als Experiment zur freien Knochentransplantation. Beiträge zur klin. Chirurgie **132**, 93 (1924).

— Die Knocheneinpflanzung bei chronischen Gelenkentzündungen und -erkrankungen (außer Tbc. und Tumoren). XI. Internat. Chirurgenkongr., Brüssel **1**, 395 (1938).

K a r g: Arch. f. Anat. 1887, zit. nach L e x e r, Transplantation I, S. 192.

K a r t a s c h e w, S. I.: Zur Frage über das Schicksal und die Rolle der Knochentransplantate. Vestnik Khir. (russ.) **1930**, 282 (zit. bei B a h l s).

— Experimentelle Untersuchungen mit Berücksichtigung der Transplantate feiner Knochenstückchen und Splitter. Archiv f. klin. Chirurgie **156**, 759 (1930).

K a u s c h, W.: Über Knochenimplantation. Chirurgenkongreß, 1906, **I**, S. 179.

— Über Knochenimplantation. Chirurgenkongreß, 1909, **I**, S. 229.

— Zur Frage der freien Transplantation toter Knochen. Zbl. Chir. **1909**, 1379.

— Über Knochenersatz; Beiträge zur Transplantation von toten Knochen. Beiträge zur klin. Chirurgie **68**, 670 (1910).

K e i t h, A.: Bone Growth and Bone Repair. Brit. Journ. of Surgery **5**, 685 (1918), **6**, 19, 160 (1918).

K e i t h, W. S.: Small Bone Grafts. J. Bone and Joint Surg. **26**, 314 (1934).

K e l l y, R. P., L. M. R o s a t i and R. A. M u r r a y: Traumatic Osteomyelitis: Use of Skin Grafts. Part I. Technic and Results. Ann. Surg. **122**, 1 (1945).

— Skin Grafting in Treatment of Osteomyelitis. War Wounds. J. Bone and Joint Surg. **28**, 681 (1946).

K e e n e, O. H a l d e m a n n: Factors Determining the Deposition and Demineralization of Bone. J. Bone and Joint Surg. **32 A**, 596—600 (1950).

K e y, J. A.: The Effect of a Local Calcium Depot on Osteogenesis and Healing of Fractures. J. Bone and Joint Surg. **16**, 176 (1934).

— Choice of Operation for Delayed and Nonunion of Long Bones. Ann. Surg. **118**, 665 (1943).

— Dual Plates of Internal Fixation in Non-union Fractures. J. Bone and Joint Surg. **27**, 632 (1945).

— Survival and Growth of an Epiphysis after Removal and Replacement. J. Bone and Joint Surg. **31 A**, 150 (1949).

K i e h n, C. L., H. L. F r i e d e l l and W. J. M c I n t y r e: Study of the Vitality of Tissue Transplants by Means of Radioactive Phosphorus. Plastic and Reconstructive Surgery 3, 335 (1948).

K i e l i n g, W.: Röntgenologische Studien über den Knochenabbau bei Frakturheilung. Arch. Orthop. und Unfallheilkunde 25, 345 (1927).

K i n g, B. B.: Experiences with Bone Grafting Procedures for Treatment of Battle Casualities and War Injuries. Amer. J. Surg. 74, 129 (1947).

K i r k, N. T.: Endresults of 158 Consecutive Autogenous Bone Grafts for Nonunion in Long Bones. J. Bone and Joint Surg. 6, 760 (1924).

— Non-union and Bone Grafts. J. Bone and Joint Surg. 20, 621 (1938).

K l a p p, R.: Über einen Fall ausgedehnter Knochentransplantation. Dtsch. Z. Chir. 54, 576 (1900).

K l e i n e, H. O.: Zur Frage der Verzögerung von Knochenbruchheilungen während Schwangerschaft und Stillzeit. Zbl. Chir. 1939, 1242.

K l e i n s c h m i d t, O.: Über das Verhalten des Knochens gegenüber Kälteeinwirkung. Virchows Archiv 197, 308 (1909).

— Experimentelle Untersuchungen über den histologischen Umbau der frei transplantierten Fascia lata und Beweis für die Lebensfähigkeit derselben unter Heranziehung der vitalen Färbung. Archiv f. klin. Chirurgie 104, 933 (1914).

K n i g h t, M. P. and G. O. W o o d: Surgical Obliteration of Bone Cavities Following Traumatic Osteomyelitis. J. Bone and Joint Surg. 27, 547 (1945).

K o c h, H.: Experimentelle Studien über Knochenregeneration. Beiträge zur klin. Chirurgie 132, 364 (1924).

— Über Knochenregeneration. Archiv f. klin. Chirurgie 135, 48 (1925).

— Röhrenknochendefektersatz durch freie autoplastische Knochentransplantation. Beiträge zur klin. Chirurgie 139, 635 (1927).

— Über Abbau am gebrochenen Knochen. Archiv f. klin. Chirurgie 146, 624 (1927).

K o e n i g, F.: Operative Chirurgie der Knochenbrüche. Berlin, 1931.

— Über das Mattische Verfahren der Spongiosaverpflanzung bei Knochenbrüchen und Pseudarthrosen. Münch. med. Wschr. 82, 860 (1935).

K o r f f, v o n: Die Regeneration des Knochenbruches. Virchows Archiv 276, 111 (1930).

K o r n e w, G. P.: Transplantation und Knochenwachstum. Archiv f. klin. Chirurgie 154, 499 (1929).

K o r s c h e l t, E.: Regeneration und Transplantation. Berlin: Borntraeger, 1932.

K r a s i n und O s i p o v s k y: Neueste Methoden freier Knochentransplantationen. Nov. chir. Arch. (russ.) 28, 231 (1933) (zit. L i e k: Versuche über Knochenexplantation. Archiv f. klin. Chirurgie 137, 635 (1925).

K r o m p e c h e r, S.: Der Entwicklungsmechanismus der Callusbildung unter dem Gesichtspunkt der Behandlung von Knochenbrüchen. Klin. Wschr. 1937, 1557.

— Die Knochenbildung. Jena: Fischer, 1937.

— Die Bedeutung des Knorpelcallus. Virchows Archiv 305, 394 (1940).

K r o n a c h e r: Zum gegenwärtigen Standpunkt der Osteoplastik. Münch. med. Wschr. 1896, 269.

— Kasuistisches zur Heteroplastik. Münch. med. Wschr. 1897, 461.

— Heteroplastische Erfahrungen. Fortschr. a. d. Geb. d. Röntgenstrahlen 3, 59 (1899).

K r u l l, G.: Untersuchungen über die Giftigkeit rostfreien Stahles in der Gewebskultur. Arch. orthop. Chirurgie 37, 131 (1936).

K u b a n y i, E.: Callusbildung und Säurebasengleichgewicht. Archiv f. klin. Chirurgie 158, 205 (1930).

— Transplantation von Mensch auf Mensch aus dem Lebenden und aus der Leiche. Bern: H. Huber, 1948.

K ü n g, H. L.: Untersuchung über die Callusbildung bei Ratten. Helv. Chir. Acta 18, 64 (1951).

K ü n t s c h e r, G.: Die Darstellung des Kraftflusses im Knochen. Zbl. Chir. 1934, 2130.

— Die Bedeutung der Darstellung des Kraftflusses im Knochen für die Chirurgie. Archiv f. klin. Chirurgie 182, 489 (1935).

— Experimentelle Erzeugung von Überlastungsschäden am Knochen. Zbl. Chir. 1938, 964.

Küntscher, G.: Einfluß von Zug- und Druckkräften auf die Bruchheilung. Der Chirurg **8**, 440 (1936) und Zbl. Chir. **1938**, 174.
— Dauerbruch und Umbauzone. Beiträge zur klin. Chirurgie **169**, 557 (1939).
— Ermüdungsbruch und Umbauzone. Zbl. Chir. **1938**, 2782 und **1940**, 590.
— Callus ohne Knochenbruch. Zbl. Chir. **1941**, 857.
— Neuere Erkenntnisse über das Geschehen bei der Knochenbruchheilung. Archiv f. klin. Chirurgie und Dtsch. Z. Chir. **267**, 586 (1951).

Kushner, A.: Evaluation of Wolff's Law of Bone Formation. J. Bone and Joint Surg. **22**, 589 (1940).

Küttner, H.: Transplantation eines Hüftgelenkes aus der Leiche. Klin. Wschr. **1910**, 651.
— Die Transplantation aus der Leiche. Verhandl. der Deutschen Gesellschaft f. Chirurgie **40**, 83 (1911).
— Die Transplantation aus der Leiche. Beiträge zur klin. Chirurgie **75**, 1 (1911).
— Die Transplantation aus dem Affen und ihre Dauererfolge. Münch. med. Wschr. **1917**, 1449.

Lacroix, P.: Recent Investigations on the Growth of Bone. Nature (London) **156**, 576 (1945).
— Greffes de périoste sous la capsule du rein. C. R. Soc. Biol. **140**, 1203 (1946).
— Le déterminisme de l'ostéogenèse périostique. C. R. Soc. Biol. **140**, 1204 (1946).
— Recherches expérimentales sur l'ostéogenèse périostique. Arch. de Biol. **57**, 99 (1946).
— Organizers and the Growth of Bone. J. Bone and Joint Surg. **29**, 292 (1947).
— Le mode de croissance du périoste. Arch. de Biol. **59**, 379 (1948).
— Les greffes de tissu osseux. Etude histophysiologique. Arch. de Biol. **60**, 1 (1949).
— Contribution à l'étude des greffes de moelle osseuse. Arch. de Biol. **60**, 15 (1949).
— L'organisation des os. Paris: Masson, 1949.
— Persönliche Mitteilung.
— Tentativo di interpretazione delle ossificazioni sperimentali. Arch. ital. di Chir. **72**, 124—130 (1949).

Lampert: Knochenbrüche und Schwangerschaft (mit besonderer Berücksichtigung der Beckenbrüche). Arch. orthop. Chir. **39**, 675 (1939).

Landsteiner, K.: The Specificity of Serological Reactions. Cambridge, Massachusetts: Harvard University Press, 1946.

Lane: The Operative Treatment of Simple Fractures. Surg. Gynec. and Obstet. **8**, 4 (1909).

Lange, F.: Die Auto- und die Alloplastik in der Orthopädie. Ztschr. f. orthop. Chir. **47**, 211 (1926).

Lange, W. G.: Über funktionelle Anpassung. Berlin, 1917.

Lauche, A.: Die Zusammenhangstrennung der Knochen, die Knochenbrüche, die Bruchheilung und ihre Störungen. Handb. der spez. patholog. Anatomie und Histologie **9**, 3. Teil, 1937.
— Knochenbrüche. Handb. der spez. patholog. Anatomie und Histologie **9**, 3. Teil, 1937.

Läwen, A.: Zur Histologie des frei transplantierten periostbedeckten Knochens beim Menschen. Archiv f. klin. Chirurgie **90**, 469 (1909).
— Zur Verwendung der freien Periostplastik bei der Operation von Bauchwandhernien. Dtsch. Z. Chir. **102**, 532 (1909).
— Freie Knochenplastik in die Unterlippe bei congenitalem Facialisdefekt. Archiv f. klin. Chirurgie **96**, 1083 (1911).

Lazzarini: Sul tra-pianto libero di osso vivente. Ref. Z. O. **32**, 65 (1925).

Leriche, R. et **A. Policard**: Le périoste et son rôle dans la formation de l'os. Press. méd. **26**, 143 (1918).
— Les problèmes de la Physiologie normale et pathologique de l'os. Paris: Masson, 1926.
— The Normal and Pathology of Bone: Its Problems. Translated by Moore, S., and J. A. Key. St. Louis: The C. V. Mosby Co., 1928.
— Position actuelle du problème de l'ostéogenèse. Press. med. **42** (I), 169 (1934).

L e r i c h e, R. et E. L u c i n e s c o: De l'ostéogenèse hétérotopique obtenue à l'aide de greffes dans les muscles d'un lambeau de muqueuse vésicale ou de greffes d'aponévrose dans la vessie. Press. med. **43** (I), 137 (1935).
— Résultat éloigné de greffe de tissu osseuse hétérogène. Bull. et Mém. Soc. Nat. de Chir. (Mém. de l'Acad. de Chir.) **33**, 1341 (1935).
— et J u n g: Documents concernant l'utilisation locale du calcium provenant d'un foyer d'ostéolyse. Revue de Chirurgie **76**, 378 (1938).
— Physiologie et Pathologie du Tissu osseux. Paris: Masson, 1939.
L e v a n d e r, G.: Über Knochenneubildung bei Knochentransplantation. Zbl. Chir. **1934**, 409.
— A Study of Bone Regeneration. Surg. Gynec. and Obstet. **67**, 705 (1938).
— Über die knochenregeneratorische Fähigkeit des Periosts. Acta chir. scand. **83**, 1 (1939).
— An Experimental Study of the Role of the Bone Marrow in Bone Regeneration. Acta chir. scand. **83**, 545 (1940).
— and H. W i l l s t a e d t: Alcohol-soluble Osteogenetic Substance from Bone-marrow. Nature (London) **157**, 587 (1946).
L e w i s, E. J.: Experimental Work on Bone Transplantation. Surg. Gynec. and Obstet. **18**, 572 (1914).
— Das Stadium der bindegewebigen Induration bei Myositis progressiva ossificans. Archiv f. klin. Chirurgie **50**, 1 (1895).
L e x e r, E.: Die Verwendung der freien Knochenplastik nebst Versuchen über Gelenkversteifung und Gelenktransplantation. Archiv f. klin. Chirurgie **86**, 939 (1908).
— Über Gelenktransplantation. Verhandl. der Deutschen Gesellschaft f. Chirurgie **1909**, II, (398).
— Zur Gelenktransplantation. Zbl. Chir. **1910**, 18.
— Blutige Vereinigung von Knochenbrüchen. Dtsch. Z. Chir. **133**, 170 (1915).
— Die freien Transplantationen. Neue Deutsche Chirurgie **26 A** und **26 B** (1919 und 1924).
— Enderfolge der freien Knochentransplantation. Münch. med. Wschr. **1919**, 1274.
— Arthrodesenoperation und Regenerationsfragen. Dtsch. Z. Chir. **162**, 1 (1921).
— Über die Entstehung von Pseudarthrosen nach Frakturen und nach Knochentransplantationen. Archiv f. klin. Chirurgie **119**, 520 (1922).
— Die freien Transplantationen. 1. Teil. Neue Deutsche Chirurgie **26**, 15 (1924).
— 20 Jahre Transplantationsforschung in der Chirurgie. Archiv f. klin. Chirurgie **138**, 251 (1925).
— Lehrbuch der allgemeinen Chirurgie. Stuttgart: Enke, 1928.
— Knochenbildung im Bindegewebe osteoplastischer Herkunft. Dtsch. Z. Chir. **217**, 2 (1929).
— Die gesamte Wiederherstellungschirurgie. 2 Bände. Leipzig: 1931.
— Einige Erkrankungen von Knochentransplantaten. Zbl. Chir. **1935**, 1987.
— Überblick und Grundlagen der Frakturbehandlung an der Freiburger Klinik. Arch. f. orthop. Chir. und Unfallchir. **39**, 279 (1939).
L i e k, E.: Experimenteller Beitrag zur Frage der heteroplastischen Knochenbildung. Archiv f. klin. Chirurgie **80**, 279 (1906).
— Ein weiterer Beitrag zur heteroplastischen Knochenbildung in Nieren. Archiv f. klin. Chirurgie **85**, 118 (1908).
L i n d e m a n n: Anatomische und klinische Studien zur freien Knochentransplantation. Zbl. Chir. **1921**, 1194.
— Die autoplastische Deckung von Lücken des Gesichtsschädels mit besonderer Berücksichtigung der Regenerationsvorgänge. Zbl. Chir. **1926**, 3179.
L i n d s a y: Observations on Fracture Healing in Rats. J. Bone and Joint Surg. **16**, 1 (1934).
L o o s e r, E.: Hungerosteopathie mit Umbauzonen. Zbl. Chir. **1920**, 1470.
L o r i n - E p s t e i n: Über einige allgemeine Faktoren der Wiederherstellungsprozesse. Archiv f. klin. Chirurgie **144**, 632 (1927).
L u c k y, C. A. and C. O. A d a m s: The Use of Iliac Bone in Bone Grafting and Arthrodesis. J. Bone and Joint Surg. **28**, 521 (1946).

M a a s, H.: Über das Wachstum und die Regeneration der Röhrenknochen mit besonderer
    Berücksichtigung der Callusbildung. Archiv f. klin. Chirurgie **20**, 708 (1877).
— Knochenwachstum und Knochenaufbau. Stuttgart: F. Enke, 1926.
M a a t z, R. und H. R e i c h: Über den Verlauf der Knocheninfektion und -regeneration
    nach Marknagelung geschlossener und offener Schaftbrüche sowie Osteotomien. Bei-
    träge zur klin. Chirurgie **174**, 538 (1943).
— Die Bedeutung der Fettembolie bei der Marknagelung nach Küntscher. Zbl. Chir.
    1943, 383.
M a c e w e n, W.: The Osteogenic Factors in the Development and Repair of Bone. Ann.
    Surg. **6**, 289 (1887).
— The Growth of Bone. Observation and Osteogenesis. Glasgow: J. Maclehose and Sons,
    1912.
M a f f e i: Les greffes osseuses dans la tuberculose ostéo-articulaire. XIe Congr. de la
    Soc. Internat. de Chir. 1938, **I**, 594.
— Was wird aus den Schienbeinen, aus denen man einen Span entnommen hat? Zbl.
    Chir. **1940**, 1657 und Bull. Soc. belge d'Orthop. **11**, 278.
M a r c h a n d: Zur Kenntnis der Knochentransplantation. Verhandl. d. Dtsch. Path. Ges.
    1899, 368.
— Der Prozeß der Wundheilung mit Einschluß der Transplantation. Stuttgart: Enke,
    1901.
M a r i n o, H., B. T u r c o N e s t o r and M. C r a v i o t t o: Immediate Reconstruction
    of the Lower Jaw Following Surgical Excision of Large Tumors. Plast. and Recon-
    struction Surg. **1949**, 36.
M a r t i n, B.: Über experimentelle Pseudarthrosenbildung und die Bedeutung von Periost
    und Mark. Archiv f. klin. Chirurgie **114**, 664 (1920).
— Zur Knochenregeneration aus dem Periost. Zur Entwicklung des Ligamentum inter-
    osseum am Unterarm und Unterschenkel. Archiv f. klin. Chirurgie **120**, 744 (1922).
— Die symptomatische Knochenerkrankung. Archiv f. klin. Chirurgie **129**, 45 (1924).
— Bruchhyperämie und Kallusbildung. Archiv f. klin. Chirurgie **130**, 62 (1924).
— Über die osteogenetische Fähigkeit des Periosts. Archiv f. klin. Chirurgie **144**, 489
    (1927).
M a r t i n L a g o s, F. y M. Z a r a p i c o T o m e r o: Obtencion experimental de hueso
    metaplasico. Trab. Inst. nac. cien. med. **6**, 173 (1946).
M a t o l c s y, T. (Budapest): Praktische Bedeutung und Anwendung der Knochentrans-
    plantation. Archiv f. klin. Chirurgie **176**, 319 (1933).
M a t t i, H.: Über die Behandlung von Pseudarthrosen mit Spongiosatransplantation.
    Arch. f. Orthop. und Chirurgie **31**, H. 2.
— Über modellierende Osteotomie und Spongiosatransplantation. Schweiz. med. Wschr.
    1929, 1254.
— Die Knochenbrüche und ihre Behandlung. Berlin: Julius Springer, 1931.
— Über freie Transplantation von Knochenspongiosa. Archiv f. klin. Chirurgie **168**, 236
    (1932).
— Technik und Resultate mit der Pseudarthrosenoperation. Zbl. Chir. **1936**, 1442.
— Über die Behandlung der Navicularefraktur und der Refractura patellae durch Plom-
    bierung mit Spongiosa. Zbl. Chir. **1937**, 2353.
M a y, H.: Die Vascularisation ganzer, replantierter Radii beim Hunde und ihre Be-
    ziehung zur Knochen- und Markregeneration, zum Wachstum und zum Gelenk-
    knorpel. Beiträge zur klin. Chirurgie **160**, 30 (1934).
— Regeneration of Bone Transplantats. Ann. Surg. **106**, 441 (1937).
— The Regeneration of Joint Transplantats and Intracapsular Fragments. Ann. Surg.
    116, 297 (1942).
M a y e r, L. und E. W e h n e r: Neue Versuche zur Frage der Bedeutung der einzelnen
    Komponenten des Knochengewebes bei der Regeneration und Transplantation von
    Knochen. Archiv f. klin. Chirurgie **103**, 732 (1914).
— Die Vorgänge in dem autoplastischen Knochentransplantat nach Operationen an
    Menschen. Ztschr. f. orthop. Chir. **38**, 579 (1918).

M a y e r (New York): Further Studies in Osteogenesis. Ann. Surg. 4 (1919), ref. Zbl. Chir. **1919, 961.**

M e e k i s o n: The Treatment of Nonunion or Delayed-Union of Fractures by Means of Massive Onlay-Grafts Fixed with Vitallium Screws. J. Bone and Joint Surg. **27,** 383 (1945).

M e l t z e r und D i e f f e n b a c h: Anorganische Vorgänge bei der Frakturheilung. Archiv f. klin. Chirurgie **195,** 18 (1939).

M e r l e d'A u b i g n é, J. B e n a s s y, M. Z i m m e r et G. D u c h e t: Traitement des ostéitis prolongées par les opérations plastiques. Mém. Acad. Chir. **73,** 473 (1947), ref. Z. O. **111,** 147 (1948).

M e n e g a u x, G. et D. O d i e t t e: L'ostéosynthèse au point de vue biologique. Paris, 1936.

M e y e r, A. W.: Gelenktransplantation aus der Leiche (14 Monate lang funktionell belastungsfähig homoioplastisches Kniegelenktransplantat). Dtsch. Z. Chir. **232,** 473 (1931).

M e y e r d i n g, H. W.: Treatment of Benign Giant-Cell Tumors by Resection or Excision and Bone-Grafting. J. Bone and Joint Surg. **27,** 196 (1945).

M i c h a e l i s, L.: Med. Klin. **1905,** 204.

M i y a u c h i, K.: Die autoplastische Knochenmarkstransplantation im Experiment. Archiv f. klin. Chirurgie **106,** 273 (1915).

M o n d o l f o, S.: Investigaciones experimentales sobre la aceleracion del callo oseo en las fracturas. Rev. Ortop. Traum. **19,** 47 (1950).

M o o r e, J. R.: Bridging of Bone Defects in Compound Wounds. J. Bone and Joint Surg. **26,** 455 (1944).

— Cartilaginous-Cup Arthroplasty in Ununited Fractures of the Neck of the Femur. J. Bone and Joint Surg. **30 A,** 313 (1948)

— Delayed Autogenous Bone Graft in the Treatment of Congenital Pseudarthrosis. J. Bone and Joint Surg. **31 A,** 23 (1949).

M o r p u r g o: Die Vita propria der Zellen des Periostes. Virchows Archiv **157** (1899).

M o w l e m, A. R.: Cancellous Chip Grafts for the Restoration of Bone Defects. Proc. Roy. Soc. Med. **38,** 171 (1945).

M ü l l e r, W.: Experimentelle Untersuchungen über extraartikuläre Knochenüberbrükkung von Gelenken. Beiträge zur klin. Chirurgie **124,** 315 (1921).

— Neue Experimente zur Frage der mechanischen Beanspruchung auf Knochen- und Wachstumszonen. Beiträge zur klin. Chirurgie **130,** 459 (1924).

— Die normale und pathologische Physiologie des Knochens. Leipzig, 1924.

M u r p h y: Osteoplasty. Surg. Gynec. and Obstet. **16,** 5, ref. Zbl. Chir. (1913), 1862.

M u r r a y, C. R.: Delayed and Nonunion in Fractures in the Adult. Ann. Surg. **93,** 961 (1931).

— Healing of Fractures. Its Influence of the Choice of Methods of Treatment. Arch. of Surg. **29,** 446 (1934).

— The Timing of the Fracture-healing Process. J. Bone and Joint Surg. **23,** 598 (1941).

— Primary Operative Fixation in Fractures of the Long Bones in Adults. Amer. J. Surg. **51,** 739 (1941).

— The Principles Underlying All Bone Grafting Procedures. Am. Acad. of Orth. Lectures, 1944.

— The Basic Problems in Bone-Grafting for Ununited Compound Fractures. J. Bone and Joint Surg. **26,** 437 (1946).

N a g e o t t e, J.: Formation de pièces squelettiques surnuméraires provoquées par la présence de greffons morts dans l'oreille du lapin adulte. C. R. Soc. Biol. **81,** 113 (1918).

— Ostéogenèse dans les greffes d'os mort. C. R. Acad. Sc. Biol. **171,** 280 (1920).

N a k a h a r a und D i l g e r: Subcutane und intramuskuläre Knochenneubildung durch Injektion bzw. Implantation von Periostemulsion. Beiträge zur klin. Chirurgie **63,** 235 (1909).

N e u h o f: Surgery **24,** 363 (1924).

N i c o l e, R.: Über die Ursachen der Sudeckschen Atrophie bei Frakturen. Helv. Med.
    Acta 11, 533 (1944).
— Experimentelle Untersuchungen über die Kallusbildung. Helv. Chir. Acta 12, 556 (1945).
— Metallschädigung bei Osteosynthesen. Helv. Chir. Acta 14, Suppl. 3 (1947).
N i e l s e n, A.: Filling of Sterile and Infected Bone Cavities by Means of Plaster of
    Paris. Acta chir. scand. 91, 17 (1944).
N i v e n, J. S. F.: Journ. Pathol. and Bacteriol. 24, 307 (1931); Arch exper. Zellf. 11, 253
    (1931).
N o r d, F. F., und W e i d e n h a g e n: Handbuch der Enzymologie. Leipzig: Becker &
    Erler, 1940.
N u s s e l t, H.: Über die Behandlung von Pseudarthrosen mit dem Auflegespan nach
    Phemister. Der Chirurg 22, 51 (1951).
O b e r d a l h o f f, H.: Experimentelle und klinische Studien zur Frage der Knochen-
    regeneration. Archiv f. klin. Chirurgie 260, 109 (1947).
— Zur Frage der Knochenneubildung. Der Chirurg 17/18, 123 (1947).
— Der Einfluß der Funktion auf Form und Struktur des Knochencallus. Archiv f. klin.
    Chirurgie und Dtsch. Z. Chir. 263, 24 (1949).
O l d f i e l d, M. C.: Iliac Hernia after Bone-Grafting. Lancet 1, 810 (1945).
O e h l e c k e r, F.: Plombierung von Knochenhöhlen mit Gips. Archiv f. klin. Chirurgie
    142, 613 (1926).
O l l i e r, L.: De la production artificielle des os au moyen de la transplantation du
    périoste et des greffes osseuses. Mém. Biol. 5, 145 (1858).
— Traité expérimental et clinique de la régénération des os et de la production arti-
    ficielle du tissu osseux. Paris: V. Masson et Fils, 1867.
— De l'ostéogenèse chirurgicale. Verhandl. Internat. Med. Kongreß, Berlin, 1890.
O r e l l, S.: Studien über Knochenimplantation und Knochenneubildung. Acta chir. scand.
    74, Suppl. 31 (1934).
— Interposition of Os purum in Osteosynthesis After Osteotomy Resections of Bones
    and Joints Interposition-Osteosynthesis. Surg. Gynec. and Obstet. 1934, 638.
— Studien über Knochentransplantation. Zbl. Chir. 1934, 409.
— Experimentell chirurgische Studie über Knochentransplantate und ihre Anwendung
    in der Chirurgie. Dtsch. Z. Chir. 232, 701 (1937).
— Bone Grafts in the Treatment of Tuberculous Osteitis and Arthritis. XIe Congr. de la
    Soc. Internat. de Chir., 1938, Vol. 1, 419.
P a l m e r, I.: Plombering av infekterade benkaviteter med sulfathiazolpenicillinpulver
    och primärsutur. Nord. Med. 32, 2521 (1946).
P a r t s c h: Über die Erfolge der Wiederherstellung des Kieferbogens durch Autoplastik.
    Zbl. Chir. 1922, 223.
P a u w e l s: Grundriß einer Biochemik der Frakturheilung. Ztschr. f. orthop. Chir.
    72, 62 (1941).
P e a r s e, H. E. and J. J. M o r t o n: The Stimulation of Bone Growth by Venous Stasis.
    J. Bone and Joint Surg. 12, 97 (1930).
P e i g g e, E. K.: J. Bone and Joint Surg. 28, 576 (1946).
P e i r c e, E. C., R. E. G r o s s, A. H. B i l l and K. M e r r i l l: Tissue-Culture Evaluation
    of the Viability of Blood Vessels Stored by Refrigeration. Ann. Surg. 129, 333 (1949).
P e m b e r: Journ. Iowa state med. assoc. 1920, 181.
P e r n y è s z, S.: In K r o m p e c h e r: Die Knochenbildung.
P e t r o w: Freie Knochenplastik. Zbl. Chir. 1912, 607.
— Über den Substituierungsprozeß der Knochen bei ihrer freien Transplantation in
    Weichteile. Trudy Obschtschestwa Patàlow w Petersburg 3, 1 (1913) (Arbeit d. Path.
    Ges. Petersburg).
— Zur Frage nach der Quelle der Regeneration bei Knochenüberpflanzung. Archiv f.
    klin. Chirurgie 105, 915 (1914).
P f e i f f e r, C. A.: A Development of Bone from Transplanted Marrow in Mice. Anat.
    Rec. 102, 225 (1948).
— Effects of Bone Extracts into the Mouse Testis. Soc. f. exp. Biology and Medicine
    Proceedings 71, 388 (1949).

Phemister, D. B.: The Fate of Transplanted Bone and Regenerative Power of Its Various Constituents. Surg. Gynec. and Obstet. 19, 303 (1914).
— Free Tissue Transplantations. Internat. Abstract Surg. 18, 333 (1914).
— Subperisteal Resection in Osteomyelitis. A Clinical and Experimental Study. J. A. M. A. 65, 1994 (1915).
— Repair of Bone in the Presence of Aseptic Necrosis Resulting from Fractures, Transplantations and Vascular Obstruction. J. Bone and Joint Surg. 12, 769 (1930).
— Splint Grafts in the Treatment of Delayed and Non-Union of Fractures. Surg. Gynec. and Obstet. 52, 376 (1931).
— Bone Growth and Repair. Ann. Surg. 102, 261 (1935).
— Bone Transplantation in the Treatment of Tumors and Dystrophies of Bones. XIe Congr. de la Soc. internat. de Chir., Bruxelles, 1938, Vol. 1, 357.
— Rapid Repair of Defect of Femur by Massive Bone Grafts after Resection for Tumors. Surg. Gynec. and Obstet. 80, 120 (1945).
— Treatment of Ununited Fractures by Onlaybone Grafts without Screw or Thie Fixation or Breaking Down of the Fibrous Union. J. Bone and Joint Surg., Nr. 29 (1947).
— The Treatment of Ununited Fractures by Onlay Bone Grafts without Screw Fixation and without Breaking Down of the Fibrous Union. XIIe Congr. de la Soc. Internat. de Chir., Londres, 1947. Procès verbaux S. 525.
— Treatment of Pseudarthrosis by Simple Bone Graft without Removal of Callus. Journ. int. de Chirurgie 8, 713 (1948).
Platt, H.: Bone Grafting in Recent Fractures and Pseudarthrosis. XIe Congr. de la Soc. Internat. de Chir., Bruxelles, 1938, Vol. 1, S. 495.
Pochhammer, C.: Über die Entstehung parostaler Kallusbildungen und die künstliche Kalluserzeugung an Tieren und beim Menschen. Archiv f. klin. Chirurgie 94, 352 (1911).
Pokotilo, W.: Über das Schicksal lebender Knochen, die in Weichteile transplantiert worden sind. Archiv f. klin. Chirurgie 93, 143 (1910).
Policard et Roche: La formation de la substance osseuse. Ann. Physiol. et Physicochim. biol. 13, 649 (1937).
— L'appareil de croissance des os longues. Paris: Masson, 1941.
Polletini, B.: Ulteriore contributo allo studio di neoformazioni ossee e cartilaginee determinate da innesti di tessuti fissati. Arch. ital. di Chir. 6, 178 (1922).
— Su neoformazioni cartilaginee ed ossee determinate da innesti di frammenti di cartilagine e d'osso fissati. Arch. ital. di Chir. 6, 179 (1922).
Pollock, W. E., P. W. Mc Kenney and F. E. Blaisdell: The Viability of Transplantated Bone. Arch. of Surg. 18/I, 607 (1929).
Pommer: Über die Osteoklastentheorie. Virchows Archiv 92 (1883).
— Zur Kenntnis der mikroskopischen Befunde bei Pseudarthrose. Wien. klin. Wschr. 1917, 328.
— Zur Kenntnis der mikroskopischen Befunde der Knochenanbildung und ihrer Untersuchungsmethoden nebst Bemerkungen zur Osteoklastenlehre. Zeitschr. f. Anatomie und Entwicklungsgesch. 75 (1924).
Prader, F.: Der Umbau des frei verpflanzten Knochens (Histologische Untersuchungen am Henle-Albeeschen Knochenspan). Schweiz. med. Wschr. 1943, 1455.
Preiss, G. A.: Beitrag zur operativen Chirurgie der Knochenbrüche (Drahtnaht der Torsionsfraktur und Marknagelung). Helv. Med. Acta 10, 391 (1943).
Rabel: Knochenregeneration, Kalk, Rachitis, Tetanie. Virchows Archiv 249, 335 (1924).
Rahn: Quoted by Breedis.
Raisch, O.: Zur Marknagelung von Frakturen langer Röhrenknochen. Zbl. Chir. 1943, 390.
— Experimenteller Beitrag zur Frage der Osteosynthese mit besonderer Berücksichtigung der Marknagelung nach Küntscher. Beiträge zur klin. Chirurgie 175, 548 (1944).
Redwitz, E. von: Der derzeitige Stand der Pseudarthrosenfrage. Archiv f. klin. Chirurgie 182, 649 (1935).
Rehbein, F.: Spanbearbeitung im Schraubstock. Der Chirurg 17/18, 695 (1947).

R e h n, E.: Experimentelle Erfahrungen über freie Gewebstransplantation. Deutsche Gesellschaft für Chirurgie **40**, 86 (1910).

— Zur Regeneration des Knochenmarks bei homoplastischen Gelenktransplantationen im Tierexperiment. Archiv f. klin. Chirurgie **97**, 35 (1912).

— Zur Regeneration der Mark- und Fettzellen bei Knochenmarksverpflanzung im Versuch. Beiträge zur klin. Chirurgie **117**, 608 (1919).

— Fraktur und Muskel. Archiv f. klin. Chirurgie **127**, 640 (1923).

— Über Muskelzustände bei Knochenbrüchen und ihre Bedeutung für die Frakturbehandlung. Archiv f. klin. Chirurgie **133**, 410 (1924).

— Zur Wiederherstellungschirurgie der Gelenke. Archiv f. klin. Chirurgie **180**, 395 (1934).

— Wiederherstellungschirurgie einschließlich der Verwertung freier Transplantate. Überblick und heutiger Stand. Archiv f. klin. Chirurgie **186**, 245 (1936).

R e n c k h o f f, E.: Beitrag zur Nachbehandlung von Spanplastiken. Zbl. Chir. **75**, 177 bis 179 (1950).

R e v e r d i n: Transplantation de peau de grenouille sur des plaies humaines. Arch. de méd. expér. **4**, 139 (1892).

R h o d e, C.: Über den Ablauf der Regenerationsvorgänge am Röhrenknochen bei erhaltener und geschädigter Gefäßversorgung, zugleich ein Beitrag über Herkunft und Entstehungsbedingungen des Bindegewebes nach Knochenverletzung. Archiv f. klin. Chirurgie **123**, 530 (1922).

— Beiträge zur Frage der Metaplasie des Bindegewebes in Knochen (I. Die Einheilungsvorgänge bei der Transplantation ausgekochter Knochenstücke in Weichteile). Archiv f. klin. Chirurgie **128**, 302 (1924).

— Beiträge zur Frage der Metaplasie des Bindegewebes im Knochen. Archiv f. klin. Chirurgie **129**, 435 (1924).

— Does Bone Form from Osteoblasts or from a Metaplasia of the Surrounding Connective Tissue? Surg. Gynec. and Obstet. **41**, 740 (1925).

R i e s s, E.: Experimentelle Studien über die knochenbildende Kraft des Periostes. Archiv f. klin. Chirurgie **129**, 750 (1924).

R o b e r t s o n L a v a l l e, C.: Behandlung der Knochen- und Gelenkstuberkulose. Z. O. **34**, 44 (1926); **35**, 607 (1926); **37**, 557, 788 (1927); **53**, 228 (1931); **55**, 90 (1931); **57**, 104 (1932).

R o b e r t s o n, J. M. and J. N. B a r r o n: A Method of Treatment of Chronic Infective Osteitis. J. Bone and Joint Surg. **28**, 19 (1946).

R o c h e, J. et A. F i l i p p e: Recherches sur l'ossification. v. Augmentation de l'activité phosphatasique du squelette après fracture d'un os et biochimie générale du système osseux. Bull. Soc. chim. biol. **20**, 1147 (1938).

— et M. M o r g u e: Le système osseux unité physiologique. Modifications générales de la composition du squelette après fracture d'un os long. C. R. Soc. Biol. **129**, 978 (1938).

— A. F i l i p p e et M. M o r g u e: Sur les réactions générales de squelette consécutives à la fracture d'un os. C. R. Acad. Sc. **207**, 254 (1938).

— Recherches biochimiques sur les réactions générales du squelette après fracture d'un os et unités physiologique du système osseux. J. de chir. **53**, 737 (1939).

R ö h l i c h, K.: Über die Beziehungen zwischen der Knochensubstanz und der Blutbildung im Knochenmark. Zeitschrift f. mikroskop.-anat. Forschung **49**, 425 (1941 a).

— Blutzellenbildung in abgetöteten Knochentransplantaten. Zeitschrift f. mikroskop.-anat. Forschung **49**, 616 (1941 b).

— Bildung neuer Knochensubstanz in abgetöteten Knochentransplantaten. Zeitschrift f. mikroskop.-anat. Forschung **50**, 132 (1941 c).

— Über die Transplantation periost- und markloser Knochenstücke. Zeitschrift f. mikroskop.-anat. Forschung **51**, 636 (1942).

R o s t o c k, P.: Die Wunde. Berlin: De Gruyter & Co., 1950.

R o t h, H.: Über das Schicksal frei transplantierter Knochenspäne bei der habituellen Schulterluxation. Helv. Chir. Acta **17**, 282 (1950).

R o u x: Entwicklungsmechanik der Organismen. 1895.

R u t i s h a u s e r, E. et G. M a j n o: Les lésions osseuses par sucharge dans le squelette normal. Schweiz. med. Wschr. **1949**, 281.

R ü t t n e r, J. R.: Zur Klinik und pathologischen Anatomie der Navicularefraktur-Pseud-arthrose und „-Malacie". Helv. Chir. Acta 16, 25 (1949).
S a c e r d o t t i und F r a t t i n: Über heteroplastische Knochenbildung. Virchows Archiv 168, 431 (1902).
S a s a k i, J. (Japan): Über die Behandlung der Pseudarthrosen durch Injektionen von Periostemulsion. Dtsch. Z. Chir. 109, 595 (1911).
S c h ä f e r, V.: Herd und Hof als unentbehrliche Begriffe in der Frakturlehre und in ihrer Beziehung zur sogenannten Inaktivitätsatrophie. Zbl. Chir. 1938, 2222.
S c h e p e l m a n n, E.: Freie Periostverpflanzung. Experimentelle Untersuchungen. Archiv f. klin. Chirurgie 101, 499 (1918).
— Über die Plombierung von Knochenhöhlen. Dtsch. Z. Chir. 144, 251 (1918).
S c h i l l i n g, W.: Das Pseudarthrosenproblem und seine Beziehungen zur normalen Knochenregeneration. Beiträge zur klin. Chirurgie 157, 121 (1933).
S c h i n z, H. R. und E. B r a n d e n b e r g e r: Momentanbruch und Dauerbruch des Knochens. Spontanfraktur I. und II. Art. Zeitschr. f. Unfallmed. und Berufskrankheiten 37, 172 (1944).
— Der Dauerbruch. Zeitschr. f. Unfallmed. und Berufskrankheiten 40, 16 (1947).
S c h i n z, B a e n s c h, F r i e d l und U e h l i n g e r: Lehrbuch der Röntgendiagnostik. Bd. 1, 1. Lieferung. Stuttgart: Thieme, 1950.
S c h m i e d e n, V.: Die Behandlung der Pseudarthrose und der verspäteten Callus-bildung mit Bluteinspritzung. Med. Klinik 1907, 197.
— Die operative Chirurgie der Wirbelsäule. Archiv f. klin. Chirurgie 162, 389 (1930).
S c h m i d t, M. B.: Die Pathologie des Bewegungsapparates. In Pathologische Anatomie von A s c h o f f, L., II. Teil. Jena: Fischer, 1936.
S c h n e i d e r, E.: Zur Biologie der Frakturheilung. Archiv f. klin. Chirurgie 144, 689 (1927).
S c h ö n e, G.: Transplantationsversuche mit artgleichen und artfremden Geweben. Deutsche Gesellschaft f. Chirurgie 40, 79 (1911).
— Über Transplantationsimmunität. Münch. med. Wschr. 1912, 457.
— Die heteroplastische und homoplastische Transplantation. Berlin: 1912.
S c h r a m, W. R. and L. S. F o s d i c k: Studies in Bone Healing. J. Oral Surg. 1, 191—196 (1943).
S c h u l z e, W.: Histologische und experimentelle Untersuchungen zur metaplastischen Knochenbildung. Dtsch. Z. Chir. 217, 33 (1929).
S c h ü r c h, O. und E. U e h l i n g e r: Über experimentelle Knochentumoren. Archiv f. klin. Chirurgie 183, 704 (1935).
— Zur Frage der Behandlung der Schenkelhalsfraktur. Technik, Anzeige und Erfolge der extraartikulären Osteosynthese. Helv. Med. Acta 10, 449 (1943).
— und H. B r ü t s c h: Zur Behandlung der Schenkelhalspseudarthrosen. Helv. Chir. Acta 14, 405 (1947).
— Grundlagen der Wiederherstellungschirurgie. Lehrbuch der Chirurgie, 1950.
— und M. A l l g ö w e r: Persönliche Mitteilung.
S e e l i g e r, P.: Das Schicksal von Blutergüssen in verschiedenen Geweben unter beson-derer Berücksichtigung der Fragen der Verkalkung und Verknöcherung. Zugleich ein Beitrag zur experimentellen Erforschung der Myositis ossificans circumscripta. Archiv f. klin. Chirurgie 147, 405 (1927).
S e e m e n, H. v o n: Über die Entstehungsbedingungen metaplastischer Knochenbildun-gen. Dtsch. Z. Chir. 217, 60 (1929).
S e g o v i a: Experimentelle Studien über die homoplastische Transplantation der Haut. Ref. Z. O. 31, 146 (1925).
— Über das Verhalten des Kalziums während der Frakturheilung. Ztschr. f. orthop. Chir. 48, 572 (1927).
S h a n d s, A. R.: Studies in Bone Formation. The Effect of the Local Presence of Calcium Salts on Osteogenesis. J. Bone and Joint Surg. 19, 1065 (1937).
S h e e h a n, J. E. and S w a n k e r: "Gelatinised" Bone for Repair of Skeletal Losses. Brit. Journ. of Plastic Surgery 2, 268 (1950).

Siegling, J. A. and J. J. Fahey: The Fate of Transplanted Cow's Horn. J. Bone and Joint Surg. 28, 439 (1936).

Smith, A. D.: Use of Homologous Bone Grafts in Cases of Osteogenesis Imperfecta. Arch. of Surg. 34, 687 (1937).

Sneel, G. D. and A. M. Cloudman: The Effect of Rate of Freezing on the Survival of 14 Transplantable Tumors in Mice. Cancer Research 3, 396 (1943).

Speed, J. S.: Nonunion after Fracture. Ann. Surg. 9, 574 (1929).

— Bone Grafts in Ununited Fractures. Southern Med. J. 23, 179 (1930).

— and H. Smith: Campbell's Operative Orthopedics 1, 123, St. Louis: C. V. Mosby Co., 1949.

Spitzy, H.: Umbau und Anpassung frei transplantierter Knochen. Ztschr. f. orthop. Chir. 47, 234 (1926).

Stark, W. J.: The Value of External Skeletal Fixation in Elective Orthopedic Surgery. Ann. Surg. 125, 372 (1947).

Starr, K. W.: The Causation and Treatment of Delayed Union in Fractures of the Long Bone. London: Butterworth & Co., 1947.

Steinmann, R. J.: Erfahrungen mit der operativen Wirbelsäulenversteifung bei tuberkulöser Spondylitis. Dtsch. Z. Chir. 249, 737 (1938).

Stewart, W. J.: Experimental Bone Regeneration. Surg. Gynec. and Obstet. 59, 867 (1934).

Stieda, A.: Beiträge zur freien Knochenplastik. Archiv f. klin. Chirurgie 94, 831 (1910).

— Klinisches und Histologisches zur freien Knochentransplantation. Deutsche Gesellschaft f. Chirurgie 40, 88 (1911).

Stocker, H.: Mineralstoffwechsel und innere Sekretion bei Knochenbrüchen. Dtsch. Z. Chir. 231, 714 (1931).

Storck, H.: Über fehlgeheilte Schußbrüche der langen Röhrenknochen. Med. Klin. 1947, 501, ref. Z. O. 111, 403 (1949).

Stracker, O.: Alloplastik bei Lähmungen. Arch. f. orthop. Chir. und Unfallchir. 25, 161 (1927).

Streissler, E.: Über die Bedeutung der freien Knochentransplantation für die Wiederherstellung normaler Knochen- und Gelenkfunktionen. Verhandl. der Deutschen Gesellschaft f. Chirurgie I, 233 (1909).

— Der gegenwärtige Stand unserer klinischen Kenntnis über die Transplantation lebenden menschlichen Knochens. Beiträge zur klin. Chirurgie 71, 1 (1922).

Stuteville, O. H.: A New Concept of Treatment of Osteomyelitis of the Mandible. J. Oral Surg. 8, 301 (1950).

Sudeck: Freie Rippenüberpflanzung. Zbl. Chir. 1935, 2818.

Sultan: Über die Einpflanzung von toten Knochen in indifferente Weichteile allein oder in Verbindung mit Periost. Verhandl. der Deutschen Gesellschaft f. Chirurgie I, 56 (1902).

Sunoda, T.: Experimentelle Studien zur Frage der Knochenneubildung aus verlagerten Periostosteoblasten. Virchows Archiv 200, 93 (1910).

Syme, J.: Quoted by Sir Arthur Keith in: Bone Growth and Repair. Brit. Journ. of Surgery 6, 19 (1918).

— Treatise on the Excision of Diseased Joints. Edinburgh: A. Black, 1931.

Tamman, H.: Über die Vitasterinschädigung der Frakturheilung. Archiv f. klin. Chirurgie 165, 473 (1931).

Tilmann: Über Knochentransplantation nach Unterkieferresektion. Deutsche Gesellschaft f. Chirurgie 40, 91 (1911).

Todd, T. W.: Role of Cancellous Tissue in Healing Bone. Ann. Surg. 72, 452 (1920).

Tomita, Ch.: Über Knochentransplantation bei ausgedehntem Kontinuitätsdefekt der langen Röhrenknochen. Dtsch. Z. Chir. 90, 247 (1907).

— Experimentelle Untersuchungen über Knochentransplantationen. Virchows Archiv 191 (1908).

Tosatti, E.: L'auto- ed omo-innesto di bacinetto renale nella riparazione di perdite di sostanza sperimentalmente provocate a carico delle ossa lunghe (ulna). Att. e Mem. Soc. Rom. Chir. 2, 375 (1940), ref. in Z. O. 100, 137 (1941).

T o s a t t i, E.: L'auto- ed omo-innesto di bacinetto renale nella riparazione di breccie ossee sperimentalmente praticate a carico della teca cranica. Att. e Mem. Soc. Rom. Chir. **2**, 589 (1940), ref. in Z. O. **100**, 20 (1941).
— L'auto- ed omo-innesto di bacinetto nella riparazione di perdite di sostanza ossea. Arch. ital. di Chir. **60**, 67 (1941), ref. in Z. O. **103**, 628 (1941).
T r i l l a t, A. et G. M a r e t: Possibilités et limites du lever précoce dans les arthrodèses de la colonne vertébrale. Acta Chirurgica Belgia **1949**, 147.
T r o e l l, A.: Einige Worte über das spätere Schicksal von autoplastisch transplantiertem Knochengewebe beim Menschen. Archiv f. klin. Chirurgie **111**, 565 (1919).
T s u n o d a, T.: Experimentelle Studie zur Frage der Knochenbildung aus verlagerten Periostosteoblasten. Virchows Archiv **200**, 97 (1910).
T u f f i e r: Zit. bei C a r r e l.
U r i s t, M. R. and F. C. M c L e a n: Calcification and Ossification. 1. Calcification in the Callus in Healing Fractures in Normal Rats. J. Bone and Joint Surg. **23**, 1 (1941).
— — Calcification and Ossification. 2. Control of Calcification in the Fracture Callus in Rachitic Rats. J. Bone and Joint Surg. **23**, 283 (1941).
— Calcification and Ossification. 3. The Role of Local Transfer of Bone Salt in the Calcification of the Fracture Callus. J. Bone and Joint Surg. **24**, 47 (1942).
— and R. W. J o h n s o n: Calcification and Ossification. 4. The Healing of Fractures in Man under Clinical Conditions. J. Bone and Joint Surg. **25**, 375 (1943).
— and F. C. M c L e a n: Bone Repair in Rats with Multiple Fractures. Amer. J. Surg. **53**, 685 (1950).
V a i n i o S a k a r i: Observations on the Regeneration of an Autogenous Transplant of the Bone. Acta chir. scand. **100**, 86—109 (1950).
V o g e l e y, G.: Über Frakturen an Schienbeinen, denen ein Span entnommen wurde. Zeitschr. f. Orthop. u. Grenzgeb. **78**, 62 (1948).
W a c h s m u t h, G.: Experimenteller Beitrag zum kausalen Problem der Osteogenese. Archiv f. klin. Chirurgie und Dtsch. Z. Chir. **265**, 58 (1950).
W a d e, H.: Report of a Patient Six Years after the Implantation of a Homoplastic Bone Graft. Edinburgh Med. J. **24**, 37 (1920).
W a g n e r, H.: Antero-lateral Approach in Bone Grafting for Ununited Fractures of Tibia. Amer. J. Surg. **73**, 283 (1947).
W e b e r, Th.: Über die Prinzipien der freien Knochentransplantation. Ref. Z. O. **1925**, 147.
W e g l a u: Über traumatische Knochenbildung. Beiträge zur klin. Chirurgie **126**, 432 (1922).
W e h n e r, E.: Experimentelle Studien über Knochenkallusentwicklung unter dem Einfluß des funktionellen Reizes ohne und mit besonderer Schädigung von Periost und Knochenmark. Beiträge zur klin. Chirurgie **123**, 541 (1921).
W e i d e n r e i c h, F.: Über formbestimmende Ursachen am Skelett und die Erblichkeit der Knochenform. Arch. f. Entwicklungsmechanik **51**, 436 (1922).
— Über Knochenaufbau und Bindegewebsverknöcherung. Klin. Wschr. **1923**, 663.
— Knochenstudien, 1. Teil. Zeitschr. f. Anatomie und Entwicklungsgesch. **69**, 382 (1923).
— Das Knochengewebe. In M o e l l e n d o r f s Handbuch der mikroskopischen Anatomie des Menschen. II/2, 1930.
W e i l l, P.: Zur Frage der Dauererfolge bei Knochentransplantationen. Fortschr. a. d. Geb. der Röntgenstrahlen **25**, 491 (1917/18).
W e i m a n n, J. P. and H. S i c h e r: Bone and Bones. St. Louis: C. V. Mosby and Co., 1947, pp. 36, 42, 43, 44.
W e i s s h a u p t, W.: Versuche über Wachstum und Differenzierung von Hühnchenphalangen in vitro und deren Beeinflussung durch Ossopan. Vierteljahresschrift der Naturforschenden Gesellschaft Zürich **95**, 197 (1950).
W e l c k e r, E. R.: Experimentelle Erzeugung heterotoper Knochenbildung. Archiv f. klin. Chirurgie **191**, 372 (1938).
W e r e s c h i n s k i, A. O.: Vergleichende Untersuchungen über Explantation und Transplantation von Knochen, Periost und Endost. Virchows Archiv **251**, 268 (1924).
— Beiträge zur Frage über das Schicksal der Knochentransplantate. Archiv f. klin. Chirurgie **136**, 548 (1925).

W e r t h m a n n: Die Überlastungsschäden des Skelettsystems. Bern: H. Huber, 1948.

W e s t e r b o r n, A.: Marrow-Nailing of Recent Fractures, Pseudarthrosis and Bone Plastic; Experiences in 100 cases. Ann. Surg. 127, 577 (1948).

W i c k s t r o m, O. W. and R. F. H u e b s c h: Repair of a Mandibular Bone Defect with Bone Chips. U. S. Armed Forces M. J. 1950, 1425.

W i e n e r, A. S.: Blood Groups and Transfusion. Springfield (Illinois): C. C. Thomas, 1943.

W i l l e n e g g e r, H.: Die Operationstechnik der Maurerschen Kombinationsplastik. Helv. Chir. Acta 13, 204 (1946).

— Über die lokale Penicillinbehandlung der chronischen Osteomyelitis. Helv. Chir. Acta 16, 270 (1949).

— Persönliche Mitteilung.

W i l l i a m s, C. A. M c: The Function of the Periosteum in Bone Transplants, Based on Four Human Transplantations without Periosteum, and Some Animal Experiments. Surg. Gynec. and Obstet. 18, 159 (1914).

W i l l i c h, C. Th.: Experimentelles über Knochenregeneration und Pseudarthrosenbildung. Archiv f. klin. Chirurgie 129, 203 (1924).

— Die Bedeutung des Knochenmarkes für die Regeneration bei der freien autoplastischen Knochentransplantation im Tierexperiment. Beiträge zur klin. Chirurgie 136, 102 (1926).

W i l l s t a e d t, H., G. L e v a n d e r and L. H u l t: Studies in Osteogenesis. Acta orthop. scand. 19, 419 (1950).

W i t e b s k y, E.: Die biologische Spezifität. Handbuch der normalen und pathologischen Physiologie 13, 473 (1929).

W o l f f, J.: Die Osteoplastik in ihren Beziehungen zur Chirurgie und Physiologie. Archiv f. klin. Chirurgie 4, 183 (1863).

— Das Gesetz der Transformation der Knochen. Berlin: 1892.

W u r m: Über heterotope Knochenbildung. Verhandl. d. Deutschen Pathologengesellschaft 25, 191 (1930).

Z a w i s c h - O s s e n i t z, C.: Über Knochenwachstum und dessen Beeinflussung durch Fermentwirkung. Zeitschr. f. mikrosk.-anat. Forschung 23, 169 (1931).

— Beeinflussung des Knochenwachstums durch Fermentwirkung. Zeitschrift f. mikroskop.-anat. Forschung 26, 173 (1931).

— Die Biologie der Auf- und Umbauprozesse des Knochens im Lichte neuerer histologischer und experimenteller Erfahrungen. Wien. klin. Wschr. 47, 801 (1934).

— Wirkstoffe und ihre Tätigkeit im Aufbau von Knorpel und Knochen. Zeitschrift f. mikroskop.-anat. Forschung 42, 595 (1937).

Z e i n e r t, H.: Über elektrische Erscheinungen an versenkten metallischen Fremdkörpern. Arch. f. orthop. Chir. und Unfallchir. 37, 260 (1936).

Z i e l k e, H.: Gefahren der Knochenbolzung. Zbl. Chir. 1941, 1768.

Knochenkonservierung.

A d a m s, R.: Diskussionsbeitrag zu S t u c k und D a n d r i d g e. Amer. J. Surg. 80, 703 (1950).

A l l d r e d g e, R. H.: Diskussionsvotum zu H e n r y, M. O.: Homografts in Orthopaedic Surgery. J. Bone and Joint Surg. 30 A, 75 (1948).

A r s o n v a l: Zit. bei J. J. H e r b e r t.

A r v i s e t et J. J u d e t: Homogreffes et Banque d'os. Press. méd. 1948, 860.

B a u e r und W e i l: Über Knochentransplantation. Zbl. Chir. 1910, 20.

B ö h l e r, J.: Die Knochenbank des Wiener Unfallkrankenhauses. Wien. klin. Wschr. 62, 390 (1950).

B r a d l e y, L. C. and N. L. H i g i n b o t h a m: Use of Bank Bone in the Treatment of Central Lesions of Bone. Amer. J. Surg. 78, 587 (1949).

B r e e d i s and J. F u r t h: The Feasibility of Preserving Neoplasmatic Cells in the Frozen State. Science 88, 531 (1938).

B r o w n, J. B., D e M e r e and M c C a r t h y: Establishing a Preserved Cartilage Bank. Plast. and Reconstruction Surg. 3, 283 (1948).

B ü r k i, E.: Über ein neues Verfahren zur Konservierung von Hornhautgewebe. Ophthalmologica **114**, 288 (1947).

B u s h, L. F.: The Use of Homogenous Bone Grafts. A Preliminary Report on the Bone Bank. J. Bone and Joint Surg. **29**, 620 (1947).

— and C. Z e n t G a r b e r: The Bone Bank. J. A. M. A. **137**, 588 (1948).

C a r r e l, A.: The Preservation of Tissues and its Application in Surgery J. A. M. A. **59**, 523 (1912).

C h r i s t i e, H. K.: Grafting of Homogenous Bone and Cartilage. Austral. N. Zealand J. Surg. **19**, 320 (1950), Ref. International Abstracts of Surgery **92**, 72 (1951).

C o b b, J. R.: Diskussionsbeitrag zu B u s h, L. und G a r b e r Z e n t: The Bone Bank. J. A. M. A. **137**, 592 (1948).

C o c q, J. l e, E. l e C o c q and K. J. A n d e r s o n: Preliminary Report on the Use of Bone Bank. Surg. Gynéc. and Obstet. **91**, 277 (1950).

C o l e y, B. L. and N. L. H i g i n b o t h a m: Use of Bank Bone in the Treatment of Central Lesions of Bone. Amer. J. Surg. **78**, 587 (1949).

O'C o n n o r, G. B.: Merthiolate, a Tissue Preservative and Antiseptic. Amer. J. Surg. **45**, 563 (1939).

C o n v e r s e, J. M. and R. M. C a m p b e l l: Experiences with a Bone Bank in Plastic Surgery. Plast. and Reconstructive Surg. Baltimore **5**, 193 (1950).

C r a m e r: Zit. bei M i d d e r und M o r t o n.

D i e m a i r, W.: Die Haltbarmachung von Lebensmitteln und ihre Grundlagen. Stuttgart: Enke, 1946.

E h r l i c h, P.: Zit. bei B r e e d i s und F u r t h.

F è v r e: Diskussionsbeitrag zu J. J. H e r b e r t: De l'utilisation des os conservés comme greffes. La banque d'os. Mém. Acad. Chir. **75**, 66 (1949).

G a u g l e r, H. V.: Über die rechtliche Zulässigkeit der klinischen Leichensektion unter Berücksichtigung des neuen schweizerischen St. G. B. Schweiz. Juristenzeitung **35**, 337 (1939).

G a y l o r d: Zit. bei M i d d e r und M o r t o n.

G o f f, C. W.: The Os purum Implant. A Substitute of the Autogenous Implant. J. Bone and Joint Surg. **26**, 758 (1944).

G u i l l e m i n e t, S t a g n a r a et D u b o s t - P e r r e t: Greffes osseuses; transplants homogènes et hétérogènes. Rev. d'Orthop. et de Chir. **36**, 511 (1950).

G u i l l e m i n e t, S t a g n a r a, D u b o s t - P e r r e t, J a r r e t et A u d r y: Utilisation d'os hétérogènes réfrigérés en chirurgie humaine. Lyon chirurgical **47**, 57 (1952).

H ä b e r l i n, F.: Persönliche Mitteilung.

H a f f t e r, E.: Leichensektionen und Strafrecht. Schweiz. Ztschr. f. Strafrecht **54**, 259 (1940).

— Leichensektion und Strafrecht. Schweiz. Ztschr. f. Strafrecht **60**, 26 (1946).

H a i n e s: Zit. bei M i d d e r und M o r t o n.

H a r m o n, P. H.: Experiences with Use of a Bone Bank in 131 Cases. Permanent Foundation. Medical Bulletin, Vol. 8, Nr. 3 (1950).

H e i t z - B o y e r: Diskussionsbeitrag zu J. J. H e r b e r t: De l'utilisation des os conservés comme greffes. La banque d'os. Mém. Acad. Chir. **75**, 65 (1949).

H e r b e r t, J. J.: De l'utilisation des os conservés comme greffes. La banque d'os. Mém. Acad. Chir. **75**, 60 (1949).

H e r b e r t, J. J. et J. P a i l l o t: Les greffes osseuses conservées par réfrigération. Résultats et Indications. Mém. Acad. Chir. **76**, 372 (1950).

— — Les greffes osseuses conservées, trois années d'expérience. Rev. d'Orthop. et de Chir. **36**, 514 (1950).

— Homografts and the Bone Bank. J. Bone and Joint Surg. **33 B**, 316 (1951).

H u e b s c h, R. F. and O. W. W i c k s t r o m: The Repair of Orally Contaminated Bone Defects with Cancellous Bone Chips. Oral Surgery **1951**, 1127.

H u l t, L.: Some Experiences with a Bone Bank. Acta orthop. scand. **18/19**, 476 (1948—50).

H y a t t, G. W.: Bone Bank Fundamentals — A Preliminary Report. The Lahey Clinic Bulletin **6**, 143 (1949).

I n c l a n, A.: The Use of Preserved Bone Grafts in Orthopedic Surgery. J. Bone and Joint Surg. **24**, 81 (1942).

Judet, J. et A. Arviset: Homogreffes provenant d'une Bone Bank. Mém. Acad. Chir. **74,** 671 (1948).

— R. Judet et A. Arviset: Banque d'os et hétérogreffes. Press. Méd. **1949,** 1007.

Kiehn, Friedell, Benson Berg and Glover (Cleveland): A Study of the Viability of Autogenous Frozen Bone Grafts by Means of Radioactive Phosphorus. Ann. Surg. **132/3,** 427 (1950).

Kimball, R. M.: The Rationale for Using Bone Bank. (An Experimental Study.) Submitted May 1, 1949 to Department of Surgery, Section of Orthopaedics, Graduate School of Tulane University, in partial fulfillment of the requirement of the degree of Master of Medical Science in Orthopaedic Surgery and presented to the San Diego California Orthopaedic Club on September 27, 1949.

Krayenbühl, H.: Persönliche Mitteilung.

Kubany, E.: Über provisorische Aufbewahrung der zu transplantierenden Gewebe. Archiv f. klin. Chirurgie **161,** 502 (1930).

— Transplantation von Mensch auf Mensch aus dem Lebenden und aus der Leiche. Bern: H. Huber, 1948.

Lake, N. C.: Report upon an Investigation into the Effects of Cold upon the Body. Lancet **2,** 557 (1917).

Lambert: Zit. bei Midder und Morton sowie bei Peirce, Gross, Bill und Merrill.

Leriche, R.: Sur les greffes d'os mort et sur les greffes omoplastiques et hétéroplastiques. Mém. Acad. Chir. **76,** 389—390 (1950).

Liek, E.: Versuche über Knochenexplantation. Archiv f. klin. Chirurgie **137,** 635 (1925).

Lipscomb, P. R.: The Bone Bank. Surg. Gynec. and Obstet. **89,** 485 (1949).

Marcus, H. G.: Über die Verwendung konservierten Knochens zur Auffüllung steriler Knochenhohlräume. Wien. med. Wschr. **1951,** 188—189.

Marottoli, O. R. y A. E. Didier: Homoinjerto de hueso conservado. El banco de hueso. Bol. Soc. cir. Rosario **16,** 178—187 (1949).

Martigni, F.: De la transplantation homogène de peau conservée en chambre froide. Congr. franç. Chir. **26,** 252 (1913).

Matthews, D. N.: Storage of Skin for Autogenous Grafts. Lancet **1,** 775 (1945).

Michaelis: Zit. bei Breedis und Furth.

Midder and Morton: The Effect of Freezing in Vitro on Some Transplantable Mammalian Tumors and on Normal Rubb Skin. Am. J. of Cancer **35,** 502 (1939).

Morgan, L. C., W. A. Jamieson and H. M. Powell: Merthiolat as a Preservative for Biological Products. II. The Production and Preservation of Diphtheria Toxid. Journal Immunology **25,** 121 (1933) (zit. bei Reynolds und Oliver).

Moussu: Zit. bei Herbert.

Mowlem and Rainsford: Cancellous Chip Bone-Grafts. Lancet **II,** 746 (1944).

Odell, R. T., C. B. Mueller and J. A. Key: Effect of Bone Grafts of Radio-Active Isotopes of Phosphorus. J. Bone and Joint Surg. **33 A,** 324 (1951).

Okelberry, A. M.: Diskussionsbeitrag zu Stuck und Dandrige. Amer. J. Surg. **80,** 703 (1950).

Orell, S.: Surgical Bone Grafting with "Os purum", "Os novum" and "Boiled Bone". J. Bone and Joint Surg. **19,** 873 (1937).

Plank, R.: Die Frischhaltung von Lebensmitteln durch Kälte. Dtsch. Museum **12,** 139 (1940).

Pedemonte, P. V.: Autotransplantation einer Zehenphalanx auf die Hand. Homotransplantation. Knochenbank. Bol. Soc. cir Uruguay **19,** 555 (1948). Ref. International Abstracts of Surgery **19/2,** 183 (1950).

Rahn: Zit. bei Breedis und Furth.

Reynolds, F. C. and D. R. Oliver: Clinical Evaluation of the Merthiolat Bone Bank. J. Bone and Joint Surg. **31 A,** 792 (1949).

Reynolds, F. C.: Experimental Evaluation of Homogenous Bone Grafts. J. Bone and Joint Surg. **32 A,** 283 (1950).

Richard: Die Konservierung von Mikroorganismen und biologischen Eiweißstoffen mittels Tiefkühlung. Antrittsvorlesung E. T. H. Zürich vom 27. 1. 1951.

R o t h, H.: Zur Frage der Bone Bank. Schweiz. med. Wschr. **1950**, 345.

— Extraktversuche mit konserviertem Knochengewebe. Schweiz. med. Wschr. **1950,** 1051.

S a l v i n - M o o r e, J. E. and C. E. W a l k e r: On the Relationship of Cancer Cells to the Development of Cancer. Lancet **174**, 226 (1908).

S c h m i d - S c h m i d s f e l d e n, O.: Unsere Erfahrungen mit der „Knochenbank". Wien. klin. Wschr. **62**, 977 (1950).

S c h ü r c h, W i l l e n e g g e r und K n o l l: Blutkonservierung und Transfusion von konserviertem Blut. Wien: Springer-Verlag, 1942.

S i c a r d, A. et J. P. B i n e t: Les greffes osseuses homogènes conservées. Mém. Acad. Chir. **76**, 274 (1950).

S i e r r a R o j a s, L. y F. E s t r a d a S a n c h e z: Banco de Huesos del Servicio de Sanidad Militar del Ejercito Mexicano. Bulletin International de services, de santé, des Armées de terre, de mèr et de l'air **1949**, 207.

S i m o n i n, C.: Recherches sur la survie des tissus exposés aux basses températures. C. R. Soc. Biol. **107/2**, 1029 (1931).

S m i t h, A.: Use of Homologeous Bone Grafts in Cases of Osteogenesis imperfecta. Arch. of Surg. **34**, 687 (1937).

S n e e l, G. D. and A. M. C l o u d m a n n: The Effect of Rate of Freezing on the survival of 14 transplantable Tumors in Mice. Cancer Research **3**, 396 (1943).

S p r e n g e r, F. and H. R o t h: Die Verwendung von konserviertem homoplastischem Knochenmaterial in der Behandlung der Spondylitis tuberculosa. Schweiz. Ztschr. f. Tuberkulose **7**, 379 (1950).

S t a g n a r a, P. et T. D u b o s t - P e r r e t: Greffes osseuses. Transplants homogènes et hétérogènes. Rev. d'Orthop. et de Chir. **36**, 404 (1950).

S t u c k, W. G. and W. S. D a n d r i d g e, Major: Uses of Refrigerated Bone on a Large Fracture Service. Amer. J. Surg. **80**, 696 (1950).

S t r u m i a, M. M. and J. J. M c G r a w: Blood Plasma, its Place in the Practice of Medicine, with Special Consideration to the Problems of Preservation. J. A. M. A. **118**, 427 (1942).

— and C. C. H o d g e: Frozen Human Skin Graft. Ann. Surg. **121**, 860 (1945).

S w i f t, H. F.: Journal of Bacteriology **33**, 411 (1937.)

T u r n e r: Zit. bei M i d d e r und M o r t o n.

V o n t o b e l, W.: Das Recht am toten Körper unter besonderer Berücksichtigung der Leichensektion. Diss., Zürich, 1946.

W a l s h, A. C.: Thesis I. The Use of Homogenous and Heterogenous Bone in Bone Grafting. II. A Method of Preserving Homogenous Bone for Use in Bone Grafting. Rochester (Minnesota): Mayo Foundation, 1947.

W a t e r m a n n: Viability of Embrionic Chick Tissues Following Storage at Low Temperatures. Growth **8**, 175 (1944).

W e a v e r, J. B.: Experiences in the Use of Homogenous Bone. J. Bone and Joint Surg. **31 A**, 778 (1949).

W e b s t e r, J. P.: Refrigerated Skin Grafts. Ann. Surg. **120**, 431 (1944).

W e n t s c h e r, J.: Ein weiterer Beitrag zur Überlebensfähigkeit der menschlichen Epidermiszellen. Dtsch. Z. Chir. **70**, 21 (1903).

W i l s o n, Ph. D.: Experiences with a Bone Bank. Ann. Surg. **126**, 932 (1947).

— Follow-Up Study of the Use of Refrigerated Homogenous Bone Transplants in Orthopaedic Operations. J. Bone and Joint Surg. **33 A**, 307 (1951).

— Persönliche Mitteilung.

— Experience with the Use of Refrigerated Homogenous Bone. J. Bone and Joint Surg. **33 B**, 301 (1951).

Z i m b r o n, A. V e l a z c o y L. S i e r r a R o j a s: Banco de Huesos de Hospital Infantil de la Ciudad de Mexico (1948); zit. bei L. S i e r r a R o j a s und F. E s t r a d a S a n c h e z.

— Banque d'os. Greffe osseuse homologue. Etude de 128 interventions chirurgicales effectuées. Mém. Acad. Chir. **76**, No. 20/21 (1950).

Namenverzeichnis.

Knochenkonservierung.

Sachverzeichnis.